静息态功能脑网络构建分析方法
及其在抑郁症中的应用

郭 浩 著

科学出版社

北 京

内 容 简 介

近年来，静息态功能脑网络方法得到了快速发展。作为复杂网络理论在神经影像领域的重要应用，静息态功能脑网络具备很强的临床价值。其作为重要的分析工具，为脑疾病诊断提供了新的思路。

本书比较全面地综述了静息态功能脑网络的国内外研究现状和发展趋势，介绍了静息态功能脑网络的基础理论和研究方法，探讨了多种不同网络的构建和分析方法及其在抑郁症患者诊断中的应用。

本书可作为人工智能、复杂网络、神经影像等专业的高年级本科生、硕士研究生、博士研究生和脑网络爱好者研究和学习的教材或参考书。

图书在版编目(CIP)数据

静息态功能脑网络构建分析方法及其在抑郁症中的应用 / 郭浩著.—北京：科学出版社，2021.3
　　ISBN 978-7-03-062246-4

Ⅰ.①静…　Ⅱ.①郭…　Ⅲ.①人工智能-应用-抑郁症-诊疗　Ⅳ.①R749.4-39

中国版本图书馆 CIP 数据核字（2019）第 195655 号

责任编辑：王会明/责任校对：王万红
责任印制：吕春珉/封面设计：耕者设计工作室

科 学 出 版 社 出版

北京东黄城根北街 16 号
邮政编码：100717
http://www.sciencep.com

三河市骏杰印刷有限公司印刷

科学出版社发行　　各地新华书店经销

＊

2021 年 3 月第 一 版　　开本：787×1092　1/16
2021 年 3 月第一次印刷　　印张：13 3/4
字数：302 000

定价：108.00 元

（如有印装质量问题，我社负责调换〈骏杰〉）

销售部电话 010-62136230　编辑部电话 010-62135397-2008

　　本书的出版得到国家自然科学基金面上项目（项目编号：61672374、61741212、61876124、61873178），山西省科技厅应用基础研究项目青年面上项目（项目编号：201601D021073），山西省教育厅高等学校科技创新研究项目（项目编号：2016139），山西省重点研发计划项目（项目编号：201803D31043），教育部赛尔网络下一代互联网技术创新项目（项目编号：NGII20170712）的支持。

谨以此书献给所有我爱的和爱我的人们。正是因为有了你们，我的生命才有意义！

郭　浩

前　　言

人脑是现实世界中较为复杂的网络系统之一。其复杂性不仅体现在数以亿计的神经元及连接的数量上，更体现在其在不同尺度下的构成及这些连接在认知功能、思想、感觉及行为方面所表现出来的不同模式上。人类大脑在不同的时空尺度下，被认为是一个多层次的复杂网络。近年来，越来越多的科学家认识到构建人脑网络的必要性。为了引起不同领域的研究人员对人脑网络的兴趣，部分神经科学专家正式提出了人脑连接组的概念。人脑连接组力图在不同尺度上，完整而准确地描述人脑从宏观到微观的网络图谱，并深入挖掘网络下潜在的拓扑规律。

随着研究的深入，越来越多的研究者将复杂网络理论应用到脑网络的研究中，从不同角度构建、分析脑网络，并发现无论是结构脑网络，还是功能脑网络，都具备许多重要的拓扑性质，如小世界属性、社团化组织结构等。同时，在各类脑疾病的研究中，脑网络方法也得到广泛应用，并取得了重要结论，如精神分裂症、阿尔茨海默病、癫痫、多动症、中风及抑郁症等。结果表明，各种脑疾病状态下，患者的脑网络均存在不同程度的拓扑属性异常。上述结果充分说明，脑网络具备较强的临床价值，其作为重要的分析工具，为脑疾病的诊断提供了新的思路。

本书重点关注静息态脑网络构建分析方法论，介绍了近年来提出的多种不同的网络构建、属性计算、特征提取等方法，并将这些方法应用在抑郁症患者的识别中，以期寻找可靠的生物学指标，辅助临床诊断。

作者累积多年的研究心得和研究结果，并结合国内外静息态脑网络研究的最新成果写成本书，以供领域相关研究人员、研究生、爱好者参考，希望起到抛砖引玉的作用。

本书共 12 章，第 1 章概述了脑网络基础概念及领域内研究现状。第 2 章主要介绍了脑网络构建的基础性工作，包括被试的选择、实验的实施、数据预处理过程。第 3 章主要介绍了功能脑网络指标的计算、分析及其在抑郁症分类中的应用。第 4 章主要探讨了脑网络模块化分析方法的原理、技术及在抑郁症中的应用。第 5 章描述了利用脑网络指标来进行基因组及疾病状态之间的差异分析。第 6 章描述了局部一致性方法在抑郁症中的应用。第 7 章介绍了最小生成树方法，实现了对功能脑网络的构建及拓扑属性分析。第 8 章探讨了利用动态功能连接方法完成高序功能脑网络的构建。第 9 章介绍了功能超网络的构建及分析。第 10 章探讨了节点规模对网络拓扑属性的影响。第 11 章分析了节点规模对分类特征表现、选择策略及分类正确率的影响。第 12 章对本书所做的工作进行了全面总结，对研究中存在的问题进行了说明，并对进一步研究工作进行了必要的展望。

本书收集了国内外有关静息态功能脑网络的主要研究成果，但近些年有关静息态功能脑网络的研究成果十分丰硕，因此还有很多优秀成果没有收集到，敬请专家和读者谅解。

作者在撰写本书时，得到了蒋田仔研究员的指导。参与本书写作和实验的主要人员有赵丽、乔晓燕、武人杰、白瑀、王雁群、刘小瑞、温洪、李越、于昕、张宇楠、刘文钊、郑晶晶、牛力敏、田甜，以及牛会兰、王希、杨灿、李荣荣、曹敏娜、员卓然、刘磊、秦梦娜、靳研艺、孙欢欢、闫朋朋、刘峰、刘鸿丽、程忱等。感谢实验室全体老师和同学的辛苦工作。

感谢左西年、贺永、尧德中、刘勇、张道强、陈松灿、徐勇、李海芳、相洁等国内外专家对作者和研究团队的长期指导和帮助。特别感谢陈俊杰教授，他指导作者完成了博士论文，同时给予了长期指导和帮助。特别感谢蒋田仔研究员，他指导作者完成了博士后工作，同时给予了长期指导和帮助。

感谢家人的全力支持，感谢所有关心、支持和帮助作者的朋友和同事。

由于作者水平有限，书中难免有不足之处，敬请广大读者批评指正。作者邮箱：feiyu＿guo@sina.com。

郭　浩

2019 年 10 月

目　　录

第1章 绪 论

抑郁症是一种常见的精神疾病，它给患者、家庭和社会带来了沉重的负担，在其支配下的自伤、自杀等暴力行为更是危害巨大。对于抑郁症等精神疾病的诊断，传统的单一、局部、片面的方法已经不再适用，我们需要一种整体、系统、网络的方法进行重新审视。脑网络恰为人脑，特别是精神疾病的研究提供了新的视角和方法。本章主要介绍脑网络的基本概念、研究背景及意义、国内外研究现状及本书主要研究目标。

1.1 脑网络概述

随着生活节奏日益加快，竞争压力不断增大，越来越多的人罹患抑郁症。抑郁症主要表现为情绪低落，兴趣减低，悲观，思维迟缓，缺乏主动性，自责自罪，饮食、睡眠差，感到全身多处不适，严重者可出现自杀念头和行为[1,2]。据世界卫生组织统计，当前抑郁症已经成为世界第四大疾病[3]，很可能成为仅次于心脏病的人类第二大疾患[4]。抑郁症对患者及其家属造成的痛苦、对社会造成的损失是其他疾病所无法比拟的。

目前，抑郁症诊断具有明显的症状学取向，缺乏定量的生理指标。对抑郁症的临床诊疗多基于患者或者家属的描述，结合临床观察和相关量表评定；它依赖患者和家属对症状的理解及主观合作性，对临床医生的问讯技巧和信息获得能力要求高。这种主观性较高的临床诊断方式识别率低，从而延误了最佳治疗时间，导致病情迁延或难治性抑郁的发生。

对于抑郁症等精神疾病而言，其病理基础往往不仅仅涉及单一的脑区，而是大脑多个区域之间的协同工作出现了问题。人脑是现实世界中较为复杂的网络系统之一。其复杂性不仅体现在数以亿计的神经元及连接的数量上，更体现在其在不同尺度下的构成及这些连接在认知功能、思想、感觉及行为方面所表现出来的不同模式上。人类大脑在不同的时空尺度下，被认为是一个多层次的复杂网络。近年来，越来越多的科学家认识到构建人脑网络的必要性。为了引起不同领域的研究人员对人脑网络的兴趣，部分神经科学专家正式提出了人脑连接组（human connectome）[5-9]的概念。人脑连接组力图在不同尺度上，完整而准确地描述人脑从宏观到微观的网络图谱，并深入挖掘网络下潜在的拓扑规律。

随着现代脑成像技术不断成熟、数据采集技术及分析方法不断完善，利用复杂网络来对人脑进行网络级别的探究成为可能。根据所采集的不同类型的神经影像数据，对神经系统进行不同尺度的节点定义，包括神经元、神经元集群、脑区等，然后通过确定的关联计算将节点连接在一起。利用复杂网络基本原理[10]及统计物理学[11]等方法进行属性分析，以期发现网络基本属性及节点间潜在的拓扑关系。

根据所采用的成像方式不同，目前脑网络的研究主要有如下几种方式：①利用结构磁共振影像及扩散张量成像，从形态学角度进行结构脑网络的构建；②利用功能磁共振影像、脑电图及脑磁图，从功能角度进行功能脑网络构建。由于现有成像技术的局限性，目前对于脑网络的研究基本集中在大尺度级别上。

随着研究的深入，越来越多的研究者将复杂网络应用到脑网络研究中，从不同角度构建、分析脑网络，并发现无论是结构脑网络[12-17]，还是功能网络[18-21]，都具备许多重要的拓扑性质，如小世界属性、社团化组织结构等。同时，在各类脑疾病的研究中，脑网络方法也得到广泛应用，并取得了重要结论，如精神分裂症[22-25]、阿尔茨海默病[26-28]、癫痫[29-31]、多动症[32]、中风[33,34]等。结果表明，各种神经疾病状态下，患者的脑网络均存在不同程度的拓扑属性异常。上述结果充分说明，脑网络具备较强的临床价值，其作为重要的分析工具，为脑疾病的诊断提供了新的思路。

目前，国内外许多研究机构及政府已经意识到构建不同时空尺度的人脑网络的重要价值，并相应启动了一系列研究计划。2009 年，欧洲联盟启动 CONNECT 计划，该计划的主要研究内容是利用弥散磁共振成像技术刻画人脑在宏观及微观上的结构特征及其连接特性，并根据所获得的结构参数定义正常人的脑微观结构连接图谱。同年，包括美国、英国、澳大利亚、中国在内的多国科学家，联合启动了千人脑功能连接组计划（fcon _ 1000. projects. nitrc. org），该计划的重要贡献在于公开发布了开放的数据集合，包括来自全球 33 个采集点所采集到的超过 1200 例正常人的静息态功能磁共振影像数据。这一计划的发布，为我们在大规模样本集上进行研究建立了重要的数据支撑。2010年，美国国家卫生研究院（National Institutes of Health，NIH）成立了人类连接组计划（www. humanconnectome. org）。该计划重点关注利用弥散磁共振成像技术建立人脑结构连接网络，利用功能磁共振影像技术建立人脑在静息态及任务态下的功能连接网络并在此基础上完成多模态数据的整合。项目计划在 3 年内完成 1200 例正常人的磁共振影像数据的采集及发布。

在我国，脑网络的研究也得到了重要的支持。2001 年 10 月，中国成为"人类脑计划"的第 20 个成员国，同时脑科学和认知科学被列入国家"十五"基础研究的 18 个优先发展领域。2010 年，国家重点基础研究发展计划（973 计划）项目"基于影像的脑网络研究及其临床应用"正式启动（www. brainnetome. org）。项目重点关注 3 个关键科学问题：①利用成像技术建立面向脑网络研究的脑图谱及其适用性的评价方法；②建立系统的脑网络计算理论与方法；③探索并揭示局部性脑损害（脑卒中和脑胶质瘤）和弥漫性脑损害（阿尔茨海默病和精神分裂症）在脑网络水平上的异常表征。此外，计划将预期公开发布部分患者的影像数据，包括 1000 例精神分裂症患者、300 例阿尔茨海默病/轻度认知障碍患者、120 例中风患者及 50 例神经胶质瘤患者等。2011 年，国家自然科学基金委员会发布了"情感和记忆的神经环路基础"重大研究计划。计划以情感和记忆神经环路为主要研究对象，在多模态、多尺度水平探讨与情感和记忆相关的神经环路关键节点和路径及其与重大神经精神疾病特定临床表型之间的关系，揭示神经环路在重大神经精神疾病发生发展中的变化规律，深入理解神经精神疾病的发病机制。在该计划的支持下，最终有 7 项重点支持项目得到资助，28 项培育项目得到资助。2012 年，中国科学院启动了战略性先导科技专项"脑功能联结图谱研究",力求完整地描述在正常生理状态和生病状态下,大脑在承担感觉、情绪、学习记忆,决策等重要功能时,各脑区特殊种类神经细胞群之间的连接构造和运作机制,以绘制一张完整的大脑活动图谱。2016 年,国家"十三五"规划纲要中,已将脑科学和类脑研究列入"科技创新 2030 重要大项目"中。目前,北京、上海及四川等地已经启动地区资助计划。

综上所述,作为目前神经科学中较为关注的领域之一,脑网络的研究得到了全世界范围各国政府及研究机构的重视。该领域是计算机科学、信息科学、神经科学和临床医学等多学科相结合及大跨度综合交叉的研究领域。本书研究紧紧围绕着脑网络这一国际热点前沿研究领域,深入探讨了静息态功能脑网络的构建、分析、比较等方法,并以抑郁症为疾病模型验证方法的可用性;寻找脑网络指标在疾病状态及基因影响下的变化规律,挖掘客观的影像学指标,以辅助临床诊断。本书将国际前沿的基础科学问题与解决重大脑疾病的早期诊断和干预这一国家重大需求紧密结合并进行研究,具有较强的科研价值和临床意义。

1.2　静息态功能脑网络发展现状

本节主要总结近年来静息态功能脑网络的研究现状,包括脑网络的构建及分析、在脑疾病中的应用研究、本书所关注重点疾病抑郁症的应用研究,以及为了深入探索脑网络的拓扑属性与解剖距离之间的关系所提出的基于解剖距离的脑网络建模的相关研究。考虑到大脑功能连接强度是随着时间的变化而变化的,多个研究依据神经相互作用的动态变化以进一步进行脑网络时间效应分析研究。考虑到脑网络中多个脑区协同工作时所反映出的高阶交互,多个研究在脑疾病中引入脑网络空间效应分析。最后,总结了机器学习方法在功能磁共振影像数据中的相关研究现状。

1.2.1　静息态功能脑网络的构建及分析

Salvador 等[18] 于 2005 年最早完成了在全脑范围的静息态功能脑网络的构建。研究利用自动解剖标签(automated anatomical labeling,AAL)[35] 模板,将全脑分割为90 个脑区,在区域级别上完成了 12 例正常对照的脑网络构建并分析发现了静息态功能脑网络具有典型的小世界属性。同样利用 AAL 模板,Achard 等[19] 对血氧水平依赖(blood oxygenation level dependent,BOLD)信号频率对脑网络的影响进行了分析。研究发现,脑网络小世界属性在低频(0.03～0.06Hz)范围内表现得最为显著。此外,研究还发现,静息态功能脑网络的度分布服从指数型截断幂律分布。2009 年,Wang等[34] 利用 AAL 及自动非线性图像配对和解剖标签(automatic nonlinear imaging matching and anatomical labeling,ANIMAL)脑图谱,将全脑分别定义为 90 个脑区和70 个脑区,完成脑网络构建及比较分析。结果表明,无论在何种模板上,脑网络均呈现出典型的小世界属性,且其度分布均服从指数型截断幂律分布。研究暗示无论模板的定义如何,脑网络基本拓扑属性都是稳定的。同时,研究也发现了不同模板间脑网络指标的差异,如基于 AAL 模板建立的脑网络,其全局效率显著高于基于 ANIMAL 建立的脑网络。

2009 年，He 等[36] 利用模块化分析方法发现静息态功能脑网络具有典型的模块化属性。该研究中，将全脑划分为 5 个模块，包括运动与听觉、视觉、注意、默认网络及情感与记忆。进一步研究发现，模块间存在特定的点和连接保证网络的连通性和稳定性。此外，在另一个大尺度规模（1808 个节点定义）的脑网络研究中，同样发现了静息态功能脑网络的模块性[37]。研究将全脑划分为 5 个模块即内侧枕叶、外侧枕叶、中央区、额顶区及额颞区。研究还发现，Connector 节点及模块间的连接大量集中在包含关联皮层的区域中。另一项相似的研究中，同样验证了静息态功能脑网络的小世界属性及模块化属性[38]。

通过脑网络在区域级别的研究，发现了静息态功能脑网络的基本固有属性，如小世界、符合指数型截断幂律的度分布及模块化等。区域级别的研究计算量小，可操作性强，相对容易实现。其对于节点的时间序列计算，往往是根据先验的脑图谱对于节点的定义，通过所包含体素的算术平均而获取。然而，这种简单的平均处理可能会抹杀掉局部特有的信息，特别是一些具有多种功能的区域。所以，需要在更小的粒度上对脑网络进行进一步的探究。

2008 年，van den Heuvel 等[39] 首次完成基于体素的静息态功能脑网络的构建。研究发现，同区域级别的脑网络基本属性相同，体素级别的静息态功能脑网络同样表现出典型的小世界属性。但研究也发现了体素级别和区域级别的脑网络之间的差异。例如，在度分布的比较上，对于区域级别的脑网络，往往呈现指数型截断幂律分布；而对于体素级别的脑网络，则更多呈现出无标度或者幂律分布形式。对于体素级别的脑网络，其模块化分析研究也在进行。van den Heuvel 等[40] 在之前的研究基础上，利用 Graph Cut 聚类算法，对脑网络进行模块化研究。研究结果将全脑分为 7 个模块，包括默认网络、额顶网络、运动与视觉等。He 等[36] 在对默认网络进行研究时发现，默认网络可以进一步划分为 3 个子模块，即内侧额叶、顶叶和海马旁回及楔叶和额中回。这一结果在另一项基于独立成分分析的方法中也得到验证[41]。

1.2.2　功能脑网络在脑疾病中的应用研究

功能脑网络作为重要的研究方法，已经应用在包括阿尔茨海默病、精神分裂症、癫痫等许多脑疾病的研究中，以探究疾病状态下异常的网络拓扑指标，并取得了许多令人惊喜的成果。

2007 年，Stam 等[42] 首次将功能脑网络方法应用在阿尔茨海默病的研究中。结果表明，阿尔茨海默病患者的特征路径长度显著高于健康对照，且与病症的严重程度呈显著相关。这一结果暗示阿尔茨海默病患者在信息加工全局效率的降低。Supekar 等[28] 将脑网络应用在阿尔茨海默病的研究中，研究面向 21 例阿尔茨海默病患者及 18 例健康对照，完成了区域级的功能脑网络的构建。经过对比发现，阿尔茨海默病患者的聚合系数相比正常组显著降低，这暗示网络局部效率的降低及连接的紊乱。

2008 年，Liu 等[22] 将脑网络方法应用在精神分裂症的研究中。研究针对 31 例精神分裂症患者与 31 例年龄和性别相匹配的健康对照，完成了静息态功能脑网络的构建。

研究发现，与正常人相比，精神分裂症患者表现出多项全局指标的异常，包括聚合系数、小世界指标、网络效率等。在局部指标的分析上，多个脑区表现出显著异常，这些脑区主要分布在前额叶、顶叶和颞叶区域。此外，研究还发现异常指标与患者的患病时间及病症严重程度之间存在显著关联。同年，Pachou 等[43] 将脑网络分析方法应用于任务态研究中，分析了工作记忆任务下精神分裂症患者大脑功能网络的拓扑属性。研究发现，与正常被试相比，精神分裂症患者小世界属性同样出现显著异常。

2009 年，Wang 等[32] 在儿童多动症的研究中首先将脑网络方法引入其中。研究建立了 29 例儿童多动症患者及 27 例健康对照的功能脑网络。结果表明，无论儿童多动症患者抑或健康对照，其脑网络均表现出显著的小世界属性。与健康儿童相比，儿童多动症患者在局部效率上表现出显著增加，而全局效率却没有发现显著变化。这一结果暗示儿童多动症患者的脑网络有向规则网络进行演化的趋势。同时，研究还发现局部效率显著增高的脑区主要位于前额叶、颞叶及枕叶区域。

2010 年，Liao 等[44] 将脑网络方法引入癫痫的研究中。研究针对颞叶内侧癫痫（mesial temporal lobe epilepsy，mTLE），面向 18 例癫痫患者及 27 例健康对照完成了静息态功能脑网络的构建。经过比较发现，癫痫患者的特征路径长度显著低于健康对照。此外，研究还发现癫痫患者在内侧颞叶内部的功能连接强度显著增高，而在额叶和顶叶内部及额叶和顶叶之间的功能连接强度显著降低。

1.2.3　静息态方法在抑郁症中的研究

近年来，静息态功能磁共振方法已经广泛应用在抑郁症的研究中。其主要的研究方法可以基本概括为两类：基于感兴趣区域（region of interest，ROI）的分析[45] 及独立成分分析（independent component analysis，ICA）[46]。基于 ROI 的分析中，研究根据先验知识，首先选定部分 ROI 作为种子点，然后建立种子点与其他脑区的功能连接模型。独立成分分析方法则不需要预先设置种子点，其对全脑数据进行分析，然后分解为若干独立成分，再建立独立成分之间的连接模型。

Anand 等[47] 利用 ROI 分析方法，发现抑郁症患者前扣带回皮质与边缘系统及丘脑区域的功能连接显著减低，暗示其对皮层下的情绪环路具有调控功能。利用同样的方法，Cullen 等[48] 发现前扣带回与右侧内侧额叶、左侧背外侧额叶、左侧颞叶上部及脑岛的功能连接显著降低。上述结果暗示前扣带回区域是抑郁症病理环路中重要的区域之一。同时，Cullen 等还发现双侧前额叶-边缘系统-丘脑区域之间均出现显著降低的功能连接。Bluhm 等[49] 将兴趣点关注在楔前叶及后扣带回皮质，结果发现双侧楔前叶及后扣带回皮质与尾状核之间的功能连接均存在显著降低。结果暗示了纹状体在抑郁症患者中的功能异常。Sheline 等[50] 则发现背内侧前额叶与楔前叶，以及背外侧前额叶与前扣带回之间的功能连接，抑郁症患者出现显著升高。同时，Greicius 等[46] 利用独立成分分析方法发现前扣带回膝下区、丘脑、额叶眶部及楔前叶之间，抑郁症患者存在显著增加的功能连接，而扣带回膝下区的功能连接与抑郁症的病程长度成正比。此外，越来越多的研究人员开始关注抑郁症局部一致性（regional homogeneity，ReHo）指标，并将其应用到抑郁症研究中（ReHo 详细数学定义参见 6.1 节）。研究表明，ReHo 在抑郁症患者中许多区域均出现显著异常，包括前扣带回、脑岛、丘脑、海马、尾状核、楔前叶及梭状回等[51-54]。上述研究表明，额叶、边缘系统、丘脑等区域和抑郁症有密切联系。

在抑郁症的研究中，静息态功能脑网络方法也得到应用，并取得重要成果。Jin等[55] 完成了 16 例首发未用药的抑郁青少年患者及 16 例健康对照的静息态功能脑网络构建。结果发现，在青少年患者中，同样出现脑网络在部分脑区的显著异常，包括前扣带回、背外侧前额叶、脑岛、杏仁核及部分颞叶区域等。研究还发现，杏仁核的度指标与病程呈现显著的正相关趋势。Tao 等[56] 则对抑郁症的首发患者及病程较长且对药物治疗不敏感的患者在功能连接的变化上进行了研究。研究面向 15 例首发患者及 24 例长期患者完成了静息态功能脑网络构建。结果表明，与健康对照相比，无论首发患者还是长期患者在"憎恨环路"的关键区域中，包括额上回、脑岛、豆状壳等区域均表现出显著异常。其他出现显著差异的脑区主要和奖赏、情感、注意和记忆加工有关。结果暗示抑郁症患者在认知控制及负性情感表达上均异于正常人。

1.2.4　基于解剖距离的脑网络建模

追溯到 1899 年，从 Ramóny Cajal 的开创性研究开始，连接距离最小化就被证明了是一种限制大脑组织的重要原则[57]。近年来，为了深入探索脑网络的拓扑属性与解剖距离之间的关系，很多人尝试用数学方法构建网络模型。例如，将解剖距离作为一个参数，利用数学公式构建网络连接，以期找出最佳拟合网络。

2013 年，Alexander-Bloch 等[58] 利用功能连接的解剖距离预测正常人和青年精神分裂症患者脑网络的拓扑属性。实验证明，在青年精神分裂症患者的脑网络中，短距离功能连接的连接强度有所降低，也就是说与正常人相比，青年精神分裂症患者脑网络的全局平均连接距离明显变长，并且连接距离增加的区域主要集中在网络的 hub 节点。同年，Alexander-Bloch 等[59] 又将脑区之间功能连接的概率定义为其解剖距离的函数。结果证明两个脑区的距离越近，则倾向于具有越强的功能连接及越好的拓扑分析。同时，他们将该模型应用在精神分裂症患者中，研究患者脑网络中长距离连接的抑制与网络拓扑属性的变化间的关联。同年，Ercsey-Ravasz 等[60] 利用大脑皮层间的距离研究大脑连接的重要组织原则。研究发现，虽然大脑皮层很密集，但是皮层网络却具有结构特异性，并且，连接权重随着大脑皮层之间的距离增大而呈现出肥尾对数分布。同样的，距离指数也在逐渐衰减。2014 年，Friedman 等[61] 对比了 7 种随机几何网络模型，其中就有 4 种模型将欧几里得距离（也称欧氏距离）作为建模的参数，包括几何模型、几何半脑模型、几何度分布模型及归一化几何度分布模型。

1.2.5　静息态功能脑网络时间效应分析

静息态的功能磁共振成像（resting state-functional magnetic resonance imaging, RS-fMRI）采用 BOLD 信号作为神经电生理指标，能够检测大脑自发低频神经活动，揭示与抑郁症有关的神经活动，已成功应用于抑郁症的诊断[62-64]。在传统的静息态功能磁共振成像分析中，假定功能连接在时间上是静止的，则不同脑区之间的功能连接强度可以通过计算整个扫描时间序列的相关性得到[19,65]。这种方法的一个主要问题是忽略了在扫描时间内可能发生的神经活动或者相互作用[66]。在时间上相关的功能连接，由于神经相互作用的动态变化可能会影响其拓扑结构和相关强度的变化，而这些微妙的、短暂的变化可能是由疾病所引起的。研究表明，大脑的功能连接包含丰富的时间效应[66-70]，并且无论是在静息态还是任务态，功能连接的指标均会随着神经活动时间模式的改变而改变[68,71]。例如，Allen 等[70] 明确提出了当前研究存在的问题，即当前的研究都默认在静息状态下，脑区之间的功能连接是固定不变的，但实际上脑区之间的功能连接强度是随着时间的变化而变化的，其中包含丰富的研究价值。Damaraju 等[66] 采用基于整个时间序列的静态功能连接和基于滑动窗口的动态连接对精神分裂症进行分析，结果显示使用动态分析的方法可以更好地了解精神分裂症。Leonardi 等[69] 猜测动态的功能连接可以反映更多的关于大脑区域的信息。Wee 等[72] 利用滑动窗口的方法划分整个 RS-fMRI 时间序列，由此建立了全脑的功能连接网络。Chen 等[73] 利用滑动窗口的方法划分整个 RS-fMRI 时间序列，在每个时间窗下构建一个功能连接网络，堆栈所有的网络并使用聚类算法将所有的相关时间序列划分成若干簇，以每个簇的平均相关时间序列作为一个新的顶点，计算每个顶点两两之间的皮尔逊相关系数并作为两个顶点之间的连接的权重，由此构建高序功能连接网络。通过动态功能连接分析，将时变特性考虑到了固有的功能连接网络中。然而，这种方法使用聚类方式降低了数据的维度，因此构建的网络无法进行有效的生理学解释，并且聚类得到的簇的个数对分类结果有较大的影响。同时通过动态功能连接分析，成功地发现了用于轻度认知障碍患者诊断的丰富的判别信息。越来越多的证据显示，功能连接是动态变化的，而这些动态变化蕴含着许多重要信息。

1.2.6　静息态功能脑网络空间效应分析

基于功能磁共振成像 (functional magnetic resonance imaging，fMRI) 获得的影像数据，已经提出相当多的分析方法进行大脑功能连接建模，它们的主要区别在于网络结构的定义及相关的计算，其中，大多数现有的研究是基于相关的方法[72,74-76]。然而，基于相关的方法仅仅能够捕获成对的信息，不能有效反映多个脑区之间的交互[77]。此外，基于相关的网络由于任意选取阈值因而有许多虚假的连接[78]。

为了克服这些局限，偏相关[79-81] 及稀疏表示[78-82] 方法被采用。Tao 等[56] 采用偏相关建立脑功能连接，用于探索抑郁症患者与正常组的异常脑回路。Wee 等[78] 使用 $l_{2,1}$ 正则化方法进行功能连接建模，并将其用于区分轻度认知障碍 (mild cognitive impairment，MCI) 患者和正常人。然而，偏相关估计通常是通过使用逆协方差矩阵的最大似然估计实现的。此方法的一个限制是，可靠的估计需要的数据样本规模比建模的大脑区域数量大得多[77]。在此基础上，稀疏逆协方差估计[83,84] 方法的提出，在一定程度上弥补了最大似然估计的问题。但这一方法仍存在不足。虽然其对于学习稀疏连接网络是有效的，但由于受到收缩的影响，并不适合用来对连接进行评估[85]。同时，稀疏表示用于脑功能连接建模可以通过正则化参数过滤掉虚假或无关紧要的连接，以产生稀疏网络，然而人脑功能连接网络却非稀疏结构，而是拥有典型的拓扑特征，如小世界属性、层次化和模块化等[86]。此外，稀疏表示往往被应用于包括患者和正常人在内的组分析，以估计组间存在的相同拓扑结构。但是，却忽略了组内的特定连接模式[78]。

为了解决这些问题，超网络[87]被提出。超网络基于超图理论，网络上的每个节点代表一个大脑区域并且每条超边包含多个节点表示多个脑区之间的交互。现有研究表明，一个大脑区域主要与其他大脑区域在神经过程直接交互[77]。最近的神经科学研究也认定，神经元同位素示踪、局部场电位和皮层活动之间有重要的高阶交互[88-90]。现有的超网络构建方法根据 RS-fMRI 时间序列，利用 LASSO（least absolute shrinkage and selection operator）方法解决稀疏线性回归模型来构建[87]。通过使用稀疏线性回归模型，可以将一个区域表示为其他区域的线性组合，获得一个区域与其他区域的相互作用，同时迫使无意义的或虚假的相互作用为零。然而，采用 LASSO 方法求解稀疏线性回归模型构建超网络所具有的局限性是，在超边构建时，选定一个脑区后，如果其他脑区之间存在较强的相关性，那么选择与选定脑区有关的脑区时往往只随意选择存在组效应的一组脑区中的其中一个[91]，而其他相关脑区则无法被选择，从而缺少解释分组效应信息的能力。

1.2.7　机器学习方法在功能磁共振影像数据中的研究

在探索大脑思维与认知状态研究中，机器学习和模式识别方法已经被广泛用于功能磁共振数据分析中，包括低级视觉后效、预测意识视知觉、测谎、阅读单词及人脸识别等领域（综述参见文献［92］）。

Mitchell 等[93]将机器学习方法应用在功能磁共振的数据分析中，成功区别了多种不同的脑认知状态，包括图片刺激和文字刺激，阅读歧义句和非歧义句，给出的单词是否是描述食物、人或建筑的单词等。

2005 年，Haynes 等[94]利用功能磁共振影像数据，进行方向定位测量在视觉 V1 区的加工过程研究。结果表明，V1 许多区域参与了刺激导向的加工。通过这些信息的积累，研究建立了 V1 区的多元模式识别模型。利用机器学习方法，实现了在两个方向的预测。同年，Mourão-Miranda[95]将支持向量机（support vector machine，SVM）及费希尔线性判别式（Fisher linear discriminant，FLD）两种分类器应用到人脸识别及地点识别任务中，以所获取体素时间序列为特征，进行分类研究。结果表明，无论在何种条件下，SVM 所表现出来的分类效果均高于 FLD（最高正确率分别可达 90% 及 78%）。

此外，Davatzikos 等[96]将机器学习方法应用在测谎领域，设计并实施了 22 例被试参与的强迫选择欺骗任务，并对所获得的功能磁共振数据进行分析，抽象脑激活模式。他们利用 SVM 算法（高斯核函数）进行分类研究，封闭测试正确率高达 99%，开放测试正确率达 88%。

同时，在脑疾病研究中也应用了机器学习方法。Costafreda 等[97]和 Fu 等[98]分别将 SVM 分类器应用到结构和功能磁共振影像数据中，进行正常组和抑郁症患者的分类，正确率分别为 67% 和 86%。Gong 等[99]以灰质及白质组间差异为特征，利用 SVM 分类器进行难治性及非难治性抑郁症的分类，正确率达 65.22% 和 76.09%。

1.3　本书主要内容

本书重点探讨了静息态功能脑网络的构建、分析方法论，从全局、局部及模块化等不同角度，挖掘脑疾病状态下脑网络的变化规律，在此基础上探索抑郁症等重大脑疾病早期诊断的影像学标志，并建立辅助诊断模型。

本书主要内容如下。

（1）抑郁症静息态功能脑网络指标差异分析及分类模型构建。复杂网络基础理论中提供了很多重要的度量指标，利用这些指标可以对网络的拓扑属性从不同角度进行刻画和分析。在研究中，分别对抑郁症患者及正常对照静息态功能脑网络从全局及局部指标上进行了比较分析，寻找组间差异，揭示抑郁症在网络层面的指标变化规律。利用多种机器学习方法，将所发现的差异指标作为分类特征，进行分类模型构建及性能评价，并利用敏感性分析，判定其在分类模型中的贡献度，以验证研究方法的合理性。

（2）利用复杂网络模块划分方法进行静息态功能脑模块划分，并对抑郁症患者模块结构进行差异分析。模块性被认为是一个复杂网络主要的组织原则。利用图论理论，可以对网络进行模块划分及分析。本书利用基于贪婪思想的 CNM（community detection method，社团发现算法）模块划分算法，完成抑郁组及正常组的静息态功能脑网络模块划分，并从模块的组成、模块角色、模块间的连接等多个角度，挖掘抑郁症在模块结构上的差异。最后，利用差异模块指标进行分类研究，以验证方法的可靠性，最高正确率可达 90% 以上。

（3）基于基因的抑郁症脑网络拓扑属性差异分析。多模态的脑影像研究已经证明，无论从结构或功能上，脑网络均具有一定遗传性，而基因对于脑网络的拓扑属性则存在不同程度的影响。越来越多的研究人员也开始关注脑网络的基因基础，而基因对于抑郁症患者脑网络的拓扑结构是否产生影响，目前尚没有明确结论。本书利用功能脑网络方法，挖掘 GSK3β 基因对于抑郁症患者及正常对照的网络拓扑属性差异，以探讨脑网络的基因基础。

（4）抑郁症患者 ReHo 指标差异分析。ReHo 方法通过肯德尔和谐系数（Kendall coefficient of concordance，KCC）衡量相邻体素的自发神经活动的一致性，反映了脑区中某个局部的神经元活动在时间上的一致性和同步性。目前，越来越多的研究人员开始关注 ReHo 方法，并将其应用在脑疾病的研究中。同样，在抑郁症的研究中，该方法也有相应研究，并发现许多区域均出现显著异常。但对所发现的组间差异应该如何有效利用，是否可以与机器学习方法相结合，以及将其作为分类特征进行分类研究，目前还没有答案。本书利用 ReHo 指标进行抑郁症组间差异分析，利用机器学习方法验证 ReHo 方法的可靠性，并提出通过敏感性分析方法对所选指标进行量化评价。

（5）最小生成树功能脑网络构建及抑郁症患者异常属性拓扑分析。传统的图论分析在比较不同组时存在标准化问题和方法论的限制。例如，图论方法受网络大小（即节点的数目)、网络稀疏度(即存在连接的百分比)和平均度(即每个节点的连接数)的影响。网络中固定节点数和平均度可以消除规模效应,但是可能引入虚假连接或者忽视网络中的强连接。为了弥补传统图论方法的不足,本书采用最小生成树方法构建脑网络,并进行结构分析。最小生成树方法避免了方法论的偏差,特别适合于脑网络的比较。通过最小生成树得到了网络的概要信息和索引结构,去除了冗余信息,同时保留了网络核心框架,避免了网络稀疏度等参数对网络结构产生影响,并保证了网络在神经学上的可解释性。

(6)高序功能连接网络构建及抑郁症患者异常拓扑属性分析。传统的功能网络在连接定义时,其基本假设是在完整的扫描窗口下功能连接在时间上是相对静止的,因此,传统方法忽略了大脑区域之间复杂的动态相互作用模式。研究表明,功能连接网络中包含丰富的动态时间信息,会影响其拓扑结构和相关强度的变化,而目前仍然无法排除这些变化可能是由疾病所引起的。在此基础上,本书采用滑动时间窗方法构建高序功能连接网络,将每一个顶点对应于一对大脑区域,每个边表示成对脑区之间的动态功能连接间的影响,以此反映网络的时变特性,并应用于脑疾病的诊断。此外,为了解决传统高序网络复杂性所带来的高计算消耗问题,本书采用最小生成树方法对高序网络进行降维。

(7)静息态功能超网络构建及抑郁症患者异常拓扑属性分析。传统的功能脑网络连接定义方法仅描述了给定两个脑区之间的潜在关系,无法刻画多个脑区协同工作时反映出的高阶交互,然而这种高阶信息的丢失对于疾病的诊断是很重要的。前人所提出的对于多个脑区之间的高阶交互的描述方法,如偏相关、稀疏表示、结构方程模型等方法,均存在各自的缺陷。在此基础上,本书采用超网络方法进行空间多元功能连接的构建,以表现多个脑区间协同工作时所体现的高阶交互关系。此外,为弥补基于 LASSO 的超网络传统构建方法的不足,本书提出基于组 LASSO 及弹性网的超网络构建方法,以提高网络构建的可靠性及组间差异的表征能力。

(8)节点规模对脑网络拓扑及分类性能的影响。先前的研究已经证明在正常对照中,脑网络的节点规模会对网络拓扑属性产生极大的影响。但在脑疾病状态下,尚不明确这种影响是否仍然存在。同时,研究仍不清楚在机器学习方法中网络尺度差异是如何影响分类特征表现、选择策略及分类正确率的。本书重点关注疾病状态下脑网络节点规模对网络拓扑属性的影响,同时考查了节点规模对网络拓扑属性在进行组间统计分析时的影响。此外,还分析了不同尺度模板对分类正确率的影响,对比分析了不同尺度模板所得到的特征有效性及特征间的冗余性,并对传统的作为特征筛选方法的统计显著性进行了验证。

1.4　本书组织结构安排

本书共 12 章,安排如下。

第 1 章概述了本书的研究背景和意义,简要介绍了与本书研究相关的国内外研究现状,最后介绍了本书的主要研究内容。

第 2 章主要介绍了脑网络构建的基础性工作，包括被试的选择、实验的实施、数据预处理过程。重点介绍了功能脑网络构建的基础理论及常用方法，包括节点定义、边的定义及阈值选择等。

第 3 章主要介绍了功能脑网络指标的计算、分析及其在抑郁症分类中的应用，包括 4 个全局网络指标及 3 个局部节点指标计算、统计分析、组间比较、特征筛选等。此外，本章还介绍了将显著差异指标作为分类特征应用到 6 种分类算法方法中的性能比较，探讨了最优特征数目的选取。最后介绍了敏感性分析方法，并对所选特征进行重要性评价，以判定其在分类模型中的贡献度。

第 4 章主要探讨了复杂网络模块化分析方法的原理、技术及在脑网络中的应用。本章首先介绍了复杂网络的模块性，包括模块的划分方法及衡量模块的主要技术指标。在此基础上，将模块化分析思想应用在静息态功能脑网络中，并分别对正常组及抑郁组脑网络模块划分结果进行了分析。最后介绍了利用模块内度及参与系数两个节点指标作为分类特征，进行分类研究。

第 5 章描述了利用脑网络指标进行基因组及疾病状态之间的差异分析。本章选择 GSK3β-rs6438552 基因，通过功能脑网络指标的统计分析，判断抑郁组与正常组之间是否存在显著的基因型差异及基因型与疾病状态间的显著交互效应。最后，针对所获得脑网络显著差异指标，分别完成了面向基因、疾病状态及二者交互的分类模型构建，并进行了特征重要性的分析。

第 6 章描述了 ReHo 方法的基本原理、数学计算，重点描述了该方法在抑郁症疾病中的应用。本章利用 ReHo 方法，分析了抑郁症患者的显著异常区域。同时，采用 3 种不同的邻接体素定义方法，利用统计量 T 进行特征筛选，构建分类模型，以比较不同的邻接体素定义方法对分类特征选择的影响。最后，通过敏感性分析方法对所选特征的重要性进行了计算。

第 7 章介绍了利用最小生成树方法，实现对功能脑网络的构建及拓扑属性分析。本章首先介绍了最小生成树方法的概念、构建方法及常见拓扑指标。之后计算并分析了脑区节点指标及子图模式指标，并融合两种特征，利用多核 SVM 方法完成分类模型构建。

第 8 章探讨了利用动态功能连接方法，实现高序功能脑网络的构建。本章首先介绍了基于滑动时间窗口方法的高序网络的构建方法及常见拓扑指标。同时，为了解决传统高序网络所带来的计算规模较大的问题，本章采用最小生成树方法进行高序网络降维。

第 9 章介绍了功能超网络的构建及分析。超网络有效表现了大脑区域之间的高阶关系。本章首先介绍了超图的概念及传统的 LASSO 构建方法，为了解决传统的 LASSO 方法缺乏组效应解释的问题，本章提出了两种新的方法，即 Elastic-net 方法及 Group LASSO 方法。同时本章给出了利用 3 种方法构建的网络拓扑结构比较。

第 10 章探讨了节点规模对网络拓扑属性的影响。本章首先介绍了 5 种不同节点模板的定义，之后分析了基于不同节点模板构建的网络间的拓扑属性差异。结果表明，节点规模对网络拓扑属性具有明显影响，包括功能连接强度、网络连通性、全局属性及小世界标量等，这种影响在正常对照及抑郁症患者中均存在。

第 11 章分析了节点尺度对分类特征表现、选择策略及分类正确率的影响。结果表明，更大尺度的模板定义并不能带来更有效的特征。但是，却可以提供更多的有效特征，这将导致分类正确率的提升。同时，脑区间距离越接近，大尺度模板的特征间的冗余程度越强。同时，从机器学习角度看，传统的统计显著性 $P < 0.05$ 的阈值设置显得过于严格，以至于所得到的特征较少。

第 12 章对本书所做的工作进行了全面总结，对研究中存在的问题进行了说明，并对进一步研究工作进行了必要的展望。

1.5 本 章 小 结

本章概述了本书的研究背景、研究意义，简要介绍了与本书研究相关的国内外研究现状。最后介绍了本书的主要研究内容。

第 2 章　静息态功能脑网络构建

功能脑网络是以功能磁共振影像数据为基础，根据所选择的节点及边的定义，计算而成的。本章介绍了数据的前期准备工作，包括实验被试的选取、影像数据的采集及预处理等；重点介绍了静息态功能脑网络的构建方法，包括网络节点的定义、边的定义及阈值选择方法。

2.1　被试的选择

本书研究中，共招募 66 名被试，其中以 38 名首发、无用药、重度抑郁症患者作为抑郁组，以 28 名年龄性别匹配的健康志愿者作为正常组。所有被试为山西医科大学第一医院精神卫生科确诊的中国籍汉族抑郁症患者。正常组被试均无精神或神经紊乱史，并以人格障碍的定式访谈（SCID-II）为依据。抑郁组被试均为依据美国精神障碍诊断与统计学手册第四版（DSM-IV）[100] 所判定的首发、未用药抑郁症患者。抑郁症的严重程度由 24 项抑郁症的汉密尔顿抑郁量表（Hamilton rating scale for depression，HAMD）[101] 及临床总体印象量表（clinical global impression of severity，CGI-S）[102] 表征。同时，采用严格的排除标准：由其他器质性或药物引起的继发性抑郁症或双相障碍；患者入组前未经过任何药物治疗；符合诊断酒精依赖的临床访谈时间表（schedule of clinical interview for diagnosis alcoholic dependence，SCID-AD）中酒药依赖、精神分裂症和分裂情感性障碍诊断标准的患者；罹患严重的躯体疾病或神经系统疾病；体格检查和实验室检查发现有异常生化指标或脑电图、心电图异常者；妊娠或哺乳期妇女；有严重自杀自伤倾向的患者；严重的兴奋、冲动不合作的患者；一个月内参加过其他科研治疗的患者。实验前同每位参与者（正常组与本人，抑郁组与家属）均达成了书面协议，数据采集与预处理同山西医科大学第一医院合作。被试的基本信息如表 2-1 所示。详细信息请参见附录 1。

表 2-1　被试基本信息统计

项目	正常组	抑郁组	P 值
年龄	17～51 (26.6±9.4)	17～49 (28.4±9.68)	0.44[①]
性别(男/女)	13/15	15/23	0.57[②]
利手(右/左)	28/0	38/0	
HAMD	N/A	15～42 (22.8±13.3)	

注：表中数据范围为最小值～最大值（平均值±标准差）。HAMD 为 24 项汉密尔顿抑郁量表值。
① 值由双样本双尾 T 检验获得。
② 值由双尾皮尔逊卡方检验获得。

2.2 数据采集及预处理

数据的采集工作是由山西医科大学第一医院完成的，所有的扫描工作由熟悉磁共振操作的放射科医生完成。所有被试由 3T 磁共振设备（Siemens Trio 3-Tesla Scanner，Siemens，Erlangen，Germany）进行静息态功能磁共振扫描。在扫描的过程中，被试头部被海绵固定，以防止产生头动位移。同时要求被试闭眼、放松、不去想特定的事情，但要保持清醒不能睡着。

在使用核磁共振设备获取图像数据时，需要设置合适的参数才能得到较高信噪比的图像，从而得到比较准确可靠的实验结果。需要设置的参数主要包括以下几个。

（1）射频重复时间（repeatation time，TR）。射频重复时间为一次脉冲序列执行时需要的时间。在扫描过程中，图像是由多层扫描后重构而成的，所以射频重复时间所指为全脑整体扫描所消耗时间。实验中，TR 设置为 2s。

（2）存储矩阵，即单层图像的分辨率。由于扫描后的图像为分层形式，因此每一层的体素个数决定了图像的清晰度。实验中，存储矩阵设置为 64×64。

（3）回波时间（echo time，TE）。回波时间指从射频脉冲信号放射到采集回波信号的间隔时间。实验中，TE 设置为 30ms。

（4）层间间隔（slice gap）。层间间隔指的是单层图像之间的间隔距离。实验中，层间间隔设置为 0mm。

（5）层厚（slice thickness）。层厚指的是扫描层的厚度。层厚越小，所获得图像的分辨率就越高。但同时，其像素也较少会导致图像信噪比的降低。所以，在设置层厚时，要考虑二者的平衡。实验中，层厚设置为 4.0mm。

（6）成像视野（field of view，FOV）。成像视野指的是扫描成像的观测范围。FOV 设置越大，其扫描图像的覆盖范围越大，信噪比增加，但同时其空间分辨率也随之下降。实验中，FOV 设置为 192mm×192mm。

对于所采集的 fMRI 影像而言，原则上分辨率越高、信噪比越高、检测时间越短、对比度越好，其质量也越高。但在实际操作中，因为各个参数在设置时存在制约关系，所以需要在各指标中进行平衡。例如，增加层间间隔以提升影像信噪比，但同时其空间分辨率也随之降低。又如，为了提供空间分辨率，可以增加存储矩阵维度，但图像的检测时间也会增加。所以在实验中，需要对任务的目的和设计有深刻理解，充分考虑实际需求及对影像的要求，平衡各指标，最终选取满足实际应用的参数设置。

图像采集过程中，不可避免地会产生各种类型的噪声，包括被试头动、呼吸、心跳等。这些噪声的存在对图像的质量产生重要的影响，所以对于原始数据需进行去噪处理，提高信噪比。此外，不同被试的脑部形态具有一定的个体差异，即使同一被试在不同的实验中脑部扫描的位置也会出现一定的偏差，所以在做组分析前，需要将其标准化到同一模板或坐标系。上述工作则是图像预处理环节需要完成的。

实验中采用统计参数图（statistical parametric mapping，SPM）[103] 软件对图像进行预处理。该软件是由伦敦大学 Friston 等[103] 在 MATLAB 平台下开发的开源软件，不但能够处理功能及结构磁共振影像，而且对正电子发射断层扫描（positron emission tomography，PET）、脑电图（electroencephalogram，EEG）和脑磁图（magnetoencephalography，MEG）等其他类型的脑成像技术有很好的支持。目前，该软件已经成为相关领域研究的重要工具之一，得到了领域内研究人员的广泛认可。

预处理主要步骤如下。

（1）时间片校正（slice timing）。fMRI 影像的扫描是以隔层方式实现的，其目的是避免相邻层之间的磁干扰。理论上我们希望得到某一特定时刻的全脑影像，但实际上是无法实现的，各层之间的扫描时间必定会出现时间差，时间片校正即用来校正各层之间采集时间的差异。

（2）头动校正（realignment）。由于研究目标不同，所以不同实验设计的持续时间也有差异。对于持续时间较长的实验，扫描过程中，被试会不可避免地发生头动（包括平动和转动）。头动过大会导致影像的空间定位不准确。头动校正即为对影像进行刚体变换并重排至同一被试的某一参考影像中，以形成新的影像序列。实验中，2 例抑郁组及 1 例正常组数据由于校正过程中头动大于 3mm 或转动大于 3°而被弃除。

（3）联合配准（coregister）。头动校正的求解参数仅对同一被试的同一种成像方法有效，对于同一被试的不同成像方法所得图像，由于它们之间没有足够的可比性，不可以直接用头动校正的方法求解参数，这时需要用联合配准的方法作空间校正。

（4）空间标准化（normalize）。由于不同被试脑形态结构存在差异，因此在做组分析时，需要将其配准到同一标准空间下。此时，刚体变换方法不再适用，需要用带有整体形变的仿射变换和局部非线性变换将它们同一化到所选取的标准空间上。实验中，我们选择了蒙特利尔神经学研究所（Montreal Neurological Institute，MNI）标准的平面回波序列（echo planer imaging，EPI）脑模板，体素大小选取为 3mm。

（5）低频滤波（filter）。低频波动被认为是静息态 fMRI 中能反映神经网络同步和自发的活动，所以一般静息态 fMRI 数据分析之前都需要经过低频段的滤波处理，以降低低频漂移及高频的生物噪声。实验中，低频截止频率设置为 0.06Hz，高频截止频率设置为 0.11Hz。

（6）平滑（smooth）。空间平滑的主要目的是进一步消除被试脑形态结构的细微差异及在图像重构时造成的误差，包括头动、呼吸及心跳等，提高信噪比，利用空间高斯核函数对目标图像进行卷积，使其服从高斯随机场要求。

统计参数图除了用于数据常规预处理外，还可以对数据进行统计分析。其数据处理基本流程如图 2-1 所示。

值得注意的是，研究中发现常规的磁共振影像预处理流程中，部分处理步骤并不适合于功能脑网络研究。例如，平滑可以有效地提高信噪比，但实践过程中发现，平滑的实施弱化了相邻脑区间 BOLD 信号的差异，直接影响到脑网络构建时脑区之间关联系数的计算，具体表现为平滑后的相关系数显著低于平滑前。所以，经过查阅大量文献，以及与领域内国内外专家多次沟通，研究中最终去除了平滑的步骤。此外，在对于其他噪声信号的处理上，包括头动、脑脊液、白质、全局脑信号等，通常处理步骤中需要将上述信号作为协变量进行回归分析，以去除其对影像的影响。但除头动信号外，其他信号的处理与否，在领域内仍有争论。研究中，最终没有对脑脊液、白质及全局脑信号进行处理。

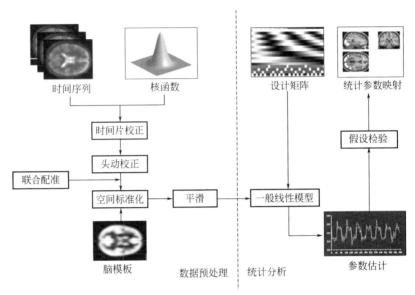

图 2-1　统计参数图数据处理基本流程

2.3　功能脑网络构建

与任何其他形式的网络相同，功能脑网络构建的两个核心问题是：节点及边的定义。

2.3.1　节点的定义

在任何形式的网络中，节点均是系统中重要的组成部分。保持节点的外部独立性及内部一致性是其定义时应遵循的重要原则之一。节点的内部一致性保证了节点内部负载了相同的信息组成，而外部独立性则保证了节点间固有的差异性。网络中的两个节点越相似，其间的交互作用就越没有意义。所以节点定义时，应该封装具有内部完整且外部独立的信息组成[104-106]。在神经认知科学中，由于观测视角、影像数据类型、描述粒度的差异，在节点的定义上也各不相同。

对于神经系统而言，应该说有着天然的节点定义——神经元。每个神经元可以被定义为独立节点，神经元之间的突触可以被看作边。Bassett 等[107] 利用神经元为节点定义，对线虫进行的完整神经系统网络构建包括 300 个节点和 7600 条边。对于小规模的神经系统网络模型构建，这种方法是最简单、直观的，且具有明确的可解释性。但是其局限性也是显而易见的。对于其他高级物种而言，其模型的构建将会受到庞大的节点规模所带来的复杂性及可变性的挑战（人类的神经元数量达到了 860 亿）。同时，更为重要的是，当神经元作为节点定义时，不同类型的神经元是否在网络中应具有相同的地位？这个问题目前仍是无法回答的。

EEG 是通过医学仪器脑电图描记仪将人体脑部自身产生的微弱生物电放大记录得到的曲线图，利用 EEG 可以记录头皮电极所传递的电信号，对于 EEG 数据而言，将每个电极定义为网络节点是最为合理的，很多研究也以此开展。节点定义的规模根据不同的电极数量的设置而略有差别，通常的数量为 64 导、128 导、256 导及 512 导。但是由于 EEG 中至今尚未解决的溯源问题，大脑皮层中某一位置的电信号，可能会传导至头皮表面上大量临近的电极。这就意味着，如果没有一个合适的处理方法[108]，则会导致两个相邻电极之间的信号产生很强的相关性，违背了节点定义中的独立性原则。同时这种相关性会对接下来的拓扑分析产生重要的影响。

在利用功能磁共振影像数据构建脑网络时，目前主流的方法是利用已有的标准脑解剖图谱（如 AAL 模板[35] 等）。图谱对全脑进行了区域级的大尺度节点分割（如 AAL 模板全脑共定义 90 个脑区，左、右半脑各 45 个），完成了全脑区域级的节点定义。之后，计算每个脑区中所包含的所有体素的信号（功能影像中，往往是 BOLD 信号）的算术平均值来表征该节点的值。本书采用了 AAL 模板作为脑节点的定义方法，对全脑进行区域级别的节点定义，共定义 90 个节点，如图 2-2 所示。节点定义详细信息参见附录 2。

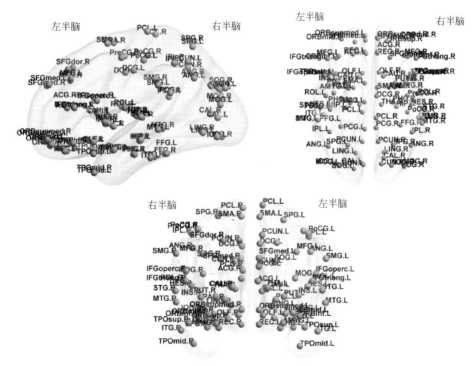

图 2-2　AAL 模板脑区定义示意图

但是随着研究的深入，使用该方法带来的一些问题也引起了我们的注意。首先，AAL 模板是解剖模板，其不同区域的体素规模有较大差异。例如，在额中回的定义中，双侧共包含近 10 000 个体素，而双侧杏仁核却只包含 400 个体素。脑区体素规模的巨大差异对于脑网络的构建，特别是脑区之间的关联计算是否存在影响，还有待于进一步的研究。此外，通过体素信号的算术平均化方法进行节点值的表征，一定程度上会抹杀其所包含的特异性信号。最后，区域级别的定义对于功能研究而言，仍显得过于粗糙。由于 AAL 模板是解剖模板，其对脑区的定义更关注形态学特征，而利用解剖模板进行功能研究，本身就存在着不确定因素。所以，如何对现有模板进行节点粒度细化，也是目前领域内的研究热点内容之一。例如，一些研究提出，抛开先验的结构信息，完全从体素规模出发，在保证体素覆盖全脑的前提下，所定义的节点均具有相同体素数量[109]。这种方法的核心问题则是节点的空间规模，规模较大，则更好地体现了节点的独立性；而规模较小，则可以更好地表现节点间的关联性。但如果完全脱离结构信息，会造成节点定义的随机性过强。

我们也对该问题也进行了一些研究尝试。基本思路是基于现有解剖模板（选定AAL 模板），根据模板中所定义脑区的体素占全部体素的比例决定该脑区的子节点个数，之后根据所得到的子节点个数，随机选定初始种子体素并进行融合。在体素融合过程中，动态调整种子体素的位置，以降低初始种子体素设置的随机性带来的影响。目前，研究已完成 90（即 AAL 定义）、250、500、1000 及 1500 共 5 个尺寸的节点定义，如图 2-3 所示。该研究目前还在探索阶段，后期的指标计算、分析、比较等工作仍在紧张地进行中。

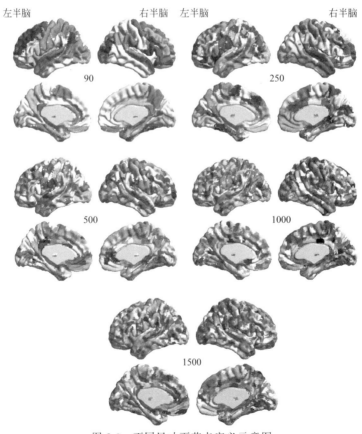

图 2-3　不同尺寸下节点定义示意图

同时，需要注意的是，不同规模的节点定义，对于网络拓扑属性会产生影响。研究表明，在小规模节点定义中，网络的度分布为无标度分布或幂律分布[39,110]。同时，许多利用大规模节点定义的网络模型中，度分布却表现为截断幂次分布[19]。这就意味着，对于某些网络属性，如度分布，很有可能受到节点定义规模大小的影响而产生差异。关于节点规模对网络拓扑属性及分类特征选择策略的影响，将在第 10 章及第 11 章分别讨论。

2.3.2 边的定义

与节点定义一样，脑网络中边的定义仍然有多种选择，包括连接的定义、有向或者无向、有权或者无权等。到目前为止，仍然无法对脑网络中节点间的物理连接做出明确的神经学解释，所以对于边的定义，就显得异常的重要。

从功能角度看，连接的定义往往有两种：功能连接（functional connectivity）及有效连接（effective connectivity）。前者通常指无向的连接定义，方法包括皮尔逊相关（Pearson correlation）及偏相关（partial correlation）等；而后者往往指有向的连接定义，方法包括动态因果模型（dynamic causal models，DCM）及格兰杰因果分析（Granger causality analysis，GCA）等。无论所选择的连接定义如何，其关键问题都在于通过什么指标有效地量化节点间的统计依赖关系。在功能连接中，相关系数（correlation coefficients）往往用来描述节点间的时间序列的相关性；在有效连接中，则利用路径系数（path coefficients）进行度量。

在网络中选择方向时，有向边要求节点间具有因果关系，无向边则不要求。在神经系统的研究中，神经元相互作用的因果关系或者说有向性仅从数据中并不容易估算。例如，Bassett 等[107]所构建的线虫的神经系统网络中，细胞间的突触连接被模拟成神经元细胞间的一条无向边。类似地，哺乳动物研究中（如恒河猴或猫[111,112]），由于哺乳动物的大部分皮层区域间的轴突连接都是相互的，所以在其网络构建时往往建立的是无向边。在人类神经影像学数据中，无论采用结构像抑或功能像，目前都较难定义及解释区域间的方向，因此在大多数基于功能磁共振影像的网络构建中，边的定义采用功能连接实现对称测量，并在此基础上构造无向网络。

近年来，一些研究利用偏相关[113]、动态因果模型[114]或格兰杰因果关系[115]等方法，模拟生成网络中的有向边，作为不对称连接或有效连接的度量，然而迄今为止，这些方法的局限性仍比较明显。首先，目前为止，对于连接方向的神经学解释领域内仍未形成统一的认识；此外，无论是选择动态因果模型抑或格兰杰因果分析，均属于目标驱动的研究方法，即需要有明确的先验知识指导；同时，目前的有效连接研究方法，更多应用于任务态的功能影像研究中，静息态的研究较为少见；最后上述方法多应用在节点规模较小的网络构建中，目前尚不清楚其是否可以扩展到有多数节点的系统中。综上所述，本书研究中最终决定采用功能连接的定义方法。

一定程度上，功能连接可以看作空间上相关孤立的节点在时间上的行为一致性，即在时间尺度下，这些节点的行为是相似的，一个行为可以对另一个行为进行预测或解释。需要注意的是，不同的度量指标其特性也是不相同的。例如，相关系数对时间序列的线性相关非常敏感；一些指标则对非线性的相互作用是敏感的，如互信息[116]、相位同步[117,118] 及似然同步[119] 等；一些度量指标则对特定频率下节点时间序列之间的关联是敏感的，如小波相关[120] 等；而另外一些度量指标可以排除计算每对节点相关性时所受到的第三方的影响，如偏相关[18] 或偏相干[121]。

在众多关联计算方法中，偏相关系数可以排除其他节点对特定节点关联性的影响，可以有效排除伪连接，在同类研究中已经得到广泛应用[18,22,26]。所以在本书研究中，采用了偏相关系数作为网络中边的定义。对于所得到的每个脑区的时间序列，进行多元线性回归，以去除头动影响。然后，利用所得到的残差，两两之间进行偏相关计算，得到 90×90（利用 AAL 模板，网络共定义 90 个节点）的关联矩阵［图 2-4（a）］。最后，根据预先设定的阈值 τ（详见 2.3.3 小节），将关联矩阵转化为二值的邻接矩阵［图 2-4 （b）］。其中，当节点 i 和节点 j 的相关系数大于某一特定阈值 S 时，矩阵元素 a_{ij} 的值等于 1，表示节点 i 和 j 之间存在连接。否则 a_{ij} 的值为 0。

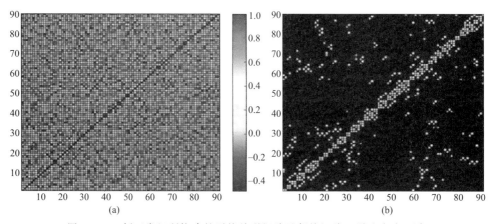

图 2-4　28 例正常组所构建的平均关联矩阵及邻接矩阵（稀疏度为 8%）

2.3.3　阈值选择

如何将关联矩阵转化为网络？一般的方法是利用阈值 τ 对关联矩阵 $\boldsymbol{A}$ 进行划分，生成二值邻接矩阵 $\boldsymbol{B}$。假如关联矩阵元素 $a_{ij} \geqslant \tau$，则邻接矩阵中对应的元素 b_{ij} 将设置成 1，反之则为 0。所以，阈值的设定直接决定了网络中边的生成，从而对网络的规模及拓扑结构产生重要影响。极端情况下，假设 $\tau = 0$，那么关联矩阵中所有值均在阈值之上，所生成的邻接矩阵的所有元素都是非零的，即所有边均存在。反之，假设 $\tau = 1$ 时，邻接矩阵中所有元素的值均为零，则网络中不存在边。随着阈值的不断增加，边的数量也逐渐单调增加。需要注意的是，这种变化不一定是线性的。

在复杂网络比较研究中，由于图的规模及连接密度决定了度量指标的量化值，所以在进行复杂网络之间的拓扑属性的定量比较之前，必须对其进行控制。Bollobás[122] 提出了复杂网络比较的两条黄金准则：具有相同的节点数量及相同的边数量。

本书研究中，相比较关联度，由于稀疏度 S 可以很好地屏蔽不同连接定义的差别，所以这里更倾向于采用稀疏度进行阈值设置。稀疏度的定义为网络中实际存在的边数与网络中可能存在的最大边数的比值。先前的研究发现，功能脑网络属于典型的低消耗网络。这就意味着，当其稀疏度小于 0.5 时，随着稀疏度的增加，网络的效率（包括全局和局部）均呈现非线性增加的趋势。此外，功能脑网络的小世界属性的消耗/效率比呈明显的正相关，并且在其稀疏度达到 0.3 左右时，达到峰值；当稀疏度为 0.3～0.5 时，消耗/效率比逐步降低，有随机化变化趋势；当稀疏度大于 0.5 时，功能脑网络将会退化为随机网络[123]。

上面的结果表明，可以利用小世界属性作为标准确定一个恰当的稀疏度范围，即可以刻画小世界网络属性的稀疏度空间：小世界网络的聚合系数高于随机网络的聚合系数，小世界网络的特征路径长度与随机网络的特征路径长度相同（度量指标的详细定义参见 3.1 节）。所以利用小世界属性这一脑网络基本特性进行阈值空间的设定，这样在保证小世界属性的同时，最大限度地去掉伪连接。其具体规则如下。

（1）所有节点的平均度（节点的度是指所有连接到该节点的边的数量）大于 $2\times \ln N$，$N=90$。此时 N 为网络中的节点数量。

（2）小世界属性指标 $\sigma > 1.1$。通过上述规则，计算得到阈值空间为 $S\in(8\%, 32\%)$。随后的网络分析均在此空间中进行，且间隔设置为 0.01。

2.3.4　脑网络构建结果

本书研究选择 AAL 模板为节点定义，偏相关为连接定义，并在稀疏度空间 8%～32% 上，以步长 1% 完成了 38 例抑郁组及 28 例正常组的静息态功能脑网络构建（构建结果示例如图 2-5 所示）。在此基础上，进一步从不同角度（包括全局、局部、模块化等）对脑网络进行分析，深入挖掘脑网络潜在拓扑属性，探索脑网络指标在疾病状态及基因影响下的变化规律，寻找客观的影像学指标，以辅助临床诊断。具体研究方法及结果在本书后续章节详细描述。

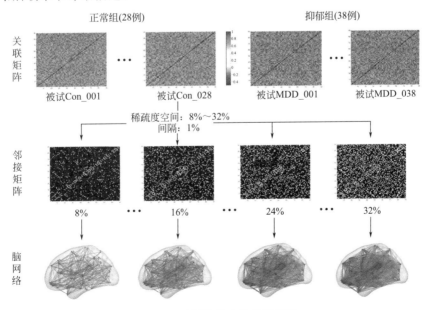

图 2-5　脑网络构建结果示意图

2.3.5 随机网络的生成

需要说明的是，在复杂网络的研究中，经常会与随机网络进行比较，以挖掘网络某些潜在的拓扑属性。脑网络研究也是如此，无论是全局指标、局部指标或者模块化分析，均离不开与随机网络的横向比较。本书研究中，随机网络的生成算法采用 ER 随机网络[124]。ER 随机网络的生成可以简单表述为：假设网络中存在 N 个节点，给定概率 P（$0 \leqslant P \leqslant 1$），使节点间的边以概率 P 进行判定生成且两两判定之间是独立的。

本书研究中，为了与所构建脑网络匹配，定义节点为 90 的随机网络，在完整的稀疏度空间内（稀疏度 0～100%，边数 0～4005），以 1% 为步长，每个步长下重复构建 100 个 ER 随机网络。

2.4   本 章 小 结

本章主要介绍了脑网络构建的基础性工作，包括复杂网络理论、被试的选择、实验的实施、数据预处理过程。重点介绍了功能脑网络构建的基础理论及常用方法，包括节点定义、边的定义及阈值选择等。最后，介绍了脑网络构建分析辅助平台的基本功能。

第 3 章 功能脑网络指标分析
及分类模型构建

在完成了脑网络的构建后，需要对其进行深入分析，挖掘其潜在的拓扑属性。复杂网络基础理论中，提供了很多重要的度量指标，利用这些指标，可以对网络的拓扑属性从不同角度进行刻画和分析。同时，为了找出疾病状态下的指标变化规律，需要对网络指标进行对比研究。本章主要介绍功能脑网络常规指标的计算、分析及在抑郁症分类中的应用。

3.1 网 络 指 标

在目前的研究中，无论对于二值矩阵 $\boldsymbol{A}=(a_{ij})$ 或者权值矩阵 $\boldsymbol{W}=(w_{ij})$，均有许多网络指标需要计算，包括全局网络属性和局部节点属性。给定一些网络指标的二值网络和权值网络的不同定义（如聚合系数），对于这些指标，分别用上标 B 和 W 表示二值网络和权值网络。

特别地，对于权值网络的分析，其权值利用所有非零元素的平均权值来进行标准化，以实现在不同人群中的同一级别的连接强度。所有公式中均基于图 $G=(N,K)$，其中，G 为一个图或网络，N 为其中的节点数量，K 为连接数量。

本书研究中所计算的网络指标及其简要描述如表 3-1 所示。

表 3-1 脑网络分析指标

指标名称	常用符号	指标描述
节点属性		
度	k_i	直接连接在一个节点的边的个数
节点效率	e_i	衡量一个节点与其他节点通信的效率
中间中心度	b_i	一个节点对网络中其他节点的信息流的影响
全局属性		
网络聚合系数	C_p	网络本地聚类的程度
特征路径长度	L_p	网络整体路由效率的程度
全局效率	E_{glob}	衡量如何有效通过整个网络传播信息
局部效率	E_{loc}	衡量如何高效通过节点的直接相邻节点传播信息

3.1.1 局部节点指标

本书研究中共计算了 4 个节点指标：度 k_i、聚合系数 c_i、节点效率 e_i 及中间中心度 b_i。

1. 度

节点的度定义为

$$k_i^{\mathrm{B}} = \sum_{j \in G} a_{ij} \quad 或 \quad k_i^{\mathrm{W}} = \sum_{j \in G} w_{ij} \tag{3-1}$$

式中，$a_{ij}(w_{ij})$ 表示二值（权值）网络 B(W)的元素。

度是对一个节点与网络中其他节点连通性的基本度量，其被定义为一个节点的边数。度是测量一个节点与其他节点连接情况的最简单方法，通常被看作获取网络上流动内容的直接程度。

2. 聚合系数

节点 i 的聚合系数定义如下[125,126]：

$$c_i^{\mathrm{B}} = \frac{2E}{k_i^{\mathrm{B}}(k_i^{\mathrm{B}}-1)} \quad 或 \quad c_i^{\mathrm{W}} = \frac{2}{k_i^{\mathrm{B}}(k_i^{\mathrm{B}}-1)} \sum_{j,k} (w_{ij} w_{jk} w_{ki})^{1/3} \tag{3-2}$$

式中，E 表示节点 i 的直接邻居间的连接数量。

在一个脑网络中，如果与某个节点连接的边的总数为 k，而在无向网络中，使 k 个节点形成全连接的边的数目至少为 $k(k-1)/2$，节点的聚合系数就定义为该节点实际存在的边数 k 与使 k 个节点形成全连接的最少边数的比值。节点的聚合系数反映了局部的连通性或者对于给定节点的邻居的社团性。

3. 节点效率

节点 i 的节点效率公式定义如下[20]：

$$e_i = \frac{1}{N-1} \sum_{j \neq i \in G} \frac{1}{d_{ij}} \tag{3-3}$$

式中，d_{ij} 表示节点 i 和节点 j 之间的最短路径长度。

最短路径长度表示在二值矩阵中两节点在所有可能的连接路径中的最短连接数量或在权值矩阵中的最小连接和。这里，任意节点 i 和节点 j 的距离被定义为 $\frac{1}{w_{ij}}$，因为高的聚合系数可以理解为区域间的短路径连接。除非特别提到，在本书研究中，最短路径长度的计算采用上述方法进行。节点效率计算了给定节点 i 和网络中其他节点间的信息传递能力。

4. 中间中心度

节点 i 的中间中心度计算公式如下[127]：

$$b_i = \sum_{m \neq i \neq n \in G} \frac{\sigma_{mn}(i)}{\sigma_{mn}} \tag{3-4}$$

式中，σ_{mn} 表示从节点 m 到节点 n 的最短路径的数量；$\sigma_{mn}(i)$ 表示从节点 m 到节点 n 的最短路径经过节点 i 的数量。

中间中心度是节点在所处的图中的中心性的度量，表现了一个节点在其他节点进行信息传递时的重要性。出现在许多其他节点最短路径中的节点有更高的中间中心度值。一个脑区节点若有很高的中间中心度，则说明该节点处于很多其他节点的最短路径上，也就说明该节点很可能在信息传递的中心。

3.1.2　全局网络指标

本书研究中共计算了 4 个全局指标：网络聚合系数 C_{p}、特征路径长度 L_{p}、全局效率 E_{glob} 和局部效率 E_{loc}。

特征路径长度是网络中任意两点间最短路径长度的平均值，是表征网络整体路由效率的指标。在本书研究中，由于有些网络不是全连通的，所以利用任意两个区域的距离的调和平均数（harmonic mean）计算特征路径长度。

网络的聚合系数则通过网络中全部节点的聚合系数进行算术平均获得。极端情况下，当 $C_{\mathrm{p}}=0$ 时，网络中的节点均为孤立节点，即不存在任何边；当 $C_{\mathrm{p}}=1$ 时，则网络是全局耦合的，即网络是任意两点之间都有直接的边相连。在现实中，很多大规模的实际网络具有明显的聚类效应，其聚合系数虽然小于 1，但却远大于 $O(N^{-1})$。这就意味着实际网络中，并不是完全随机的，而是在某种程度上具有类似社会关系网络中"物以类聚，人以群分"的特性。这为我们所做的脑网络的社团划分研究提供了重要的理论基础。

同时为估计小世界属性，我们利用 100 个随机网络与脑网络的聚合系数及特征路径长度进行计算（$\gamma = C_{\mathrm{p}}/C_{\mathrm{p}}^{\mathrm{rand}}$ 且 $\lambda = L_{\mathrm{p}}/L_{\mathrm{p}}^{\mathrm{rand}}$），随机网络利用 Markov-chain 算法生成[128,129]。典型地，一个小世界网络需要满足下面的条件：$\gamma > 1$ 且 $\lambda \approx 1$[128]，因此，小世界指标 $\sigma = \gamma/\lambda$ 将会大于 1[130]。

效率是从信息流角度描述脑网络的生物学可解释的指标，可用来计算不连通图和非稀疏矩阵[131,132]。

对于拥有 N 个节点、K 个连接的网络 G 而言，其全局效率的计算公式如下：

$$E_{\mathrm{glob}}(G) = \frac{1}{N(N-1)} \sum_{i \neq j \in G} \frac{1}{d_{ij}} \tag{3-5}$$

式中，d_{ij} 为节点 i 和 j 间的最短路径长度。

局部效率的计算公式如下：

$$E_{\mathrm{loc}}(G) = \frac{1}{N} \sum_{i \in G} E_{\mathrm{glob}}(G_i) \tag{3-6}$$

式中，$E_{\mathrm{glob}}(G_i)$ 是 G_i 的全局效率，G_i 表示由节点 i 的邻居组成的子图。全局和局部效率分别度量了网络在全局和局部的信息传输能力。

此外，在本书研究中，指标的计算并不是在某一确定稀疏度下，而是在一个选定的稀疏度空间下。为了表征指标在完整稀疏度空间下的整体特性，计算了每个指标的曲线下面积（area under the curve，AUC）。AUC 提供了一种测量网络节点属性在不同稀疏下总的变化强度的方法（AUC 示意图见图 3-1）。该方法在已有研究中有过相关报道，并被证明对脑网络拓扑属性的改变非常敏感。

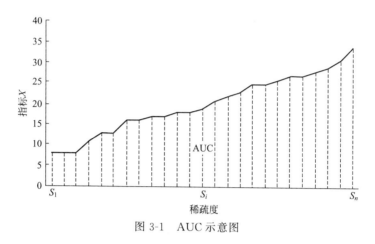

图 3-1　AUC 示意图

定义如下[34]：

$$Y^{\mathrm{AUC}} = \sum_{i=1}^{n-1} \left[Y(S_i) + Y(S_{i-1}) \right] \times \Delta S / 2 \tag{3-7}$$

式中，S_i 表示第 i 个稀疏度；S_1 与 S_n 表示阈值空间的上下边界；ΔS 表示两个稀疏度之间的间隔。

本书中 S_1 取值为 0.08，S_n 取值为 0.32，ΔS 取值为 0.01。阈值设置方法详见 2.3.3 节。

3.2　差异分析

经过网络指标提取后，接下来利用指标对网络拓扑属性进行分析，包括全局网络指标分析及局部节点指标分析。

3.2.1　全局网络指标分析

我们发现，在所选的阈值空间内，与随机网络及规则网络相比，无论抑郁组或者正常组，均表现出明显的小世界属性。具体表现为标准化的聚合系数 $\gamma > 1$，且标准化特征路径长度 $\lambda \approx 1$。同时，在进行网络效率的计算时发现，抑郁组和正常组均表现出小世界属性。上述结论与已有功能脑网络相关研究结论一致[133,134]。

但是，通过统计发现，在小世界参数及网络效率等指标上，抑郁组与正常组仍表现出显著差异（图 3-2）。相比较正常组而言，抑郁组特征路径长度显著降低且全局效率显著增加（$P < 0.05$，未校验），而聚合系数和局部效率则无显著差异。

复杂网络理论作为研究复杂系统的重要工具，为人脑的探索提供了新的视角。我们

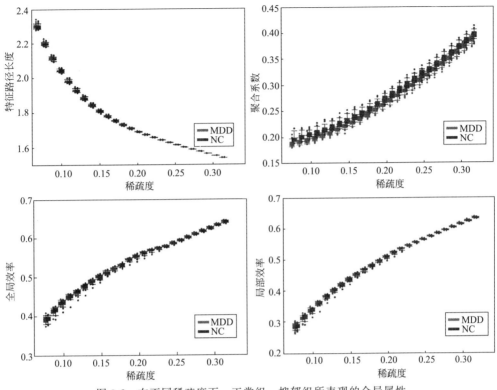

图 3-2 在不同稀疏度下，正常组、抑郁组所表现的全局属性

以复杂网络理论为基础，利用静息态功能磁共振影像，完成功能脑网络的构建，并进行相关网络指标计算及组间差异分析。

结果表明，无论抑郁组或者正常组，均表现出典型的小世界属性。小世界网络同时具备高的聚合系数与短的路径长度，既能够在局部邻域内进行特定的模块化信息处理，也能够在整个网络内部的不同部分之间进行整合或分化的信息加工。

同时，在小世界参数中，抑郁组仍然表现显著差异。抑郁组拥有更短的特征路径长度及更强的全局效率，而在局部性能上，组间却没有差异。这意味着较正常组而言，抑郁组脑网络中增加了一定数量的长距离连接。同时表明，抑郁组脑网络有向随机网络方向发展的趋势。脑网络的随机化在其他脑疾病中也有体现，如阿尔茨海默病[135]、精神分裂症[23] 等。抑郁组脑网络的随机化变化模糊了关键节点的作用，降低了网络的模块化程度，这为解释抑郁症是一种分裂的精神疾病提供了新的证据。

3.2.2 局部节点指标分析

在节点指标统计分析中，我们计算了度、中间中心度及节点效率 3 个指标，以找到具有显著差异的节点（$P<0.05$，未校验）（表 3-2 和图 3-3，完整数据参见附录 3）。与正常组相比，节点度表现出显著增加的区域有部分边缘系统区域（包括右侧海马、右侧后扣带回、双侧内侧和旁扣带脑回、右侧丘脑），部分基底核区域（右侧豆状核和右侧丘脑）及部分顶下小叶区域（右侧角回）等。上述区域中，很多区域（包括海马、后扣

带、角回等区域）均为默认网络关键区域。抑郁组的节点度显著小于正常组的区域包括内侧枕叶区域（包括右侧楔叶和左侧距状裂周围皮层），内侧颞叶（左侧梭状回）及前额叶区域（包括左侧眶部额下回、右侧内侧额上回、右侧眶部额中回、双侧岛盖部额下回及右侧眶内额上回）。上述区域中，包括海马、扣带回、豆状核、丘脑的区域均为边缘系统-皮层-纹状体-苍白球-丘脑神经环路（limbic-cortical-striatal-pallidal-thalamic，LCSPT）的关键区域。

表 3-2 节点指标异常脑区及其显著性

脑区名称 （英文）	脑区名称 （中文）	P 值		
		度	中间中心度	节点效率
正常组大于抑郁组				
left fusiform gyrus	左侧梭状回	**0.016**	0.151	**0.047**
left inferior frontal gyrus, orbital part	左侧眶部额下回	**0.017**	0.179	**0.034**
right cuneus	右侧楔叶	**0.025**	**0.001**	0.093
right superior frontal gyrus, medial	右侧内侧额上回	**0.035**	0.495	0.151
right middle frontal gyrus, orbital part	右侧眶部额中回	**0.049**	0.557	**0.025**
left inferior frontal gyrus, opercular part	左侧岛盖部额下回	**0.050**	0.295	0.141
left calcarine fissure and surrounding cortex	左侧距状裂周围皮层	0.058	0.547	**0.046**
right inferior frontal gyrus, opercular part	右侧岛盖部额下回	0.063	**0.048**	0.178
right superior frontal gyrus, medial orbital	右侧眶内额上回	0.082	0.848	**0.044**
正常组小于抑郁组				
right hippocampus	右侧海马	**0.001**	**0.005**	**0.003**
left angular gyrus	左侧角回	**0.008**	0.284	**0.011**
right posterior cingulate gyrus	右侧后扣带回	**0.008**	0.167	0.007
right thalamus	右侧丘脑	**0.008**	**0.004**	**0.008**
right lenticular nucleus, putamen	右侧豆状壳核	**0.014**	0.213	**0.023**
right middle occipital gyrus	右侧枕中回	**0.021**	0.443	**0.027**
right median cingulate and paracingulate gyri	右侧内侧和旁扣带脑回	0.070	0.482	**0.014**
left median cingulate and paracingulate gyri	左侧内侧和旁扣带脑回	0.073	0.632	**0.048**

注：表中所列区域为 3 个节点指标中至少有一个指标表现出显著差异（$P<0.05$，未校验）。加粗的数字表示具有显著差异的指标。

在节点指标的分析中，与正常组相比，节点度表现出显著增加的区域有部分边缘系统区域（包括右侧海马、右侧后扣带回、双侧内侧和旁扣带脑回），部分基底核区域（右侧豆状核和右侧丘脑）及部分顶下小叶区域（右侧角回）等。目前对于抑郁症的神经病理机制研究主要定位于 LCSPT（综述参见文献［136］）。这一结论得到广泛认可。目前已有大量研究表明，无论形态或功能，抑郁症与 LCSPT 均有密切联系。例如，患

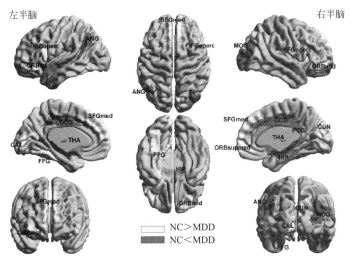

图 3-3　节点指标异常脑区，图谱采用 ICBM 152

者前额叶皮质、前扣带回、基底节区、丘脑、海马及杏仁体体积减少[137-139]；脑功能成像发现，抑郁症患者在负性情绪刺激实验中，左侧岛叶皮质和扣带回区域激活反应明显增强[140] 等。同时，在功能连接的研究中，同样发现 LCSPT 相关区域的连接异常，如前扣带回与海马、杏仁核及岛叶的功能连接降低[141]，膝下扣带回和丘脑之间的功能连接增强[46] 等。在我们的研究中发现，包括海马、扣带回、豆状核、丘脑的区域均为 LCSPT 关键区域，其增加的连接表明这些区域的合作强度增加，可以推测为由抑郁症引起。我们的研究为从脑网络角度证明 LCSPT 为抑郁症病理环路提供了新的证据。

　　另外一些区域，如内侧枕叶区域（包括右侧楔叶和左侧距状裂周围皮层），内侧颞叶（左侧梭状回）及前额叶区域（包括左侧眶部额下回、右侧内侧额上回、右侧眶部额中回、双侧岛盖部额下回及右侧眶内额上回）等，则表现出节点度的显著减少。前额叶区域在抑郁症中的异常变化已得到广泛关注（综述参见文献 [142]）。无论从形态学[143,144] 还是功能[142,145]，抑郁症患者的前额叶区域均发生明显异常。在老年抑郁症患者中，眶部区域灰质体积明显减少[146]。同时，进一步发现左侧眶部灰质体积与患者年龄呈负相关[147]。前额叶区域连接减少，表明该区域的信息传导变弱，可以推测是由抑郁症引起的。研究结果中还发现了枕叶区域的连接减少，包括楔叶及距状裂周围皮层。已有研究表明，在楔叶中灰质体积降低[148]。此外，对一项首发未用药的抑郁症患者的研究表明，减低的白质完整性与枕叶区域有关[16]。我们的研究结论与此一致。

　　这里计算了节点相关指标的 AUC 与 HAMD 量表评分项（24 项分）的关联程度。结果表明，右侧海马区域与 HAMD 评分表现出显著负相关，而右侧丘脑区域则表现显著正相关（图 3-4）。即随着患病的严重程度增加，右侧海马的连接程度降低，而右侧丘脑的连接程度增加。这一发现与已有研究一致。

　　对于首发未用药抑郁症患者的研究已经表明，海马体积与临床症状的严重程度呈负正相关[149,150]。这一结论表明，抑郁症的严重程度可以由海马的形态或功能联合进行判断和预测。此外，右侧丘脑与患者的严重程度呈正相关，即病症越严重，其右侧丘脑

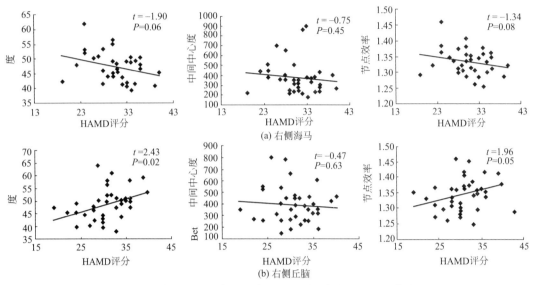

图 3-4　右侧海马及右侧丘脑与 HAMD 评分项（24 项）散点图

的连接越多。在先前的研究中，通过解剖发现，抑郁症的丘脑区域神经元数目显著高于正常人[151]。丘脑与默认网络中重要区域，如前扣带回及膝下区扣带回等，其功能连接均出现不同程度的异常。这里的研究为证明海马和丘脑是抑郁症中的关键脑区提供了新的证据。

3.3　分 类 研 究

本节主要将显著差异指标作为分类特征应用到 6 种分类算法方法中，探讨了最优特征数目的选取。此外，还介绍了敏感性分析方法，并对所选特征进行了重要性评价，以判定其在分类模型中的贡献度。

3.3.1　分类模型构建

为实现对疾病数据建模及自动识别，我们利用机器学习方法，以 270 个局部节点属性（3 个节点属性的 AUC，90 个节点，共 270 个）的统计显著性为特征，选择 SVM[多项式及径向基核函数（radial basis function，RBF）两种核函数]、神经网络、Logistic 回归、决策树、线性判别式（linear discriminant analysis，LDA）等算法，构建不同的分类模型（算法主要参数设置参见附录 4）。同时，为比较不同特征数量对分类模型的影响，这里以统计显著性 P 为阈值指标，分别设置 5 个阈值：$P<0.005$、$P<0.015$、$P<0.05$、$P<0.10$、$P<0.15$，所得特征数目分别为 4、15、28、55、87。利用交叉验证方法，生成并评测模型。随机选择所有样本中的 70% 为训练集，剩余 30% 为测试集，每个阈值进行 100 次，然后计算正确率及建模时间的算术平均值。利用交叉验证方法（cross validation）对模型进行验证已经广泛应用在同类研究中（综述参见文献 [152]）。

结果显示，6 个模型中，SVM-RBF 与神经网络模型表现最好，5 个阈值平均正确率达 79.27％及 78.22％，最高正确率分别达 83.00％及 82.38％［图 3-5(a)］。结果表明，非线性分类器较线性分类器有一定优势，但并非所有的非线性分类器均优于线性分类器。从 5 种阈值划分比较看，当 $P<0.05$ 时（特征数目为 28 个），除 LDA 外，其余算法均表现出最高正确率（LDA 在 $P<0.015$ 时为最高正确率，$P<0.05$ 时为次高正确率）。结果表明，对不同的模型而言，$P<0.05$（特征数目为 28 个）均为较优的阈值设置。在建模时间消耗分析中，非线性分类器的建模时间普遍较高。SVM 的时间消耗最大，呈非线性增长。LDA、神经网络、Logistic 回归及 C4.5 决策树时间消耗相当，均为 1s 以内［图 3-5(b)］。

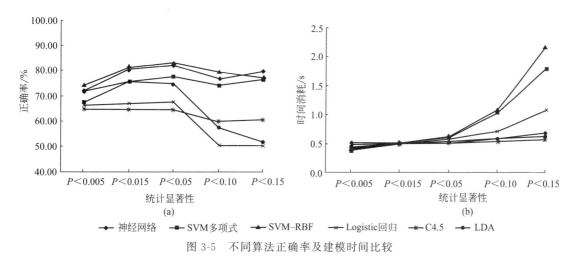

图 3-5　不同算法正确率及建模时间比较

在分类模型的比较分析中，非线性分类器较线性分类器有一定优势，但并非所有的非线性分类器均优于线性分类器。这一点与已有结论不尽相同。Cox 等[153] 比较了线性分类器（SVM-线性和 LDA）算法和非线性分类器（SVM-多项式）在视觉刺激任务中的性能差异，结果显示非线性分类器并没有提供更好的效果。这一结果说明，与传统的利用体素 BOLD 为特征的分类模型相比，以复杂网络指标为特征的分类模型在性能上与其有一定的差异。这就提醒我们，不同的特征选择方法，对模型性能的影响很大。当从脑网络角度进行分类模型构建时，应该重新评价所选的模型构建算法。

从不同特征数目下分类模型的性能分析可知，当 $P<0.05$（特征数目为 28 个）时，不同模型所表现的正确率均是最高/次高的。分类器模型构建中，特征数目是影响模型评价的重要参数。通常，模型构建过程中，首先加入贡献度最高的特征，然后加入次好特征。每次新增特征后，模型需要重新估计参数，不恰当的参数估计会导致分类器错误率的增加。如果所增加的错误率大于原有分类器的错误率，则新增特征的结果会增加分类器的错误率。因此，对于有限样本集而言，一定会有特征数目的峰值出现。即在该数量下，分类器的正确率是最高的。这个峰值即为最优特征数目 P_{opt}[154]。P_{opt} 的值取决于样本规模、分类器规则类型、样本类别的分布，以及所选特征的效力和排序[155]。实践中，有一些关于 P_{opt} 的一般规则。例如，假定所有特征具有相同效力及随机排序，

则对于线性分类函数而言，$P_{opt}=(N/2)-1$（N 为样本数量）[156]。该规则恰与我们的研究结果接近。Hua 等[157] 利用仿真数据比较了 7 种分类器的样本规模为 0～200 时，不同特征数目对错误率的影响。结果表明，对于与我们研究所选相同的分类器——SVM-线性及 LDA 而言，样本规模为 50 且特征未校验时，特征数目分别为 30 和 28，其正确率最高，这一结果与真实数据中所得结果吻合。

3.3.2 特征重要性

在分类过程中，如何对所选取的特征进行可量化的指标衡量，以判断其对分类的贡献度，这对于分类模型的特征优化及自学习均有重要意义。对所得到的 270 个局部节点特征（3 个节点属性的 AUC，90 个节点，共 270 个），利用敏感性分析方法，计算每个特征在目标类别中的方差变化，以判断该特征在分类过程中的重要性并标准化及进行排名。该方法可以应用在包括神经网络、决策树、SVM、贝叶斯网络等多种模型中，并可进行同一特征在不同模型下的量化比较。该方法由 Saltelli[158] 提出，已被广泛应用于同类研究及商业软件的开发中（特征重要性计算方法详见附录 5）。之后，将全部 270 个节点的特征统计显著性与神经网络模型中所计算的特征重要性进行了关联分析，以判断利用统计显著性这一指标进行特征筛选是否合理。

结果表明，与节点属性统计分析相比，多个显著差异节点相关属性所表现出的重要性同样很高。例如，右侧海马的中间中心度及节点效率；右侧眶部额中回、左侧角回、右侧后扣带回、右侧内侧和旁扣带脑回的度、节点效率；左侧梭状回、右侧内侧额上回、左侧眶部额下回的度；右侧楔叶的节点效率等属性。同时，也出现了少量在组间差异分析并不显著的特征，包括左侧额中回、左侧颞中回的中间中心度等（图 3-6，完整数据请参考附录 3）。

我们进一步进行了特征重要性与组间差异显著性的相关分析。结果表明，对于度、中间中心度、节点效率这 3 个特征而言，二者之间显示出强烈的正相关。结果表明，节点特征的统计差异越强，其对分类结果的贡献程度越大。我们的研究结果证明，组间差异的统计分析结果可以用来作为特征选择的参考指标。图 3-7(a) 中表现了特征重要性大于 0.004 的脑区，节点大小表示重要性的值。图 3-7(b) 为统计显著性及特征重要性的关联分析。图谱采用 ICBM 152，绘图工具使用 BrainNet（www. nitrc. org/projects/bnv/）。

我们利用敏感性方法，对所获取的 270 个局部节点属性在神经网络模型进行了重要性判断，以判断每个特征在模型中的贡献度。结果表明，具有显著统计差异的脑区中，大部分脑区的相关特征在分类中提供了较强的贡献度，包括右侧海马、右侧眶部额中回、右侧楔叶的中间中心度；左侧角回、右侧后扣带回、右侧内侧和旁扣带脑回的度、节点效率等。先前的研究已经证明，抑郁症可引发上述脑区的形态及功能异常[159-162]。我们的研究结果从机器学习角度再次证明了上述观点。同时，重要性分析结果中也出现了少量在组间差异分析并不显著的特征，包括左侧额中回、左侧颞中回的中间中心度等。抑郁症对于上述脑区的影响，先前的研究也有报道[163,164]。这些特征的出现说明，从统计学角度看，有限的样本集中，并不具备显

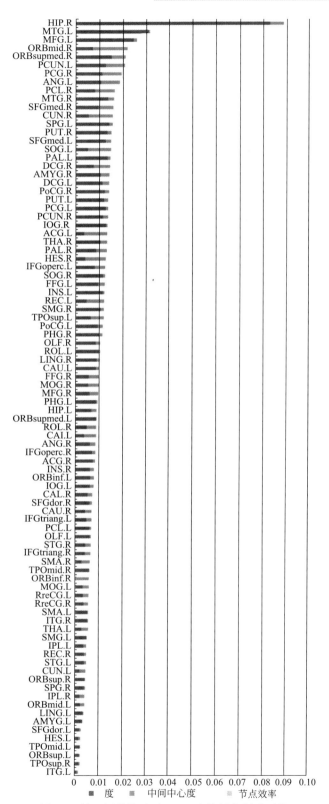

图 3-6　神经网络算法下，270 个指标特征重要性

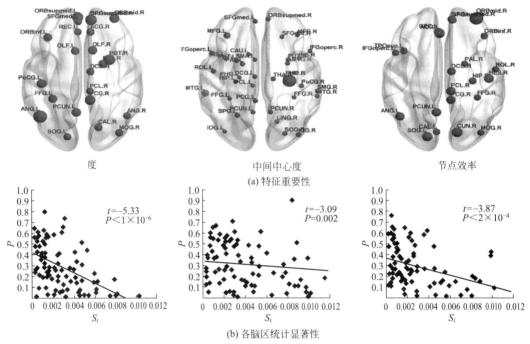

度   中间中心度   节点效率

(a) 特征重要性

(b) 各脑区统计显著性

图 3-7   各脑区统计显著性及特征重要性关联分析

著的组间差异的特征，却可以引起控制变量的显著变化。在进行特征选择时，组间差异显著性可以作为参考指标，但却要注意由样本规模带来的可信度问题。

3.4   本 章 小 结

    本章主要介绍了功能脑网络常规指标的计算、分析及其在抑郁症分类中的应用，包括 4 个全局网络指标及 3 个局部节点指标计算、统计分析、组间比较、特征筛选等。结果发现，无论全局指标或局部指标，抑郁组相比较正常组均存在显著差异。此外，本章还介绍了将显著差异指标作为分类特征应用到 6 种分类算法方法中的性能比较，探讨了最优特征数目的选取。最后介绍了敏感性分析方法，并对所选特征进行了重要性评价，以判定其在分类模型中的贡献度。结果表明，节点特征的统计差异越强，对分类结果的贡献程度越大。

第4章 功能脑网络模块划分及差异分析

模块性被认为是一个复杂网络主要的组织原则，其表现了网络的聚集程度，利用图论理论，可以对网络进行模块划分及分析。本章介绍了利用基于贪婪思想的 CNM 模块划分算法，完成抑郁组及正常组的静息态功能脑功能网络模块划分，并从模块的组成、模块角色、模块间的连接等角度分析模块结构组间差异。最后，利用差异模块指标进行分类研究，以验证方法的可靠性，最高正确率可达 90% 以上。

4.1 复杂网络模块性

随着对复杂网络研究，特别是对其物理意义及数学特性的理解不断深入，人们发现，现实网络均不同程度地表现出明显的网络社团结构[165]，如图 4-1 所示。社团结构表现了网络的聚集程度或网络集团化程度，是复杂网络的基本属性之一。社团也被称为簇、模块（为了表述方便，以下均统称为模块）。模块由网络中的部分节点组成，而网络则可划分为若干模块。模块的划分描述了网络局部聚集特性，体现了边的分布的不平衡性。此外，模块往往存在比较浓密的内部连接和相对稀疏的模块间连接[166]。换句话说，同一模块内部的节点之间连接紧密，而分属不同模块的节点之间的连接稀疏。由此可见，模块往往由性质相近或功能相似的节点组成，所以利用模块可以揭示网络中结构和功能之间的潜在关系。

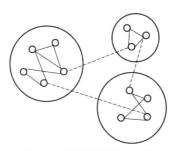

图 4-1 复杂网络社团结构

4.1.1 模块划分算法

模块划分又称为社区发现。目前，有许多算法可以实现模块划分。总体来说，包括基于聚类和基于模块度两种方法。

基于聚类的方法是模块划分研究中早期采用的广泛方法。典型的算法包括 Kernighan 和 Lin[167] 于 1970 提出的 K-L 的模块划分算法，Pothen 等[168] 于 1990 年提出的基于拉普拉斯矩阵的谱特征的模块划分方法等。

自从 Newman 和 Girvan 提出了模块度概念之后，模块度逐渐成为网络模块划分好坏的标准（模块度的详细定义见 4.1.2 节）。越来越多的算法都将模块度作为模块划分的度量标准。

2002 年，Girvan 和 Newman[165] 提出了基于边的中间中心度分裂的 GN 算法。2004 年，Newman[169] 在 GN 算法的基础上提出了基于贪婪思想的快速算法——NF 算法，该算法基于模块度度量，在模块度不断增加的过程中，反复沿着模块度变化最大的方向进行社团组合。在 NF 算法的基础上，Clauset 等[170] 提出了基于贪婪思想的CNM 算法，该算法具有接近于线性的复杂度，其对处理大规模网络具有很强的优势。本书研究中即采用该算法。

基于贪婪思想的 CNM 算法，利用堆结构对模块度进行计算、存储及更新。构造稀疏矩阵 ΔQ，通过对该矩阵的更新，以获得模块度最优，并记录此时的模块结构。算法主要涉及变量如下。

（1）模块度增量矩阵 ΔQ。该矩阵的行向量为一个平衡二叉树。

（2）最大堆 H。堆 H 用来存储 ΔQ 中每一行的值的最大元素及对应的编号 i 和 j。

（3）辅助向量 a。

算法基本流程如下。

（1）初始化。将网络中每个节点均视为一个独立的模块，则初始化时，网络中包含 n 个模块，n 为网络的节点数量。初始的 a_i 和 e_{ij} 满足：

$$a_i = \frac{k_i}{2m} \tag{4-1}$$

$$e_{ij} = \begin{cases} \dfrac{1}{2m}, & \text{节点 } i \text{ 和 } j \text{ 之间有边相连} \\ 0, & \text{其他} \end{cases} \tag{4-2}$$

式中，m 为网络中的总边数；k_i 为节点 i 的度；a_i 为矩阵 E 中，第 i 行的元素之和；e_{ij} 为矩阵 E 中，第 i 行第 j 列的元素。

模块度增量矩阵 ΔQ 初始化定义为

$$\Delta Q = \begin{cases} \dfrac{1}{2m} - \dfrac{k_i k_j}{(2m)^2}, & \text{节点 } i \text{ 和 } j \text{ 相连} \\ 0, & \text{其他} \end{cases} \tag{4-3}$$

式中，m 为网络中的总边数；k_j 为节点 j 的度。由式（4-3）可完成模块度增量矩阵 ΔQ 的初始化，并得到对应的最大堆 H。

（2）扫描当前最大堆 H，选择其中最大 ΔQ_{ij} 并合并对应的模块 i 和 j。计算新的模块度 $Q + \Delta Q$。更新矩阵 ΔQ、最大堆 H 和辅助向量 a。

① 更新 ΔQ。需更新第 j 行和第 j 列的元素，合并后的模块标记为 j，并删除第 i 行和第 i 列的元素。ΔQ 按照如下规则进行更新：

$$\Delta Q_{ij} = \begin{cases} \Delta Q_{ik} + \Delta Q_{jk}, & \text{模块 } k \text{ 同时与模块 } i \text{ 和模块 } j \text{ 都相连} \\ \Delta Q_{ik} - 2a_i a_k, & \text{模块 } k \text{ 仅与模块 } i \text{ 相连，不与模块 } j \text{ 相连} \\ \Delta Q_{jk} - 2a_j a_k, & \text{模块 } k \text{ 仅与模块 } j \text{ 相连，不与模块 } i \text{ 相连} \end{cases} \tag{4-4}$$

更新过程中，当模块度增量矩阵 ΔQ 中的最大元素小于零时，则意味着此时网络划分的模块度 Q 已达到峰值，则算法停止迭代。此时所得到的模块划分即为网络最优（即模块度最高）的模块划分结果。

② 更新最大堆 H：更新过程中，ΔQ 中值的变化要同时更新最大堆 H 中对应位置的元素值。

③ 更新辅助向量 a，规则如下：

$$a'_j = a_i + a'_j \tag{4-5}$$

同时记录合并之后的模块度值为

$$Q + \Delta Q \tag{4-6}$$

（3）遍历下一节点，重复步骤（2），直至网络中所有节点均完成划分。

4.1.2　模块化指标

1. 模块度

在模块划分的研究中，其根本目的是保证任何被划分的模块内部的节点间的连接远比与其他模块的节点的连接更紧密[166,171,172]。自从 Newman 和 Girvan[173] 提出了模块度概念之后，模块度逐渐成为网络模块划分的评价标准。模块度的基本假设是随机网络不存在任何模块结构。当一个网络的某个子网络内部的边数远高于其对应的随机网络的期望边数时，则该子网络应被视为原网络的一个模块划分。这里所说的期望，是指在原始网络的所有可能随机化网络上进行平均。

对于具有 N 个节点的无向网络 $G(V,E)$。考虑某种划分形式，它将网络划分为 k 个模块。定义一个 $k \times k$ 维对称矩阵 $E = (e_{ij})$，其中元素 e_{ij} 表示网络中连接两个不同模块的节点的边在所有边中所占比例，这两个节点分别位于第 i 个模块和第 j 个模块。

设矩阵中对角线上各元素之和为 $tr E = \sum_i e_{ii}$。它给出了网络中连接某个模块内部各节点的边在所有边的数目中所占的比例；定义每行（或者列）中各元素之和为 $a_i = \sum_i j e_{ij}$，它表示与第 i 个模块中的节点相连的边在所有边中所占的比例。在此基础上，模块度被定义为

$$Q = \frac{1}{2m} \sum_s (e_{ss} - a_s^2) \tag{4-7}$$

式中，e_{ss} 表示第 s 个模块内部边的权重之和占网络中所有边权重总和的比例；$2m = \sum_s a_s = \sum_{st} e_{st}$，表示网络中全部边的总权重。$e_{ss} - a_s^2$ 对应着第 s 个社区对 Q 的贡献，Q 值越大，模块结构越明显。

式(4-7)的物理意义是，网络中某模块结构中连接两个节点的边的比例，减去在同样的模块结构下任意连接这两个节点的边的比例的期望值。Q 的上限为 1，Q 越接近这个值，说明模块结构越明显。

从模块度的定义可以看出，当网络所有节点是孤立而没有任何连接时，相当于阈值

设定得很高，这时网络的全局模块度很低。当网络中所有节点都两两连接时，相当于阈值设定得很低，这时所有节点都属于一个模块，这时的模块度 $M=0$。对于介于它们之间的任意边数量，网络的模块度有极大值。通常认为，当网络模块度的最大值 $M>0.3$ 时，该网络具有非随机网络的社区结构[173]。

2. 其他指标

除模块度外，另外一些指标也常被用来描述模块中节点所处的地位，常见的指标包括模块内度及参与系数[174]。

模块内度是指指定节点与其他同属于同一模块的节点的连接数量。假设节点 i 属于模块 n，则节点 i 的模块内度定义为

$$Z_i = \frac{K_{n_i} - \overline{K_n}}{\sigma_{k_n}} \tag{4-8}$$

式中，K_{n_i} 为模块 n 中的节点 i 与本模块中其他节点的连接边的数量；$\overline{K_n}$ 为模块 n 中 $K_{n_i}(i=1,2,\cdots,N)$ 的均值；σ_{k_n} 为模块 n 中 $K_{n_i}(i=1,2,\cdots,N)$ 的标准差。当某个节点在模块内与其他节点相比具有更高的模块内连接数量时，该节点的模块内度 Z_i 值就相对较高。

模块之间的连接情况还可以用参与系数衡量，参与系数定义为

$$P_i = 1 - \sum_{n=1}^{N_m} \left(\frac{Z_{n_i}}{K_i}\right)^2 \tag{4-9}$$

式中，Z_{n_i} 为模块 n 中节点 i 的模块内度；K_i 为节点 i 的总度数；N_m 为模块总数。

这样，若模块 n 中的节点 i 与其他模块有大量的连接，则 P_i 接近 1，否则 P_i 接近 0。

模块内度和参与系数从不同角度表征了节点在模块划分中发挥的作用。节点的模块内度越大，意味着该节点的连接数量远大于模块内其他节点，暗示该节点是模块内重要的信息枢纽。节点的参与系数越大，意味着该节点的连接更多地建立在模块外部，暗示该节点是模块与外部进行信息传递时重要的 Hub 节点。

同样，在模块划分研究中，仍然存在阈值选定的问题。所以，指标计算时，依然利用 AUC 表征指标所选阈值空间内的整体特性。AUC 的详细数学定义和解释在 3.1.2 节中已有表述，此处不再赘述。

4.2　脑网络模块划分结果分析

脑网络的模块化分析之前，需要完成被试的选取、实验的实施、影像数据的处理、脑网络的构建及随机网络的构建等前期工作。这部分工作与脑网络常规分析相同，在本书第 2 章及第 3 章已有表述，此处不再赘述。

特别地，与前面研究不同，由于样本个体差异明显，脑网络的模块化的划分结果将有一定的差异。目前我们并不针对个体差异进行判别，所以本书研究中，在不同的阈值下对组内所有被试的脑网络进行了算术平均，得到平均功能脑网络，以此对该阈值下的

正常组或者抑郁组功能脑网络进行唯一的表征。

4.2.1　阈值选择

在先前的讨论中我们知道,复杂网络的规模包括节点的数量及边的数量,其将直接影响到网络整体拓扑属性,所以在网络研究中,特别是网络比较研究中,必须首先确定网络规模。目前,主流的研究往往将网络中实际存在的边数占理论最大边数的比值作为阈值,即稀疏度,对网络规模进行控制。对于模块化研究而言,同样也有这个问题。不同的网络规模,其模块划分的结果,包括模块的数量及结构等都存在较大差异。所以,要研究脑网络的社区结构的模块属性,必须要在特定的稀疏度下进行。由于阈值选择的研究方法及目标不同,阈值的设定方法也有差异。

1. 阈值下限的设定

本文构建的脑网络包含 90 个节点,全连接的边数共有 4005 条。90 个节点生成的 90×90 相关矩阵,若给定某个特定的阈值,则能生成一个二值邻接矩阵 $\boldsymbol{A}$,其中当某个节点对 i、j 的相关系数大于该特定阈值 τ 时,a_{ij} 的值等于 1,否则 a_{ij} 的值为 0。1 表示节点对之间有边相连,0 表示节点对之间没有边相连。

如果网络中边的数量过少,则网络很可能是不完全连通的,会产生一些孤立节点或子图。

先前的研究发现,当一个图的连接密度(即实际边数除以最大可能边数)大于 $1/N$ 时,则该随机网络极有可能发生断裂,其中 N 为图中节点数。所以要保证网络的完全连通,网络中边的数量至少要满足[122]:

$$E_{\min} > \frac{1}{N} \times \frac{N(N-1)}{2} = \frac{N-1}{2} \tag{4-10}$$

在本书研究中,脑区节点定义采用 AAL 模板,其节点数量为 90,所以为保证所构建的脑网络为完全连通,保守地将阈值范围的下限设定为 100 条边。

2. 阈值上限的设定

将模块度作为衡量模块划分结果的重要指标,已经成为领域的基本共识。本书研究则利用模块度的变化指导阈值的设定。

研究发现,若网络中存在少量边且网络中每个节点均为独立模块,则模块度的值为 0。随着边的增加,当网络中建立起一些发挥信息传导作用的重要连接时,模块度值将随之增加,并可达到理论峰值。此时,网络的模块划分被认为是最优划分结果。随着边的再度增加,模块度指标会逐步降低。极端情况下,当网络处于全局耦合状态时,模块度为 0。一般意义上,当模块度最大值大于 0.3 时,该网络被认为是有非随机的模块结构。随机网络通常不存在显著的模块结构。

理论上,在网络进行模块划分过程中,如果网络的模块度显著高于相同规模下随机网络的模块度,则可认为该网络具有非随机的模块化结构。利用这一理论,我们针对脑网络及随机网络在不同稀疏度下的网络模块度进行了分析。结果发现,当网络边数为

100～360 条时，无论抑郁组或正常组，其模块度均显著高于随机网络。当网络边数达到 400 条时，功能脑网络的模块度已经与随机网络非常接近，统计分析上已不存在显著差异。同时，此时的脑网络模块度值已低于 0.3，这意味着脑网络的模块性已不再显著（4.2.2 节将做详尽描述）。所以，本书研究中选择 100～400 条边（步长为 20）作为功能脑网络模块化分析的阈值空间。

4.2.2 划分结果

1. 模块度

正如前面所讨论的，网络的模块性是否显著，可以利用模块度这一衡量指标，通过与相同网络规模的随机网络进行定量比较而得出。若网络的模块度显著高于相同规模的随机网络，则认为该网络具有明显的模块性。

本书在所选定的阈值空间（100～400 条边）内，对正常组、抑郁组及随机网络的模块度进行了计算，并两两进行了组间统计分析（双样本 T 检验，双尾，未校验），以寻找组间差异。结果如表 4-1 所示。

表 4-1　模块度组间统计结果

网络边数	P 值		
	正常组对比 随机网络	抑郁组对比 随机网络	正常组对比 抑郁组
100	＜0.001	＜0.001	0.993
120	＜0.001	＜0.001	0.406
140	＜0.001	＜0.001	0.283
160	＜0.001	＜0.001	0.746
180	＜0.001	＜0.001	0.957
200	＜0.001	＜0.001	0.011
220	＜0.001	＜0.001	0.077
240	＜0.001	＜0.001	0.238
260	＜0.001	＜0.001	0.243
280	＜0.001	＜0.001	0.006
300	＜0.001	＜0.001	0.767
320	＜0.001	＜0.001	0.669
340	0.005	0.032	0.303
360	0.032	0.048	0.409
380	0.598	0.841	0.459
400	0.492	0.918	0.572

结果发现，模块度随着边数的增加，呈单调降低的趋势。当网络边数达 100 条时，3 组网络度的模块度均呈现最高，最高在 0.9 以上；当网络边数达 400 条时，模块度则

均呈现最低（图 4-2）。特别地，随机网络的边数达到 300 条时，模块度已低于 0.3；而正常组及抑郁组的边数达到 400 条时，模块度已接近 0.3，暗示其网络模块化已经不再明显。

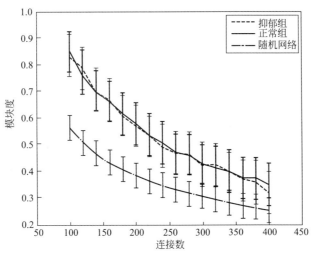

图 4-2　模块度在不同网络稀疏度下的变化

从统计结果上看，当网络中的边数为 $100 \sim 360$ 条时，无论正常组或者抑郁组，其模块度均显著高于随机网络（$P < 0.05$），说明在此区间内，正常组及抑郁组功能脑网络均存在明显的模块结构。当网络中的边数达 400 条时，功能脑网络的模块度已经与随机网络非常接近，统计分析上已不存在显著差异。同时，此时的脑网络模块度值已接近 0.3，意味着脑网络的模块性已不再显著。

比较正常组和抑郁组结果发现，在 $100 \sim 400$ 边的阈值空间中，模块度绝大部分组间差异并不明显，只有在 200 条边和 280 条边时，组间出现显著差异。由于本书研究中样本数量较少（28 例正常组，38 例抑郁组）且统计结果未校验，所以我们并不轻易采纳该结果。目前我们仍认为模块度在阈值空间内，组间是不存在差异的。某些可观测到的变化，我们认为是由随机因素引起的，并不能推广。

2. 模块划分结果

利用基于贪婪思想的 CNM 算法，完成正常组及抑郁组的静息态功能脑网络模块划分。结果表明，无论正常组或是抑郁组，在模块划分中，均可大致划分为 6 个模块，按照功能可概略地定义为视觉、情感与记忆、注意网络、默认网络、感觉运动及高级认知加工。

正常组脑网络被划分成 6 个模块（图 4-3，详细模块划分结果可参见附录 6），分别标记为 C1～C6。C1 由 20 个脑区组成，其中包括额中回、眼部额中回、岛盖部额下回、三角部额下回、角回等脑区。C2 由 20 个脑区组成，其中包括背外侧额上回、内侧额上回、眶内额上回、眶部额上回、前扣带和旁扣带脑回、内侧和旁扣带脑回、后扣带回、楔前叶等脑区。模块 C2 主要参与人的情感、智力及精神活动。其中，扣带回牵涉情感、学习和记忆；眶部额上回与智力和精神活动有关；而楔前叶与许多高水平的认知功能有关，如情景记忆、自我相关的信息处理，以及意识的各个方面。C3 由 20 个脑区组成，主要是颞叶部分。枕叶部分包括中央沟盖、中央后回、脑岛、缘上回、颞横回、颞上回、颞中回、颞极、颞下回等脑区，主要负责处理听觉信息，产生意识，也与记忆和情感有关。C4 有 8 个脑区，其中包括尾状核、豆状壳核、豆状苍白球、丘脑等脑区。C5 有 8 个脑区，其中包括海马、海马旁回、杏仁核等脑区。该模块中的脑区主要属于边缘系统，杏仁核有调节内脏和产生情绪的功能，对情绪反应十分重要，尤其是对恐惧，而海马体是学习、记忆的关键中心。C6 有 14 个脑区，主要包括枕叶部分。枕叶部分包括楔叶、舌回、枕上回、枕中回、枕下回、梭状回、距状裂周围皮层等脑区。枕叶主要负责语言、动作感觉、抽象概念及视觉等功能。

　　抑郁组脑功能网络被划分成 6 个模块（图 4-3，详细模块划分结果可参见附录 6），分别标记为 M1～M6。M1 有 17 个脑区，其中包括中央前回、中央后回、中央沟盖、中央旁小叶、额中回、额下回、补充运动区等脑区。M2 有 20 个脑区，其中包括内侧额上回、眶内额上回、眶部额上回、回直肌、前扣带和旁扣带脑回、尾状核、豆状壳核、豆状苍白球、丘脑等。M3 有 17 个脑区，其中包括脑岛、缘上回、颞横回、颞上回、颞中回、颞极、颞上回等脑区。M4 有 10 个脑区，其中包括眶部额中回、岛盖部额下回、三角部额下回、角回等脑区。M5 有 6 个脑区，其中包括海马、海马旁回、杏仁核等脑区。M6 有 20 个脑区，其中包括楔叶、舌回、枕上回、枕中回、枕下回、梭状回、距状裂周围皮层、内侧和旁扣带脑回、后扣带回等脑区。

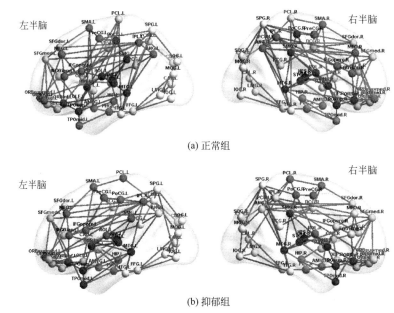

(a) 正常组

(b) 抑郁组

图 4-3　正常组及抑郁组模块划分比较

　　特别地，在模块划分的比较研究中，往往需要对所划分模块进行组间比较，以发现潜在特性。此时，模块的组成就显得尤为重要。由于不同网络的模块划分结果之间存在差异，所以当需要比较模块内部结构差异时，必须保证模块中的节点组成保持相对一致。本书研究中定义了模块相似度的概念，以保证模块在节点组成上的一致性。其数学定义如下：

$$S_M = \frac{N(M_1, M_2)}{MAX(M_1, M_2)} \tag{4-11}$$

式中，M_1、M_2 分别表示模块 1 及模块 2 的节点数量；N 表示模块 1 及模块 2 间相同节点的数量；$MAX(M_1, M_2)$ 表示模块中最大节点数。模块相似度被定义为模块间相同节点的数量占模块中最大节点数的比例。本书研究中设定相似度阈值为 0.6，即当模块相似度达 0.6 以上时，则认为这两个模块是相似的，可以进行模块间的横向比较。经过计算，抑郁组与正常组模块相似度结果如表 4-2 所示。结果表明，除模块 C4 与模块 M4 外，其他对应模块均为相似的。

表 4-2   组间模块相似度定义

模块	正常组节点数	抑郁组节点数	相同节点数	相似度	是否相似（>0.6）
C1 与 M1	22	15	14	0.636	是
C2 与 M2	20	20	12	0.600	是
C3 与 M3	14	15	13	0.928	是
C4 与 M4	8	10	0	0.000	否
C5 与 M5	8	6	6	0.750	是
C6 与 M6	18	24	18	0.750	是

4.3   抑郁组模块划分差异分析

比较网络模块划分结果的差异后，得到大部分抑郁组和正常组的模块划分结果是一致的，但也有部分区域在模块结合时有差异。因此，为了更好地体现该差异，本节介绍核团及亲密度两个概念，利用核团及核团间的亲密度横向比较抑郁组和正常组之间的变化，并利用统计分析方法寻找显著的组间差异及各组模块之间的差异，从网络模块划分的角度为抑郁症的诊断提供一些证据。

4.3.1   核团与亲密度

在比较两组网络模块划分结果的差异时，我们发现，抑郁组和正常组的模块划分结果大部分是一致的，如视觉、情感与记忆、默认网络等主要功能区域，但也有部分区域在模块结合时有差异。为了建立一个可比较的标准，更好地体现这种差异，本书研究中定义了核团及亲密度两个概念。

核团的定义如下：对于给定边数和节点数的两组以上的复杂网络，运用相同的模块划分算法，在相同规模下，将各组进行模块划分，其划分结果中，若存在某些节点的组合同时出现在每个组的特定模块中，那么这些节点的组合被称为核团（图 4-4）。

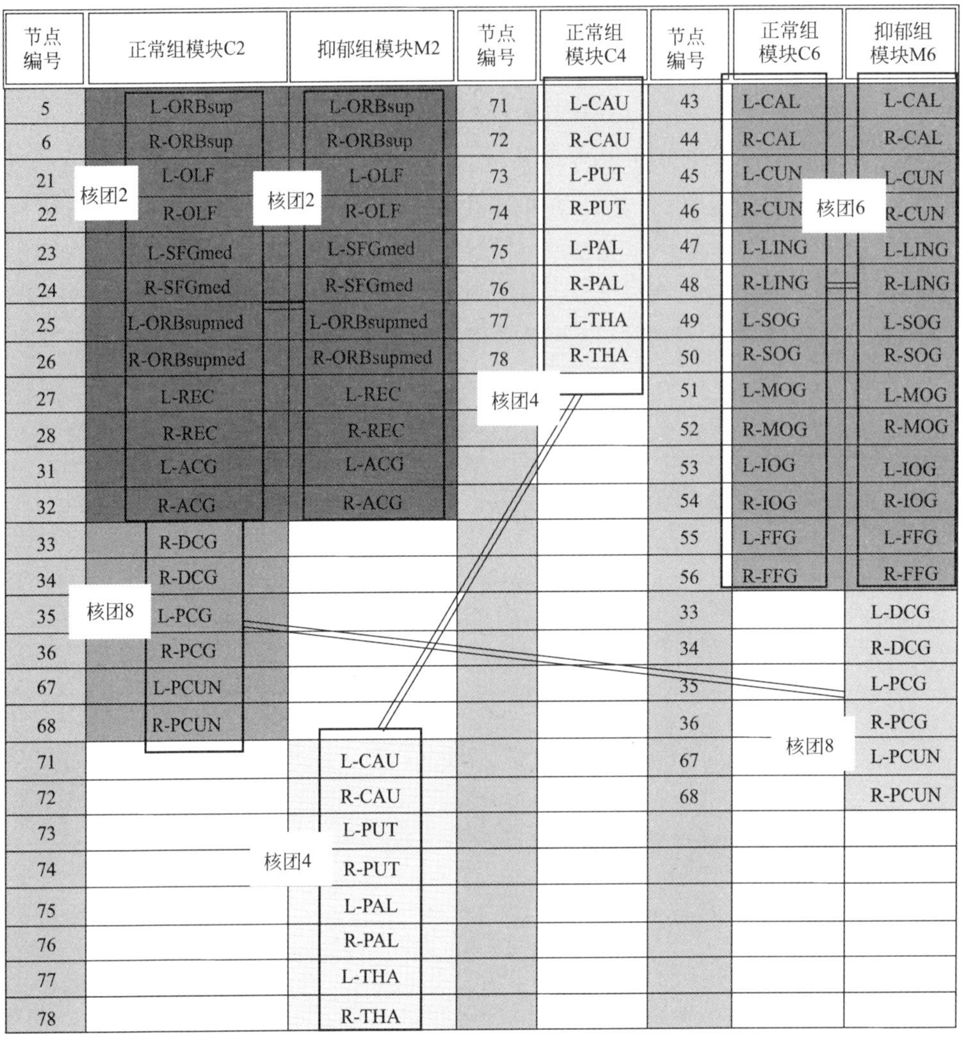
节点编号
正常组模块C2
抑郁组模块M2
节点编号
正常组模块C4
节点编号
正常组模块C6
抑郁组模块M6
5 L-ORBsup L-ORBsup 71 L-CAU 43 L-CAL L-CAL
6 R-ORBsup R-ORBsup 72 R-CAU 44 R-CAL R-CAL
21 L-OLF L-OLF 73 L-PUT 45 L-CUN L-CUN
22 R-OLF R-OLF 74 R-PUT 46 R-CUN R-CUN
23 L-SFGmed L-SFGmed 75 L-PAL 47 L-LING L-LING
24 R-SFGmed R-SFGmed 76 R-PAL 48 R-LING R-LING
25 L-ORBsupmed L-ORBsupmed 77 L-THA 49 L-SOG L-SOG
26 R-ORBsupmed R-ORBsupmed 78 R-THA 50 R-SOG R-SOG
27 L-REC L-REC 51 L-MOG L-MOG
28 R-REC R-REC 52 R-MOG R-MOG
31 L-ACG L-ACG 53 L-IOG L-IOG
32 R-ACG R-ACG 54 R-IOG R-IOG
33 R-DCG 55 L-FFG L-FFG
34 R-DCG 56 R-FFG R-FFG
35 L-PCG 33 L-DCG
36 R-PCG 34 R-DCG
67 L-PCUN 35 L-PCG
68 R-PCUN 36 R-PCG
71 L-CAU 67 L-PCUN
72 R-CAU 68 R-PCUN
73 L-PUT
74 R-PUT
75 L-PAL
76 R-PAL
77 L-THA
78 R-THA
核团2
核团2
核团4
核团4
核团6
核团8
核团8

图 4-4 核团定义示意图

此外，为了分析研究核团之间的紧密程度，还定义了亲密度的概念，数学定义如下：

$$I_{ij}=\frac{C_{ij}}{M_{ij}}\times 100\% \tag{4-12}$$

式中，C_{ij} 为核团 i 与核团 j 之间所存在的实际边数；M_{ij} 为核团 i 与核团 j 之间理论最大连接边数。

亲密度的定义表征了两个核团之间边的连接数量的比例，反映了其间连接的紧密程度。假设，有 3 个核团：核团 1、核团 2、核团 3，如果存在 $I_{12}>I_{13}$，即核团 1 与核团 2 的亲密度高于核团 1 与核团 3 的亲密度，则认为核团 1 与核团 2 的连接比核团 1 与核团 3 更为紧密，说明核团 1 与核团 2 划分在一个模块的可能性要高于核团 1 与核团 3。

引入核团和亲密度的概念,能实现对各组对应模块之间的细粒度分析,通过分析核团之间的亲密度间接分析各组模块之间的差异。

图 4-4 所示为核团 2、核团 6 和核团 8。在正常组中,核团 8 与核团 2 都在模块 C2 中,说明它们之间有较为紧密的结合;而在抑郁组中,核团 8 离开了核团 2,而与核团 6 结合在模块 M6 中,这说明在抑郁组中,相比核团 2 与核团 6,核团 8 与核团 6 的亲密度更高。正常组与抑郁组核团组合如表 4-3 所示。

表 4-3　核团与其对应模块

核团	正常组模块	抑郁组模块
1	C1	M1
2	C2	M2
3	C3	M3
4	C4	M2
5	C5	M5
6	C6	M6
7	C1	M4
8	C2	M6
9	C2	M4
10	C3	M1
11	C5	M3

通过分析比对两组模块划分结果可以发现,两组中可定义 11 个核团(详细定义参见附录 6)。分析 11 个核团的脑区组成,核团 1 主要由中央前后回、中央沟盖、中央旁小叶、顶上回及补充运动区等组成。该核团的主要功能涉及躯体感觉、运动、听觉等。核团 2 主要由眶部额上回、框内额上回、内侧额上回、嗅皮质、前扣带和旁扣带脑回等脑区组成。这些脑区均为默认网络的关键区域,其功能主要涉及人的注意力,其中的嗅皮质牵涉学习记忆及心理急性应激反应等。核团 3 主要包括颞叶部分和脑岛。核团 4 主要由尾状核、豆状核及丘脑等组成,其功能主要涉及脑皮层到基底核输入信号的整合及大脑皮层的信号转接和处理等,所以此小核团的功能比较重要。核团 5 主要由海马、海马旁回、杏仁核等脑区组成,属于边缘系统区域,其涉及的功能主要和情感有关。核团 6 主要包括枕叶部分、舌回、楔叶、梭状回等脑区,其功能主要牵涉视觉处理、加工视觉信息,其中的距状裂周围皮层是主视觉皮层的连接点。核团 7 主要由角回、眶部额中回、岛盖部额下回等组成,其功能主要有感觉整合、情感强化表达、决策及期待、语义任务、语法加工、音乐感觉、音律加工、语言加工、数学运算、空间定位及语义表达等。核团 8 主要由楔前叶、后扣带回、内侧和旁扣带脑回组成,其功能主要包括自我意识、记忆、视觉空间、意识与知觉、默认网络,同时是连接顶叶和前额叶的 Hub。核团 9 主要包括背外侧额上回,其功能主要涉及自我意识(与感觉系统有关)。核团 10

包括缘上回。核团 11 包括颞极：颞中回。

其中，核团 2、核团 4、核团 5、核团 7、核团 8 等脑区涉及情感、意识、知觉及整合大脑皮层信号转接和处理等功能。前人研究发现，这些脑区大部分处于抑郁症的病理环路上[136]，所以上述核团是本书研究的重点。

4.3.2 抑郁症患者核团间亲密度的改变

完成了核团和亲密度的定义后，可以利用核团及核团间的亲密度横向比较抑郁组与正常组之间的变化，并利用统计分析方法寻找显著的组间差异。

首先计算所有核团两两之间的连接边数，可构成 $n \times n$ 的对称矩阵。本书研究中共划分了 11 个核团，因此可得 11×11 的矩阵。示例如表 4-4 所示。

表 4-4　正常组 1 号被试所有核团之间的边数统计

核团编号	核团之间边数										
	1	2	3	4	5	6	7	8	9	10	11
1	44	6	14	4	4	10	8	6	1	1	0
2		22	5	5	4	6	4	2	1	0	0
3			16	6	6	7	8	1	1	2	5
4				14	1	7	1	1	0	0	2
5					14	7	0	1	0	0	2
6						38	4	4	1	0	3
7							14	2	1	1	0
8								6	0	0	0
9									2	0	0
10										0	0
11											0

完成所有被试核团间连接边数的统计，并进行统计分析（双样本 T 检验，双尾，未校验），以寻找核团间连接数量的显著变化。统计结果如表 4-5 所示。

表 4-5　核团间连接边数组间统计结果

核团编号	核团之间亲密度										
	1	2	3	4	5	6	7	8	9	10	11
1	0.121	0.245	0.886	0.201	0.84	0.967	0.279	0.592	0.696	0.224	0.612
2		**0.036**	0.365	0.891	0.99	0.102	0.546	**0.014**	0.267	0.068	0.827
3			0.183	0.090	0.611	0.547	0.667	0.58	0.134	0.150	0.621
4				**<0.001**	0.346	0.593	0.67	0.929	0.998	0.518	0.639
5					0.494	**0.020**	**0.023**	0.623	0.642	0.275	0.272
6						0.489	0.877	**0.035**	0.117	0.429	0.107
7							0.817	0.051	0.155	0.266	0.803

核团编号	核团之间亲密度										
	1	2	3	4	5	6	7	8	9	10	11
8								0.182	0.278	0.275	**0.041**
9									0.646	0.929	0.855
10										NaN	0.359
11											0.908

注：表中黑体的结果表示组间存在显著差异（$P<0.05$，未校验）。

可以看到，出现显著差异的脑区主要出现在核团 5 和核团 7 之间，核团 2、核团 6 和核团 8 之间及核团 2 和核团 4 的内部。

首先分析核团 5 和核团 7 之间的亲密度。从结果中看到，这两个核团间的连接正常组显著高于抑郁组。核团 5 主要包括的脑区有海马、海马旁回、杏仁核，属于边缘系统，其涉及的功能主要和情感、记忆、学习等相关。正如 4.3.1 节所述，核团 7 主要涉及感觉整合、情感强化表达、决策及期待等。在抑郁症患者中，这两个核团之间的连接边数减少，致使两核团信息的交流减少，信息传导不畅，猜测可导致抑郁症患者在情感方面的障碍。

此外，核团 2、核团 6 和核团 8 之间也存在显著差异。从脑区划分上看，核团 2 包含眶部额上回、嗅皮质、框内额上回、前扣带和旁扣带脑回等区域。核团 8 包括内侧和旁扣带脑回、后扣带回、楔前叶等区域。这两个核团包含的脑区与人类情感认知和精神活动有密切关系。例如，其中的扣带回牵涉情感、学习和记忆；眶部额上回与智力和精神活动有关；而楔前叶与许多高水平的认知功能有关，如情景记忆、自我相关的信息处理，以及意识的各个方面。

比较对应的抑郁组模块 M2，正常组模块 C2 中的核团 8 在抑郁组中归入了模块 M6。正常组的核团 8 与核团 2 比较就抑郁症而言，有更多的连接边。正常组平均亲密度 $I_{C28}=3.27\%$，抑郁组平均亲密度 $I_{M28}=1.96\%$，且组间存在显著差异（$P<0.05$，未校验）。抑郁组核团 8 与核团 6 的连接边数显著大于正常组（$P<0.05$，未校验）。正常组核团 6 和核团 8 之间的平均亲密度 $I_{C68}=1.05\%$，抑郁组平均亲密度 $I_{M68}=2.63\%$。上述结果证明，抑郁组的核团 8 与核团 2 之间的连接紧密程度远低于正常组。这也是造成在模块划分时，正常组核团 8 与核团 2 划分在一起（模块 C2），而抑郁组则将核团 8 与核团 6 划分在一起（模块 M6）的原因。从脑区划分中可以得知，核团 8 与核团 2 所属脑区大部分均为默认网络的重要区域。大量的研究证明，抑郁症与默认网络区域的异常有显著关联[175]。我们从脑网络模块化分析的角度再次印证了这一观点。我们的结果证明，在抑郁症患者中，默认网络区域出现明显的功能割裂，部分脑区之间出现显著连接减少，造成信息传导困难。猜测这一现象与抑郁症有直接关系。

此外，本书研究中发现，与正常人相比，在抑郁症患者的脑功能网络中，对于核团 4 的内部连接边数，抑郁组显著低于正常组（$P<0.05$，未校验）。从脑区组成上看，核团 4 包含基底核的大部分区域，包括尾状核、豆状壳、苍白球、丘脑等，它主要参与记忆、情感和奖励学习等高级认知功能。基底核的病变可导致多种运动和认知障碍，包

括帕金森病、亨廷顿病、卒中后抑郁等。此外，Taylor 等[176] 认为，记忆过程是由一系列皮层和皮层下网络共同完成的，提出了皮层-基底核-丘脑环路的工作记忆模式，基底核异常势必导致记忆力下降的症状。特别地，目前对于抑郁症的神经病理机制研究主要定位于 LCSPT（综述参见文献［136］）。基底核恰为该环路的关键区域。所以，本书的研究从脑网络模块划分角度证明了基底核区域与抑郁症有密切联系。

4.4 节点角色与模块角色

前面的研究中发现，无论正常对照还是抑郁症患者，其静息态功能脑网络均存在明显的模块化属性。那么，在模块划分完成之后，各节点在网络中所扮演的角色是否有所差异，其在模块内部和模块之间所发挥的作用又有哪些差别，是本节所关心的重点内容。本节利用节点模块化指标，探讨了节点在网络中所发挥的作用。通过节点角色，推断其所组成的模块在网络中的基本功能。同时，通过组间比较，挖掘节点角色在抑郁症患者中的变化规律，为抑郁症的临床诊断提供可参考的新证据。

4.4.1 节点角色与模块角色的定义

节点在网络中的功能往往可以通过其连接的边确定。若节点的连接较模块内其他节点而言，其更多建立在模块内部，则该节点主要负责模块内部的信息交互，是模块内信息交互的枢纽。若节点的连接更多建立在模块外部，则该节点更多负责与外部交互，发挥着该模块与其他模块进行信息交互的桥梁作用。在前面的讨论中我们发现，模块化指标中模块内度（Z_i）及参与系数（P_i）恰能够表征节点连接的趋势，所以本书研究中利用这两个指标对节点角色进行划分（模块内度及参与系数的详细数学定义参见 4.1.2 节）。模块角色的定义通过组成该模块的各节点的角色确定。

在指标阈值的设定上，根据前人研究的经验[21,36] 及本书实验尝试，完成了模块内度和参与系数两个指标的阈值设定。模块内度（Z_i）衡量了节点在模块内部的连接情况。当某个节点在模块内与其他节点相比具有更高的模块内连接数量时，该节点的模块内度 Z_i 值就相对较高。本书研究中，通过实验确定了 Z_i 阈值设置为 1。即当 $Z_i > 1$ 时，判定节点 i 为模块内 Hub 节点，否则判定为 Non-Hub 节点。

参与系数（P_i）衡量了节点与其他模块的连接情况。若节点 i 与其他模块有大量的连接，则 P_i 接近 1，否则 P_i 接近 0。即节点的参与系数越大，意味着该节点的连接更多建立在模块外部，暗示该节点是模块与外部进行信息传递时的重要桥梁。本书研究中，通过实验确定了 P_i 阈值设置为 0.4。即当 $P_i > 1$ 时，判定节点 i 为 Connector 节点，否则判定为 Provincial 节点。

根据 Z_i 和 P_i 两个指标，可以将脑区各节点划分为 4 种角色。90 个脑区节点的角色划分结果如图 4-5 所示。

由于模块在网络中发挥的作用更多体现在其与其他模块的连接情况，所以本书研究中利用参与系数（P_i）进行模块角度的定义。文书定义为，当模块内 Connector 节点数量超过 50% 时，则该模块为 Connector 模块，否则为 Provincial 模块。

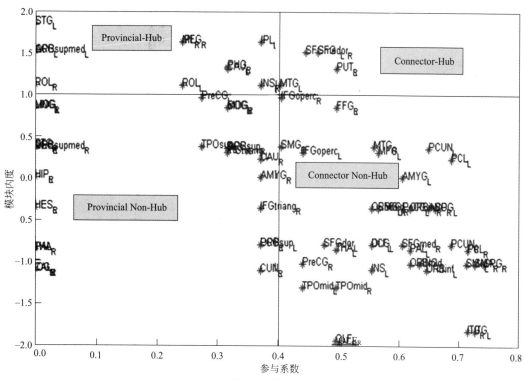

图 4-5　正常组 90 个节点角色分布情况

4.4.2　组间模块角色差异

通过模块内节点的不同角色可以明确模块的主要功能，并可以为该模块进行角色定义。组间对应模块内节点角色统计如表 4-6 所示。

表 4-6　模块内节点角色比较

正常组				抑郁组			
模块	Connector 节点数/总节点数	比例	模块角色	模块	Connector 节点数/总节点数	比例	模块角色
C1	17/22	0.773	Connector	M1	8/15	0.533	Connector
C2	9/20	0.450	Provincial	M2	5/20	0.250	Provincial
C3	7/14	0.500	Connector	M3	8/15	0.533	Connector
C5	2/8	0.250	Provincial	M5	2/6	0.333	Provincial
C6	5/18	0.278	Provincial	M6	8/24	0.333	Provincial

注：模块 C4 与 M4 为不相似模块，所以本书研究中未进行比较。模块的相似度定义参见 4.2.2 节。

从表 4-6 中的统计结果可以发现，从目前研究所采用的 0.5 的阈值设置看，正常组与抑郁组在模块角色上并未体现差异，即模块 C1 与模块 M1 及模块 C3 与模块 M3 同样表现为 Connector 模块。Connector 模块的主要功能即为对外连接，是网络中信息交互的枢纽。模块 C1 与模块 M1 包含前额叶的大部区域，包括双侧中央前回、双侧额中回、左侧眶部额下回等。模块 C3 与模块 M3 包括大部分颞叶区域，包括双侧颞中回、双侧颞下回等。这一结果暗示着无论是抑郁症患者还是正常人，模块基本的连接模式都是大致相同的。

但同时需要注意，抑郁组模块 M1 及模块 M2，与正常组模块 C1 及模块 C2 相比，其 Connector 节点数的比例明显下降，下降比例均在 20% 及以上。这暗示出这两个模块在抑郁症患者中信息传递的效率降低，其信息传输枢纽的作用在抑郁组中出现弱化。对于这两个模块，主要包括前额叶的绝大部分区域及部分边缘叶区域（如双侧前扣带和旁扣带脑回等），其主要参与人的情感、智力及精神活动，以及学习、记忆和许多高水平的认知功能。

先前的研究表明，无论从形态学[143,144] 还是功能[142,145] 上，抑郁症患者的前额叶区域均发生明显异常。例如，在老年抑郁患者中，眶部区域灰质体积明显减少[146]。同时，进一步发现，左侧眶部灰质体积与患者年龄呈负相关[147]。前额叶区域连接减少，表明该区域的信息传导变弱，可以推测是由抑郁症引起的。我们的结果从脑网络模块化角度印证了前人的结论。

正常组的核团 4 的 10 个脑区有 6 个 Connector 节点，是一个 Connector 模块，起协调模块的桥梁作用，但是对抑郁组的分析中发现，核团 4 合并进入抑郁组模块 M2 中，并且合并之后 Connector 节点的数量也减少了。核团 4 中的节点是参与情感认知的，并且发挥着协调的桥梁作用，但是抑郁组中，该独立模块却合入了模块 M2 中，其作用明显减弱，这可能也是导致抑郁症患者的情感认知方面与正常人有差异的原因之一。

模块 3、模块 5、模块 6 在 Connector 节点的比例上，并未发现明显变化，暗示这 3 个模块在抑郁组脑网络中的连接模式与正常人相似。

4.4.3 组间节点角色差异

在对节点角色进行对比分析时，我们发现组间发生节点角色变化的脑区共有 45 个，其中，Connector 变化脑区 28 个，Hub 变化脑区 17 个，二者均发生变化的脑区有 8 个。节点角色的变化证明抑郁症患者在模块的划分及节点的功能上与正常人有较为明显的差异。详细结果如表 4-7 所示。

表 4-7　节点角色组间变化脑区

脑区编号	中文全称	英文简称	核团	正常组		抑郁组	
				模块	节点角色	模块	节点角色
1	中央前回	PreCG	1	C1	Connector-Non-Hub	M1	Provincial-Hub
2	中央前回	PreCG	1	C1	Connector-Non-Hub	M1	Provincial-Non-Hub
11	岛盖部额下回	IFGoperc	1	C1	Connector-Non-Hub	M1	Provincial-Hub
13	三角部额下回	IFGtriang	1	C1	Provincial-Non-Hub	M1	Connector-Non-Hub
17	额盖区	ROL	1	C1	Provincial-Hub	M1	Connector-Non-Hub

续表

脑区编号	中文全称	英文简称	核团	正常组		抑郁组	
				模块	节点角色	模块	节点角色
18	额盖区	ROL	1	C1	Provincial-Hub	M1	Connector-Non-Hub
19	补充运动区	SMA	1	C1	Connector-Non-Hub	M1	Provincial-Hub
57	中央后回	PoCG	1	C1	Connector-Non-Hub	M1	Provincial-Non-Hub
69	中央旁小叶	PCL	1	C1	Connector-Non-Hub	M1	Provincial-Non-Hub
5	眶部额上回	ORBsup	2	C2	Provincial-Non-Hub	M2	Provincial-Hub
21	嗅皮质	OLF	2	C2	Connector-Non-Hub	M2	Provincial-Non-Hub
22	嗅皮质	OLF	2	C2	Connector-Non-Hub	M2	Provincial-Non-Hub
23	内侧额上回	SFGmed	2	C2	Connector-Hub	M2	Connector-Non-Hub
26	眶内额上回	ORBsupmed	2	C2	Provincial-Non-Hub	M2	Provincial-Hub
31	前扣带和旁扣带脑回	ACG	2	C2	Provincial-Hub	M2	Provincial-Non-Hub
32	前扣带和旁扣带脑回	ACG	2	C2	Provincial-Non-Hub	M2	Connector-Non-Hub
29	脑岛	INS	3	C3	Connector-Non-Hub	M3	Provincial-Non-Hub
30	脑岛	INS	3	C3	Provincial-Hub	M3	Connector-Non-Hub
79	颞横回	HES	3	C3	Provincial-Non-Hub	M3	Connector-Non-Hub
83	颞极:颞上回	TPOsup	3	C3	Provincial-Non-Hub	M3	Provincial-Hub
84	颞极:颞上回	TPOsup	3	C3	Provincial-Non-Hub	M3	Provincial-Hub
71	尾状核	CAU	4	C4	Provincial-Hub	M2	Connector-Non-Hub
72	尾状核	CAU	4	C4	Provincial-Non-Hub	M2	Provincial-Hub
73	豆状壳核	PUT	4	C4	Connector-Hub	M2	Provincial-Non-Hub
74	豆状壳核	PUT	4	C4	Connector-Hub	M2	Connector-Non-Hub
75	豆状苍白球	PAL	4	C4	Connector-Non-Hub	M2	Provincial-Non-Hub
77	丘脑	THA	4	C4	Connector-Non-Hub	M2	Provincial-Non-Hub
39	海马旁回	PHG	5	C5	Provincial-Hub	M5	Connector-Non-Hub
40	海马旁回	PHG	5	C5	Provincial-Hub	M5	Connector-Hub
41	杏仁核	AMYG	5	C6	Connector-Non-Hub	M5	Provincial-Hub
49	枕上回	SOG	6	C6	Provincial-Hub	M6	Provincial-Non-Hub
50	枕上回	SOG	6	C6	Provincial-Hub	M6	Provincial-Non-Hub
52	枕中回	MOG	6	C6	Provincial-Hub	M6	Provincial-Non-Hub
55	梭状回	FFG	6	C6	Provincial-Hub	M6	Provincial-Non-Hub
56	梭状回	FFG	6	C6	Provincial-Hub	M6	Provincial-Non-Hub
90	颞下回	ITG	6	C6	Connector-Non-Hub	M6	Provincial-Non-Hub

脑区编号	中文全称	英文简称	核团	正常组		抑郁组	
				模块	节点角色	模块	节点角色
8	额中回	MFG	7	C1	Provincial-Hub	M4	Connector-Hub
12	岛盖部额下回	IFGoperc	7	C1	Connector-Hub	M4	Connector-Non-Hub
14	三角部额下回	IFGtriang	7	C1	Provincial-Non-Hub	M4	Connector-Non-Hub
62	顶下缘角回	IPL	7	C1	Connector-Hub	M4	Connector-Non-Hub
34	内侧和旁扣带脑回	DCG	8	C2	Provincial-Non-Hub	M6	Connector-Non-Hub
35	后扣带回	PCG	8	C2	Provincial-Non-Hub	M6	Connector-Non-Hub
67	楔前叶	PCUN	8	C2	Connector-Non-Hub	M6	Connector-Hub
4	背外侧额上回	SFGdor	9	C2	Connector-Hub	M4	Connector-Non-Hub
88	颞极：颞中回	TPOmid	11	C5	Connector-Non-Hub	M3	Provincial-Non-Hub

注：节点编号中，单数表示左侧，双数表示右侧。

在对核团 2 的比较中可以看出，在正常组中有 4 个 Connector 节点，而在抑郁组中只有 2 个，其中嗅皮质在正常组中是 Connector 节点，在抑郁组中则变为 Provincial 节点。嗅皮质在学习记忆及心理急性应激反应中起着重要的作用[177]。海马与大脑皮质之间的联系主要通过内嗅皮质完成。动物实验证明：刺激信号经近海马皮质与周围嗅皮质，依次传递到内嗅皮质、齿状回、海马，然后回到内嗅皮质，构成了一个闭合回路。在这一回路中，嗅皮质起着输入和输出的双向调节作用，被认为是海马和大脑新皮质联系的"桥梁"。可见嗅皮质原本是正常组中起着桥梁作用的 Connector 节点，而在抑郁组中角色发生了变化，说明其信息交互的功能变弱，这直接影响回路的正常运作，暗示着有可能导致抑郁症患者思维迟缓、记忆力下降、思考问题困难等临床症状。

在核团 4 中我们看到，正常组中的左侧豆状苍白球和左侧丘脑是 Connector 节点，而在抑郁症中却不是。其中丘脑是产生意识的核心器官，具有参与自主神经系统、调解睡眠、性行为及情绪等功能。实验表明，丘脑的疾病往往伴随着不正常的情绪反应，引发帕金森病抑郁障碍[178]。另外，丘脑分泌的某种化学物质（如苯乙胺）减少，会使人处于一蹶不振、惶惶不可终日的状态。由此可见，丘脑角色的变化可能导致抑郁症患者表现出意志活动减弱及相应的一些躯体症状，如主动性活动减少、生活被动、生活懒散、对原来感兴趣的东西不感兴趣等。

对于核团 8，两组的节点角色基本没有发生什么变化。但是需要注意的是，楔前叶在抑郁组中不仅是 Connector 节点，还是 Connector-Hub 节点，而在正常组中仅仅是 Connector 节点。从前面的讨论中我们知道，Connector-Hub 节点不仅在模块之间起着重要的协调作用，而且在自身模块内部也是一个十分重要的枢纽节点。楔前叶与许多高水平的认知功能相关，如情景记忆、自我相关的信息处理，以及意识的各个方面[179]。例如，抑郁症患者常出现的认知障碍，如自我评价低、贬低自己、无端自责，表现出一种认知上的不合逻辑性和不切实际性。此外，楔前叶在抑郁症患者的记忆任务中发现显著异常激活[180]，这些已有结论均证明楔前叶与抑郁症有密切联系。

接下来分析模块 C3 和模块 C5 与对应的抑郁组模块 M3 和模块 M5，模块 C3 和模块 M3 主要包括脑岛和颞叶部分。模块 C5 和模块 M5 中主要包括海马和杏仁核，其间连接如图 4-6 所示。脑岛是性欲、恶心、骄傲、羞耻、内疚和补偿等社会情绪的源泉。脑岛会引起道德感、共情及对音乐的情绪反应[181]；左侧颞叶与类精神分裂症，如攻击行为、妄想等有关；右侧颞叶与躁狂抑郁症有关[182]；此外，颞下回损伤还会造成一些认知障碍[183]。杏仁核有产生情绪的功能，对情绪反应十分重要[184]；而海马是学习、记忆的关键中心[185]。

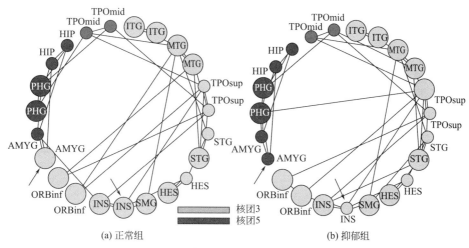

核团3
核团5

(a) 正常组　　　　　　　　　　　　　　(b) 抑郁组

图 4-6　核团 3 和核团 5 之间的连接

下面从小核团内部的节点进行角色分析。在核团 3 中，左侧脑岛在正常组中是 Connector 节点，而在抑郁组中不再是了，这种节点角色的变化可能是导致抑郁症的诱因之一。正常组的左侧杏仁核属于 Connector 节点，但是抑郁组中却不是了。杏仁核有调节内脏活动和产生情绪的功能，对情绪反应十分重要，尤其是恐惧。杏仁核在抑郁组中节点角色的变化，可能也是导致病症的一个原因。例如，抑郁症患者常见的情绪低落、忧愁伤感、悲观绝望及抑郁心情、兴趣的消失等。此外，对于核团而言，正常组中的颞极：颞中回是 Connector 节点，而抑郁组中却不再是了。对由于脑损伤而造成记忆缺陷的患者的研究表明，颞极：颞中回的损伤导致一种健忘症，这种健忘症影响回想[186]。抑郁症患者一种常见的症状是记忆力下降，这说明二者之间可能存在某种关联。

4.5　分　类　研　究

为实现对疾病数据建模及自动识别，我们利用机器学习方法，以 180 个局部节点属性（2 个模块属性，即模块内度及参与系数，90 个节点，共 180 个）的统计显著性为特征，选择神经网络算法，构建分类模型（神经网络算法主要参数设置参见附录 4，节点属性详细数据参见附录 6）。同时，为比较不同特征数量对分类模型的影响，在完整特征空间中，以 5 为步长，以统计显著性 P 为阈值指标，进行特征选择。利用交叉验证方法生成并评测模型。随机选择样本中的 70% 为训练集，剩余 30% 为测试集，每个阈值进行 100 次，然后计算正确率及建模时间的算术平均值。结果显示，当特征数目达到 30 个时，模型表现出最高正确率，达 90.50%（图 4-7）。

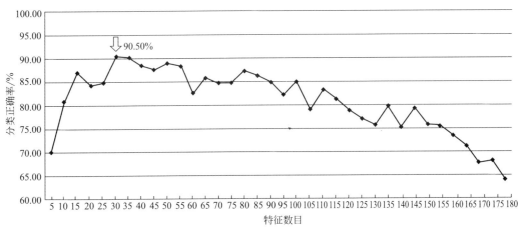

图 4-7 　神经网络模型中不同特征数目的分类正确率

　　这一结果较前面的研究而言，正确率有较为明显的提高。由于基础数据、所选算法及参数设置与前面研究完全一致，所以这一结果的出现是由所选特征的不同而产生的。即意味着，节点的模块化特征（模块内度和参与系数）较节点局部特征（度、中间中心度和节点效率）有更强的组间差异的表征能力，也更适合作为分类特征来进行分组数据的描述，以用于机器学习的研究。此外，在最优特征数目的选择上，结果恰为在 30 个特征数目时，所表现出的正确率最高。这一结果与先前的研究一致，验证了研究的可靠性，同时也暗示着最优特征数目的确定与特征的来源和含义无关。

4.6 　本 章 小 结

　　本章主要探讨了复杂网络模块化分析方法的原理、技术及在脑网络中的应用。首先介绍了复杂网络的模块性，包括模块的划分方法及衡量模块的主要技术指标。在此基础上，将模块化分析思想应用在静息态功能脑网络中，并分别对正常组及抑郁组脑网络模块划分结果进行了分析。结果表明，无论正常组或是抑郁组，其脑网络均存在明显的模块结构，但其组织结构却存在一定的差异，包括模块的划分、模块间的连接、模块角色、节点角色等方面。最后利用模块内度及参与系数两个节点指标作为分类特征进行分类研究，最高正确率可达 90.5%。

第5章 静息态功能脑网络的基因影响

多模态的脑影像研究已经证明，无论从结构或是功能上，脑网络均具有一定遗传性[187]。基因对于抑郁症患者脑网络的拓扑属性是否产生影响，目前尚无明确结论。本章选择 GSK3β-rs6438552 基因，通过功能脑网络指标的统计分析，来寻找抑郁组与正常组之间的显著基因型差异，以探索 GSK3β-rs6438552 对抑郁症静息态功能脑网络拓扑属性的潜在影响，并通过机器学习方法验证方法的可靠性。

5.1 基因与脑网络

许多研究开始关注基因对任务态或静息态下的功能脑网络构建的影响。在一项利用弥散张量成像对双胞胎的研究中发现，其中 $40\% \sim 80\%$ 的白质纤维的完整变异可以通过基因来解释[188]。此外，Glahn 等[189] 发现，在家族成员中，默认网络各区域间的功能连接中，有 42% 存在明显的遗传可能。同时，在一项对双胞胎的功能脑网络属性分析研究中发现，无论对于孩子或者成人，网络效率均存在明显的遗传影响[190]。上述研究均表明，基因对于脑网络存在一定的影响，而越来越多的研究人员也开始关注脑网络的基因基础。

一些研究发现，ZNF804A 基因的多态性无论在任务态或是静息态，对背外侧额前叶与海马之间的功能连接均有明显的调整[191,192]。此外，默认网络是另一个受到基因影响的典型区域。研究表明，携带 APOE-ε4 等位基因的年轻人和老年人在默认网络的模式上存在显著差异，而利用此差异可以检测老年人的认知功能改变[193,194]。另一项研究则表明，年轻人的默认网络中与前额叶相关的连接明显受到 COMT-val158met 基因的影响[195]。

此外，基因对解剖连接的影响也引起人们的重视。一些研究表明，COMT 基因中某些特定的多态性调整了白质纤维的完整性[196,197]。值得注意的是，Sprooten 等[198] 利用扩散张量成像（diffusion tensor imaging，DTI）影像数据，发现基因 DISC1-Ser704Cys 与白质纤维完整性之间存在显著的关联，而这项发现在中国人群中却并未体现[196]。进一步研究发现，DISC1-Ser704Cys 显著影响了解剖脑网络的全局信息传递效率[199]。

尽管脑网络的基因基础研究已经得到广泛关注，并取得许多令人惊喜的结论，但在脑网络与基因之间仍在存在着巨大的鸿沟。在基因变异机制与脑网络之间，现在仍然缺乏可靠的遗传学证据解释其间明确的因果关系。

5.2 GSK3β 基因与抑郁症

对于抑郁症的病理机制，目前在领域内仍没有明确的结论。但有越来越多的研究人员关注神经营养假说，试图从神经营养角度解释抑郁症的病理机制。

神经营养假说主要关注脑源性神经营养因子（brain-derived neurotrophic factor，BDNF）及其相关的信号转导通路。研究证明，在这个通路中 GSK3β 基因在突触可塑性、神经再生及神经损伤的复原过程中发挥了重要的作用[200,201]。

此外，相关研究也已证明，GSK3β 基因与抑郁症的发病有密切的关联。Yang 等[202] 发现，BDNF 和 GSK3β 之间的基因-基因的交互作用及其与一些消极事件所产生的基因-环境交互作用都可能增加罹患抑郁症的风险。此外，还有一些研究表明，受抑制 GSK3β 活动可能影响抗抑郁药物的治疗效果。研究证明，抗抑郁药物明显地抑制了老鼠大脑里的 GSK3β 活动[203,204]。在老鼠大脑内[205,206] 或人类外周血单核细胞内[207] 均发现，情绪稳定剂锂抑制了由 GSK3β 所编码的酶。同时，Tsai 等[208] 报道了 GSK3β 基因的多样性与选择性 5-羟色胺再摄取抑制剂（selective serotonin reuptake inhibitor，SSRI）抗抑郁疗法在中国患者中治疗效果的相关性。

此外，研究还表明，抑郁症患者 GSK3β 多态性和大脑结构变化之间存在一定关联。Inkster 等[209] 发现，GSK3β 基因型在决定左侧海马和双侧颞上回灰质体积的差异上有一定的作用，暗示着 GSK3β 基因型与抑郁症存在交互作用。所以，对 GSK3β 基因的探究将为抑郁症的病理生理学研究提供新的见解。

在基因多态性的表达上，单核苷酸多态性（single nucleotide polymorphism，SNP）rs6438552 被发现用于调节剪接受体位点的选择和改变 GSK3β 体外转录。因此，rs6438552 可以有效地表达 GSK3β 基因的表达功能性差异[210]。

此外，Inkster 等[209] 在研究中发现，反复罹患抑郁症的患者，其大脑结构的变化与 GSK3β 基因的单核苷酸多态性存在明显关联，而 rs6438552 则在其中表现出最为显著的关联[209]。基于上述发现，本书研究中把单核苷酸多态性 rs6438552 作为当前的研究中 GSK3β 基因多态性的代表。

5.3 基因分型及数据采集

本书研究中选择 GSK3β SNP 内 rs6438552 位点进行检测。我们通过使用一个标准的酚氯仿法和量化使用显微分光光度计，提取白细胞 DNA（NaNoDropND-1000）。

所有被试由 3T 磁共振设备进行静息态 fMRI 扫描。扫描详细参数、数据预处理、脑网络的构建及指标计算等，本书第 2 章和第 3 章有详细描述，此处不再赘述。

需要说明的是，采集过程中，有部分 DNA 样本质量不高，研究过程中舍弃。由于部分基因型所获得的样本数量严重不足，很难从统计角度得到令人信服的结论，所以我们补充了部分样本数据。但这部分样本由于采集时间、采集人员等客观因素，扫描参数中，所设定的扫描时间为 200s，得到了 100 个 volume（TR＝2s），而非先前研究所采用的 248 个 volume。经过认真讨论，最终决定将两组数据合并处理。对于 248 volume 的数据，只取前 100 个 volume 进行处理，这样便可保证两组数据基本一致。基因型数据采集统计结果如表 5-1 所示。部分被试（248 volume 组）详细基因分型结果及其他基本信息参见附录 1。

表 5-1　基因型数据采集统计结果

基因型	正常组	抑郁组	总计
TT	8	9	17
TC	8	21	29
CC	18	24	42
总计	34	54	88

5.4　差异分析

通过对被试的基因型采集结果分析发现，只有 2 例携带等位基因 TT 的抑郁症患者及 4 例携带等位基因 TT 的健康对照者。研究更关注 T＋携带者的指标差异，并从统计功效角度考虑，将 TT 与 TC 合并。两个基因子组被定义为携带 CC 的被试（12 例抑郁症患者和 10 例健康对照）和携带 T＋的被试（23 例抑郁症患者和 12 例健康对照）。

5.4.1　基因型组间差异脑网络指标分析

首先在抑郁症患者内，进行 CC 与 T＋携带者脑网络指标统计分析（非参数置换检验）。结果表明，与 CC 携带者相比，携带 T＋的抑郁症患者在许多脑区的节点指标均有显著增高，包括边缘系统（左侧颞极、右侧眶部额下回、左侧扣带后回、右侧杏仁核、左内侧和旁扣带脑回），基底神经节（左丘脑、右侧豆状壳核），左侧颞叶（颞中回及颞下回），双侧顶下叶（双侧缘上回、左角回），左侧额下回（岛盖部），左枕上回。携带等位基因 T＋的抑郁症患者的节点中心度减少了，主要是位于双侧额上回（内侧及外侧），双侧颞叶（双侧颞上回、右侧颞下回），左侧枕回（舌回、枕中回）和右感觉运动区（中央后回、中央旁小叶）。详细结果如表 5-2 和图 5-1 所示。

表 5-2　抑郁症患者 T＋携带者与 CC 携带者节点指标异常脑区及其显著性

脑区名称 （英文）	脑区名称 （中文）	P 值		
		度	中间中心度	节点效率
T＋携带者大于 CC 携带者				
left temporal pole：superior temporal gyrus	左侧颞极：颞上回	**0.024**	**0.007**	**0.037**
left inferior parietal，but supramarginal and angular gyrus	左侧顶下缘角回	**0.015**	**0.008**	**0.004**
left thalamus	左侧丘脑	**0.008**	**0.008**	0.062

续表

脑区名称 （英文）	脑区名称 （中文）	P 值		
		度	中间中心度	节点效率
left inferior frontal gyrus，opercular part	左侧岛盖部额下回	**0.013**	**0.008**	0.177
left posterior cingulate gyrus	左侧后扣带回	**0.015**	**0.048**	0.093
right amygdala	右侧杏仁核	**0.027**	**0.012**	0.051
left middle temporal gyrus	左侧颞中回	**0.021**	**0.025**	0.228
right inferior frontal gyrus，orbital part	右侧眶部额下回	**0.027**	**0.025**	0.116
left superior occipital gyrus	左侧枕上回	0.072	**0.021**	**0.022**
right supramarginal gyrus	右侧缘上回	0.101	**0.025**	0.156
left inferior temporal gyrus	左侧颞下回	**0.041**	0.103	**0.087**
right lenticular nucleus，putamen	右侧豆状壳核	**0.047**	**0.029**	0.125
left median cingulate and paracingulate gyrus	左侧内侧和旁扣带脑回	0.095	**0.045**	**0.034**
T＋携带者小于 CC 携带者				
right precental gyrus	右侧中央前回	**0.004**	**0.015**	**0.027**
left lingual gyrus	左侧舌回	**0.006**	**0.014**	0.056
right superior frontal gyrus，medial	内侧额上回	**0.014**	**0.030**	**0.008**
right superior temporal gyrus	右侧颞上回	**0.036**	0.135	**0.008**
right inferior temporal gyrus	右侧颞下回	**0.017**	**0.025**	0.053
left middle occipital gyrus	左侧枕中回	**0.030**	0.067	**0.025**
left paracentral lobule	左侧中央旁小叶	**0.033**	0.552	**0.039**
right postcentral gyrus	右侧中央后回	0.193	0.207	**0.004**
left superior frontal gyrus，dorsolateral	左侧背外侧额上回	**0.039**	**0.034**	**0.044**
left superior temporal gyrus	左侧颞上回	**0.047**	0.078	0.310

注：表中所列区域为 3 个节点指标中，至少有 1 个指标表现出显著差异（$P<0.05$，未校验）。黑体表示具有显著差异的指标。

同样地，在正常组中，我们对 CC 和 T＋携带者之间的节点指标进行了比较分析。结果表明：T＋携带者的几个脑区的节点指标显著增加，包括右侧顶叶（角回、楔前叶），右侧基底核（豆状壳核、尾状核），右侧额下回（眶区），颞中回，内侧和旁扣带脑回。相比之下，T＋携带者的另一些脑区节点指标显著降低，如边缘系统区域（左内侧和旁扣带脑回、左侧杏仁核、右侧海马旁回、右侧后扣带回）和左侧直回。详细结果如表 5-3 和图 5-2 所示。

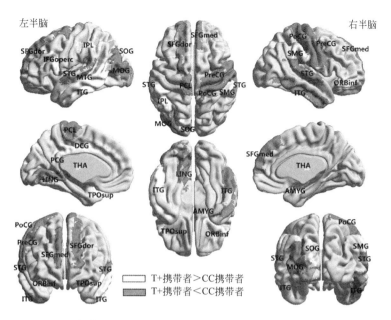

图 5-1 抑郁症患者 T＋携带者与 CC 携带者节点指标异常脑区

表 5-3 健康对照 T＋携带者与 CC 携带者节点指标异常脑区及其显著性

脑区名称 （英文）	脑区名称 （中文）	P 值		
		度	中间中心度	节点效率
T＋携带者大于 CC 携带者				
right middle temporal gyrus	右侧颞中回	0.051	**0.006**	0.058
right caudate nucleus	右侧尾状核	0.066	**0.013**	0.066
right inferior frontal gyrus，orbital part	右侧眶部额下回	0.104	0.104	**0.026**
right lenticular nucleus，putamen	右侧豆状壳核	0.491	0.116	**0.035**
right median cingulate and paracingulate gyrus	右侧内侧和旁扣带脑回	0.231	**0.035**	0.175
right precuneus	右侧楔前叶	0.231	**0.039**	0.521
right angular gyrus	右侧角回	**0.045**	0.083	0.584
T＋携带者小于 CC 携带者				
right posterior cingulate gyrus	右侧后扣带回	0.093	**0.006**	0.348
left median cingulate and paracingulate gyrus	左侧内侧和旁扣带脑回	**0.017**	0.158	0.211
left amygdala	左侧杏仁核	0.074	0.322	**0.019**
right parahippocampal gyrus	右侧海马旁回	**0.045**	**0.023**	0.058
left gyrus rectus	左侧直回	**0.035**	0.129	0.175

注：表中所列区域为 3 个节点指标中，至少有 1 个指标表现出显著差异（$P<0.05$，未校验）。黑体表示具有显著差异的指标。

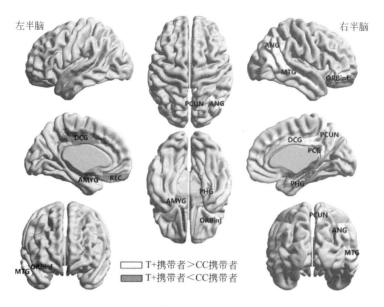

图 5-2　健康对照 T＋携带者与 CC 携带者节点指标异常脑区

5.4.2　基因型及疾病状态交互效应分析

此外，研究利用 2×2（基因型×疾病状态）方差分析，以说明基因型与疾病状态之间的交互影响。结果表明，在一些脑区存在显著的交互作用，包括边缘系统区域（左丘脑、右侧后扣带回、左内侧和旁扣带脑回、左侧额上回、眶部、双侧海马和右侧杏仁核），左侧枕上回，左侧缘上回和角回，左侧基底神经节（豆状壳核和中央前回），双侧颞中回、右侧中央后回。实验结果如表 5-4 和图 5-3 所示。详细数据参见附录 7。

表 5-4　基因型及疾病状态交互效应显著差异脑区及统计显著性

脑区名称 （英文）	脑区名称 （中文）	P 值		
		度	中间中心度	节点效率
left thalamus	左侧丘脑	**0.004**	**0.009**	**0.007**
left superior occipital gyrus	左侧枕上回	**0.004**	**0.010**	**0.043**
left inferior parietal, but supramarginal and angular gyrus	左侧顶下缘角回	**0.009**	**0.032**	**0.003**
right posterior cingulate gyrus	右侧后扣带回	**0.014**	**0.033**	0.220
left median cingulate and paracingulate gyrus	左侧内侧和旁扣带脑回	**0.014**	0.091	0.140
left lenticular nucleus, putamen	左侧豆状壳核	**0.022**	**0.022**	0.243
left precentral gyrus	左侧中央前回	**0.023**	**0.049**	0.800

续表

脑区名称 （英文）	脑区名称 （中文）	P 值		
		度	中间中心度	节点效率
right middle temporal gyrus	右侧颞中回	**0.140**	**0.031**	**0.029**
left middle temporal gyrus	左侧颞中回	**0.029**	0.102	0.078
right postcentral gyrus	右侧中央后回	0.208	**0.032**	0.094
left superior frontal gyrus，orbital part	左侧眶部额上回	**0.033**	0.089	0.278
left hippocampus	左侧海马	**0.038**	0.095	0.562
right hippocampus	右侧海马	**0.040**	0.123	0.058
right amygdala	右侧杏仁核	**0.047**	0.168	0.464

注：表中所列区域为 3 个节点指标中，至少有 1 个指标表现出显著差异（$P<0.05$，未校验）。黑体表示具有显著差异的指标。

与此同时，边缘系统的一些区域（左内侧和旁扣带脑回、右侧杏仁核、左侧颞极的颞中回和左侧眶部额上回），双侧额下回，枕叶（右侧枕下回和左侧枕上回），右侧嗅皮质和左侧岛盖部额下回均表明疾病状态有显著影响。基因型的主要影响则体现在边缘系统（右侧眶部额下回、左侧眶部额上回、右侧海马旁回、左侧杏仁核、右侧颞极），基底神经节（右侧中央前回、右侧豆状壳核、右侧豆状苍白球），顶叶（左侧顶上回、右侧直回）和左额上回（背外侧）。实验结果如表 5-5 和图 5-3 所示。

表 5-5　基因型及疾病状态主效应显著差异脑区及统计显著性

脑区名称 （英文）	脑区名称 （中文）	P 值		
		度	中间中心度	节点效率
疾病状态主效应显著				
left thalamus	丘脑	**0.001**	**0.009**	**0.008**
left inferior frontal gyrus，orbital part	眶部额下回	**0.007**	**0.005**	0.192
right inferior frontal gyrus，triangular part	三角部额下回	**0.035**	0.146	**0.005**
left median cingulate and paracingulate gyri	内侧和旁扣带脑回	**0.009**	0.103	0.343
right inferior occipital gyrus	枕下回	**0.011**	0.122	0.630
right amygdala	杏仁核	**0.014**	0.112	0.162
left superior occipital gyrus	枕上回	**0.015**	**0.049**	0.232
right olfactory cortex	嗅皮质	0.436	0.298	**0.019**
left temporal pole：middle temporal gyrus	颞极：颞中回	**0.022**	0.086	0.191
left inferior frontal gyrus，opercular part	岛盖部额下回	**0.045**	0.093	0.025
left superior frontal gyrus，orbital part	眶部额上回	**0.046**	0.069	0.672

续表

脑区名称 （英文）	脑区名称 （中文）	P 值		
		度	中间中心度	节点效率
基因型主效应显著				
right inferior frontal gyrus, orbital part	眶部额下回	0.197	0.026	**0.009**
right parahippocampal gyrus	海马旁回	**0.015**	0.232	**0.046**
left superior frontal gyrus, dorsolateral	背外侧额上回	**0.020**	0.179	0.055
right precentral gyrus	中央前回	**0.025**	0.390	0.097
right lenticular nucleus, putamen	豆状壳核	0.098	**0.043**	**0.025**
left superior parietal gyrus	顶上回	**0.028**	0.225	0.214
right gyrus rectus/straight gyrus	直回	**0.037**	0.653	0.050
left amygdale	杏仁核	0.149	0.768	**0.037**
right temporal pole: superior temporal gyrus	颞极：颞上回	**0.448**	**0.035**	0.874
left superior frontal gyrus, orbital part	眶部额上回	**0.045**	0.147	0.404
right lenticular nucleus, pallidum	豆状苍白球	**0.045**	0.172	0.098

注：表中所列区域为 3 个节点指标中，至少有 1 个指标表现出显著差异（$P < 0.05$，未校验）。黑体表示具有显著差异的指标。

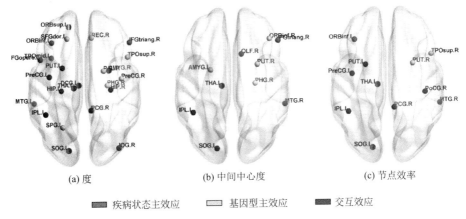

(a) 度　　　　　　　　(b) 中间中心度　　　　　　　　(c) 节点效率

■ 疾病状态主效应　　■ 基因型主效应　　■ 交互效应

图 5-3　基因型及疾病状态主效应及交互效应显著差异脑区

5.4.3　脑网络差异指标与 HAMD 评分关联分析

对于携带等位基因 T+ 的抑郁症患者，在其左侧丘脑、左侧枕上回和左侧角回处发现基因型和疾病严重程度的相互作用；然而，除了左侧角回的中间中心度与 HAMD 评分的关系呈负相关（$P < 0.05$）外，其他网络指标和 HAMD 评分之间并没有显著的相关性。实验结果如图 5-4 所示。

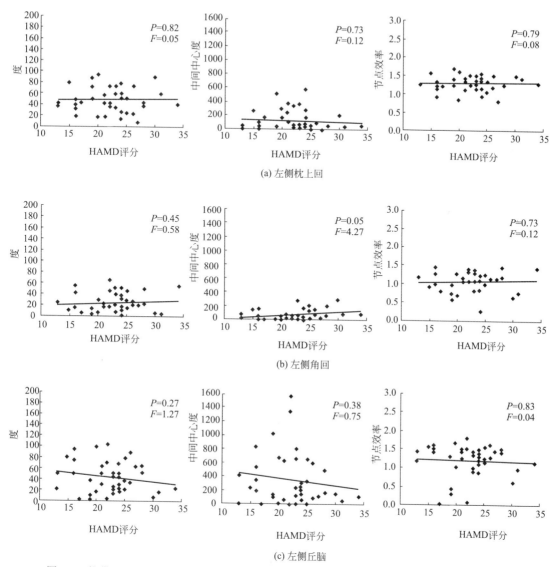

图 5-4　携带 T＋基因的抑郁症患者部分脑区脑网络指标与 HAMD 评分（24 项）关联分析

此外，对于携带等位基因 CC 的抑郁症患者而言，在这 3 个区域的相关脑网络指标与 HAMD 评分之间没有发现显著的相关性。结果如图 5-5 所示。

5.4.4　结果讨论

研究发现，抑郁症患者中，等位基因 T＋携带者的一些区域的脑网络指标相比较 CC 的携带者表现出显著增加，包括边缘系统、基底神经节、部分颞叶和顶叶等区域。相反，携带等位基因 T＋携带者的一些脑区域指标却显著降低，包括前额皮层、部分枕回、颞叶和部分感觉运动区等区域。上述脑区，大部分为 LCSPT 的关键区域，而该环路无论从解剖还是功能，均与抑郁症有密切关联（综述参见文献［139］）。这恰与本书前面的研究结论相印证。在该环路中，基因 GSK3β 恰恰发挥了重要作用。因此，这里

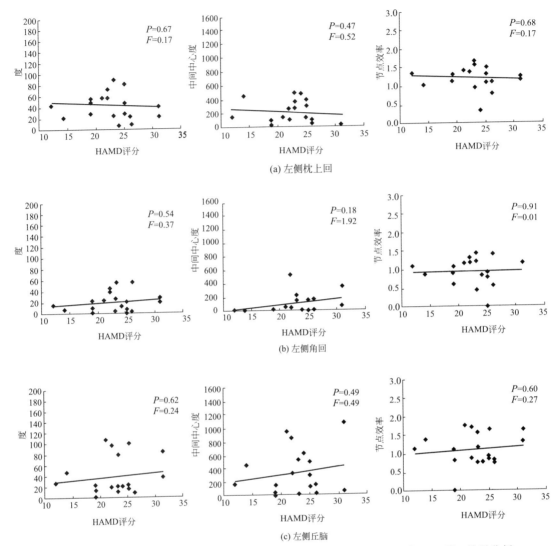

图 5-5 携带 CC 基因的抑郁症患者部分脑区脑网络指标与 HAMD 评分（24 项）关联分析

推测，GSK3β 的异常很有可能是抑郁症患者在上述脑区功能发生变化的原因之一。

本章的研究结果具有区域特性，特别是在左侧顶下缘角回、左侧枕上回和左侧丘脑的改变，这些区域特性在基因型和疾病状态之间的相互作用已被证实。这些脑区脑网络指标的增加，表明它们在协调整个大脑活动中的作用增强了。左侧顶下缘角回和左侧枕上回都属于大脑的新皮质，在这些区域中，GSK3β 均发挥重要作用。此外，面部刺激的情绪感知涉及顶下缘角回小叶[211]、缘上回及默认网络的部分脑区[212]。研究还发现，该区域还可以调节记忆检索[213]。特别地，同类的脑网络研究也表明，抑郁症患者左侧顶下缘角回的节点指标出现显著增加[168,214,215]。

在以往的许多关于抑郁症的磁共振研究中，通过使用不同的处理方法，顶下缘角回的异常功能连接已经得到了证实[216]。研究表明，抑郁症患者的顶下缘角回、额叶或其他脑区域之间的关联性减少，我们的研究结果与大多数研究发现一致。

丘脑是默认网络以及 LCSPT 的重要区域。研究表明，在抑郁症患者身上观察到了它的功能连通性的增加[46]。在我们的研究中，发现携带 T＋的抑郁症患者的左侧丘脑的节点指标显著增加。即便它被发现是疾病的主要作用而不是基因型的作用，但这一变化特征在基因型之间的相互作用上变得更加显著。虽然我们目前尚无法明确证明 GSK3β 基因型的相互作用会改变抑郁症患者大脑某些区域的节点指标，但这种改变是极有可能存在的。

另一个有趣的发现是携带等位基因 T＋的抑郁症患者的左侧颞极和左侧颞上回的节点指标增加，这正好与之前的一项关于抑郁症患者 GSK3β-rs6438552 多态性和脑结构变化之间关联性的研究结论一致[209]。颞上回在由杏仁核和前额皮层组成的通路中处于重要位置，其主要功能包括面部刺激的情绪感知及社会认知过程[217] 等。此外，关于抑郁症的功能磁共振研究的元分析表明，颞上回是抑郁症的病理生理学研究的重要区域之一[218]。

在不同类型的研究中，颞上回所表现出的异常并不完全一致。在静息态或在应对悲伤的刺激时，左侧颞上回区域的激活性减少了[218,219]，并且包含左侧颞上回的神经环路的异常连接[48]。在目前的研究中，虽然没有在基因型和疾病之间的相互作用中发现颞上回有显著的改变，但我们的研究结果表明，T＋等位基因的遗传风险因素可能对决定抑郁症患者左侧颞极对脑网络的紊乱起到一定的作用。

海马是一个与 GSK3β 相关联的重要的脑区域。它们的关系已经在分子遗传学研究中得到了证明。Inkster 等[209] 做的一项研究表明，抑郁症患者左侧海马的改变与 GSK3β-rs6438552 多态性有关。在目前的研究中发现，双侧海马在基因型和疾病状态之间的相互作用的节点度有显著增加。另外，本章并没有发现在以上提到的区域的节点中心度和 HAMD 评分有显著的相关性。唯一的例外是，在左侧角回的中间中心度与 HAMD 评分之间呈现出明显正相关性。造成此现象的原因可能与被试的临床特征差异及不同的统计方法有关。

总之，本章发现 GSK3β 基因会给抑郁症带来基因型的风险。rs6438552 的基因型影响及它与疾病状态的相互作用可能导致抑郁症患者静息态功能脑网络中拓扑结构的改变。研究结果暗示 GSK3β 基因在决定抑郁症患者脑功能方面发挥着一定的作用。

5.5　分　类　研　究

根据所获得的脑网络组间差异显著指标，我们选择 SVM、神经网络、决策树及 Logisitic 回归 4 种分类算法，分别对疾病状态、基因型及二者交互进行分类研究（算法主要参数设置参见附录 4）。

5.5.1　疾病状态分类

在对疾病状态进行分类模型构建时，将样本分为两类，即抑郁组与正常组，进行二分研究。此时在分类时，组内不区分基因型。

在对疾病状态的分类中，我们发现，SVM 和神经网络算法在分类正确率上显著高于决策树和 Logistic 回归，分类正确率最高分别为 73.50％（SVM）和 70.87％（神经网络）。详细结果如图 5-6 所示。同样的研究目标在先前的研究中（详细方法及结果请参见第 3 章），利用脑网络的指标差异为分类特征，进行了分类模型的构建。目前所获得的结果较我们先前的研究比较发现，从各分类算法之间的优劣比较看，所表现出的结论是一致的，即 SVM 算法及神经网络算法在分类结果上比其他算法均有很明显的优势。从正确率的定量比较看，目前分类的正确率明显低于先前的研究（最高正确率分别达 83.00％及 82.38％）。对于这一结果，作者猜测，可能的原因不排除我们在最初的数据处理中所存在的自身问题。由于 DNA 采集过程中，部分样本质量不佳，因此必须抛弃部分样本，这使得部分基因型的样本数量严重不足，因此在统计学角度无法得到令人信服的结论。在这种情况下，我们不得不进行数据补充，但由于补充数据在扫描参数上存在一定的差异（100 个 volume），在合并处理时，可能存在一定的风险。同时，100个 volmue 对于偏相关方法而言，显得时间点有些少。我们的研究中，脑网络节点的定义采用 AAL 模版，将全脑定义 90 个脑区，而偏相关方法往往适用于时间点数大于节点规模的情况。若二者接近，偏相关方法的效果并不理想。

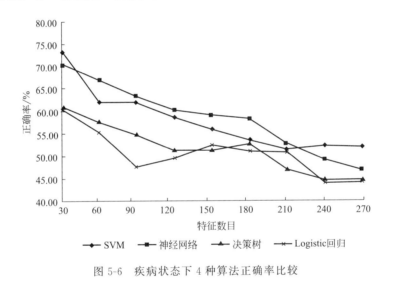

图 5-6　疾病状态下 4 种算法正确率比较

通过对最优特征数目的分析发现，当选择 30 个特征时，4 种算法均表现出最高正确率。这一结论恰与先前的研究保持一致，同时暗示对于特征数目而言，应更关注样本自身，而并非特征的来源及意义。

5.5.2　基因型分类

在对基因型进行分类模型构建时，我们将样本分为两类，即 T＋（TT 及 TC）组与 CC 组，进行二分研究。此时在分类时，组内不区分疾病状态。

对基因型的分类结果再次验证了先前的研究结论。SVM 和神经网络的正确率再次显著优于决策树及 Logistic 回归，最高正确率分别达 74.35％及 76.66％（图 5-7）。这一结果基本令人接受。随着特征数目的不断增多，各分类器的正确率均有不同程度的下降。在 90 个特征数目之前，神经网络略优于 SVM；在 90 个特征数目后，则呈现相反的趋势。我们的研究证明，脑网络指标在基因的分类研究中可以作为有效的分类特征进行选取，利用脑网络指标进行基因的分类模型构建是可行的。同时，研究表明，在脑网络指标和不同基因分型之间，存在某种潜在的关联，暗示基因 GSK3β-rs6438552 对脑网络的构建及拓扑属性确实存在一定的影响。研究从脑网络及机器学习角度印证了这一点。

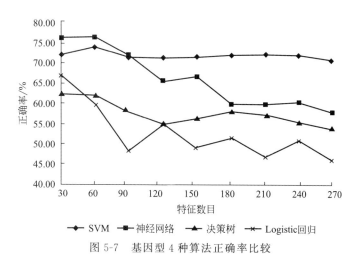

图 5-7　基因型 4 种算法正确率比较

5.5.3　疾病状态及基因型分类

在对疾病状态及基因型进行分类模型构建时，我们将样本分为 4 类（两个因素，每个因素两个水平），进行四分研究。

结果表明，4 种分类器的效果均不尽如人意，分类正确率均没有超过 50%。相比较而言，SVM 及神经网络表现得依然比其他算法优秀，最优正确率分别达 46.20% 和 45.34%（图 5-8）。

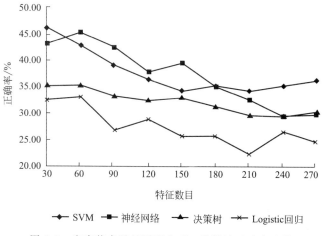

图 5-8　疾病状态及基因型交互 4 种算法正确率比较

5.5.4　特征重要性

　　分类模型构建完成之后，为了判定所选特征在分类过程中的贡献程度，与先前的研究一样，我们仍然选择了敏感性分析方法来量化特征的重要程度[158]（特征重要性详细计算方法参见附录5）。

　　我们计算了神经网络算法下3种节点指标的特征重要性，并与其统计显著性 P 进行了相关分析，以此判定利用统计显著性 P 进行特征选择是否可行。结果发现，无论是疾病状态或是基因型分类，除了疾病状态分类下的节点效率外，其余指标的特征重要性与特征统计显著性之间均不存在显著相关（图5-9和图5-10）。这一结果说明，统计上具有显著差异的指标用作分类特征时，其在分类过程中并不能发挥更好的作用，得到更理想的分类结果。暗示着，利用统计显著性 P 进行特征筛选，并不是很理想的筛选方法。

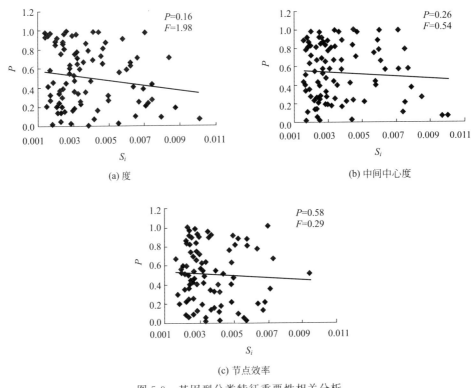

图 5-9　基因型分类特征重要性相关分析

　　这一结果与本书先前的研究结论恰恰相反。在第3章的表述中，特征重要性和统计显著性在3个节点指标中均发现显著关联。这说明统计显著性 P 可以作为特征筛选的量化指标（详见3.3.2节）。这一现象让作者感到迷惑，究竟是什么原因导致了两个方法相似的研究，却得到完全相反的结论？比较此二研究，我们发现，其所采用的研究方法和技术路线完全一致，唯一的差异便是数据的来源及样本量的大小。这里猜测，不能排除目前的结果受上述两个原因的影响。由于一些客观原因，在基因型研究中，数据的

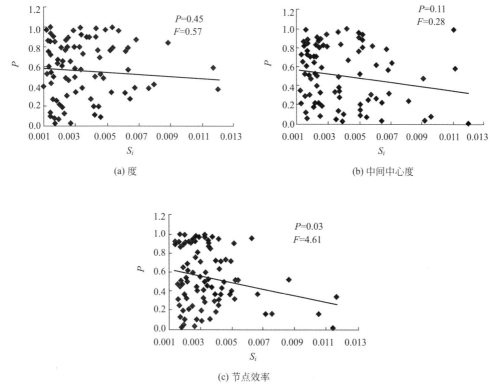

(a) 度

(b) 中间中心度

(c) 节点效率

图 5-10　疾病状态分类特征重要性相关分析

质量并不能够完全保证。我们贸然合并处理两组不同扫描参数的影像数据这一行为，虽然保证了样本量的充足，使统计分析结果更具有说服力，但也可能带来一些未知的风险。此外，两次研究的样本量也不完全一致，是否是样本规模的变化导致目前的结果，作者仍不清楚，有待今后进一步研究。同时，这一现象也提醒我们，对于不同的样本来源、不同的数据质量、不同的指标，在没有确实可信的实验结果前，在分类研究中，我们不能盲目地过分依赖统计显著性指导特征选择。

5.6　本章小结

本章描述了利用脑网络指标进行基因组及疾病状态之间的差异分析。本章选择 GSK3β-rs6438552 基因，通过功能脑网络指标的统计分析，判断抑郁组与正常组之间是否存在显著的基因型差异及基因型与疾病状态间的显著交互效应，对抑郁症患者的 HAMD 量表评分（24 项）和基因关联差异做出了相关分析。最后，针对所获得脑网络显著差异指标，进行分类研究，分别完成了面向基因、疾病状态及二者交互的分类模型构建并进行了特征重要性的分析。

第 6 章　抑郁症局部一致性指标
差异分析

ReHo 方法反映了脑区中某个局部的神经元活动在时间上的一致性和同步性。目前越来越多的研究人员开始关注 ReHo 方法，将其应用在抑郁症的研究中，并发现许多区域均出现显著异常。但到目前为止，对于所发现的组间差异应该如何有效利用，是否可以与机器学习方法相结合，将其作为分类特征进行分类研究，还没有答案。本章利用 ReHo 指标进行抑郁症组间差异分析，利用机器学习方法验证 ReHo 方法的可靠性，并提出通过敏感性分析方法对所选指标进行量化评价。

6.1　ReHo

对静息态功能磁共振影像目前主要采用 BOLD 的成像方法。BOLD 效应是含氧和脱氧血红蛋白的磁化率差异、神经活动引起的血流变化、血氧浓度及血氧代谢率变化的综合机制。当患者的精神活动发生改变时，脑内神经元活动刺激血管反应可促使大脑血流量、血容量和血氧浓度增加。

目前，关于静息态功能磁共振影像数据分析的主流方法可以分为两类：一类是计算脑区间的功能关联，如功能连接分析[220] 及独立成分分析[221]；另一类则是关注于自发 BOLD 信号的局部特征，如 ReHo[222] 等。ReHo 通过 KCC 来衡量相邻体素自发神经活动的一致性，反映了脑区中某个局部的神经元活动在时间上的一致性和同步性。ReHo 指标的升高暗示着和局部神经元活动趋于同步，相反则说明其在时间上的无序。若 ReHo 指标出现异常，则可能暗示着神经元活动的同步性出现紊乱，其调控机制可能发生异常。

Iang 等[222] 首先提出 ReHo 方法，并将 ReHo 与反卷积一般线型模型（general linear model with deconvolution，GLM-De）同时应用到手指敲击任务中。他们通过比较两种方法所得结果，发现 ReHo 方法比传统的 GLM-De 更能有效地发现脑区的激活。之后，其将 ReHo 指标应用到基于 ROI 的分析方法中，利用 ReHo 选择 ROI，并以此作为种子点对小脑的功能连接进行分析，以挖掘阿尔茨海默病患者的脑功能异常[223]。

目前，越来越多的研究人员开始关注 ReHo 方法，并将其应用到脑疾病的研究中，包括多动症[224,225]、精神分裂症[226,227]、阿尔茨海默病[228,229]、帕金森病[230] 及癫痫[231] 等。同样，在抑郁症的研究中，该方法也有相应研究，并发现许多区域均出现显著异常，包括前扣带回、脑岛、丘脑、海马、尾状核、楔前叶及梭状回等区域[51-54]。先前的研究已经从多个方面验证了 ReHo 方法用于静息态功能磁共振影响数据分析的可行性。

　　本章假设上述组间差异指标可以有效区分抑郁症患者。为证明此假设，本章首先计算了上述指标，并进行组间差异分析，然后，将得到的差异指标作为分类特征进行分类研究，最后，为证明所选特征的有效性，还采用敏感性分析方法来判定所选特征在分类过程中的贡献程度。

　　研究中，需要完成被试的选取、实验的实施、影像数据的处理等前期工作。这部分工作与脑影像常规分析相同，在第 2 章和第 3 章已做表述，此处不再赘述。

6.1.1　数学定义

　　ReHo 是一种基于数据的脑功能影像学分析方法，ReHo 假设所选取的体素与其周围相邻的体素存在暂时的相似性，存在 ReHo 的体素在同一时间序列中呈现相同的变化，然后用 KCC 表示所选择的体素与其周围邻近的体素在此同一时间序列中的 ReHo，KCC 值就赋于此体素，其值为 0～1。由此得到每一个体素的统计参数 KCC 图像，即 ReHo 图像。将抑郁组与正常组的 ReHo 图像进行统计学分析，由此得到两组研究对象中存在 ReHo 差异的脑区，从而可以推测精神分裂症患者哪些脑区可能存在功能活动的异常。

　　ReHo 假设在一定条件下功能区内相邻体素的 BOLD 信号随时间变化具有相似性，并使用 KCC 作为指标来度量一个团块内相邻体素之间时间序列变化的一致性。其具体计算公式如下：

$$KCC = \frac{\sum_{i=1}^{n}(R_i)^2 - n(\overline{R})^2}{\frac{1}{12}K^2(n^3-n)}$$

式中，KCC 即为给定体素的肯德尔和谐系数，其取值范围为（0～1）；n 为时间序列长度；K 为给定体素点与其邻域体素点的个数，这些体素的集合又被称为一个簇；R_i 为第 i 个时间点各个体素点的体素值的等级总数；$\overline{R}$ 为所有体素的平均等级数。

　　这里 KCC 值又称作 ReHo 值。利用上述公式，对模板内的所有体素逐点计算其 ReHo 值，则构成了被试的 ReHo 指标脑图。

6.1.2　相邻体素的定义

　　对于 ReHo 指标而言，其主要关注的是给定体素与相邻体素的 BOLD 信号在时间上所体现的线性相关性，以此来表征相邻脑区活动的相似性。那么，如何定义相邻体素则是研究中重要的问题。不同的定义方法，将直接影响到其周围体素的数目及选择。在计算 ReHo 指标时，其结果也会受到一定的影响。

　　体素在空间中存在面、线或者点 3 种相邻状态（图 6-1），那么相邻体素的定义便可有 3 种。图 6-1(a) 所示为体素之间以面相邻，每一体素共 6 个面，相邻体素共有 6 个，记作 $K=7$；图 6-1(b) 所示为体素之间以线相邻，每一体素共 12 条线、6 个面，相邻体素共有 18 个，记作 $K=19$；图 6-1(c) 所示为体素之间以点相邻，每一体素共 8 个点、12 条线、6 个面，相邻体素共有 26 个，记作 $K=27$。

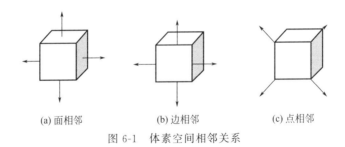

(a) 面相邻　　　　　　　　(b) 边相邻　　　　　　　　(c) 点相邻

图 6-1　体素空间相邻关系

6.2　抑郁症差异分析

研究中采用面相邻的定义方法计算 ReHo 指标，以此来衡量全脑每个体素与其临近 26 个体素时间序列的同步性。对于每个被试，计算了其全脑每个体素的 ReHo 值，如此，便可以得到每个被试的全脑 ReHo 图。此后，为了进行统计分析，寻找组间差异，将每个体素的 ReHo 值除以全脑所有体素 ReHo 值的均值，从而使被试的 ReHo 图标准化。统计分析中，对两组（正常组和抑郁组）标准化后的 ReHo 图进行双样本 T 检验。研究中假定，当 $P<0.05$（未校正）并且簇不少于 6 个体素时（每个体素空间体积为 $3\text{mm}\times3\text{mm}\times3\text{mm}$，即簇的体积不小 162mm^3）时，认为两组之间的差异有统计学意义。T 检验结果如图 6-2 所示。

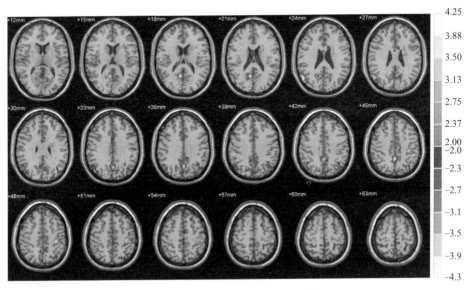

图 6-2　ReHo 组间 T 检验差异图

结果发现，与正常组相比，抑郁组静息状态下脑的 BOLD 信号的 ReHo 存在显著差异。ReHo 降低的脑区包含左侧颞中回、眼眶部额下回、右侧楔前叶、双侧枕中回、内侧扣带回、内侧额上回；ReHo 升高的脑区包含右侧颞中回、右角回、前扣带回、左侧尾状核、额中回。具体差异脑区如表 6-1 所示（详细数据参见附录 8）。

表 6-1　正常组和抑郁组的 ReHo 差异分析

最大差异点脑区	BA 分区	最大差异点坐标 MNI(x, y, z)			体素个数	最大差异点 T 值
右侧颞中回	21	57	6	−30	168	3.98
右角回	39	60	−57	27	73	3.94
额中回	—	−36	−30	48	19	3.72
左侧尾状核	—	−18	−3	27	24	3.17
前扣带回		0	15	0	78	3.12
内侧扣带回	32	3	15	39	24	−2.92
内侧额上回	—	−6	30	57	81	−3.22
左侧枕中回	—	−45	81	33	54	−3.56
右侧枕中回	39	54	−66	24	49	−4.05
眼眶部额下回	—	69	−9	9	58	−4.05
左侧颞中回	21	−9	3	−21	54	−4.24
右侧楔前叶	7	9	−60	18	178	−4.25

注：最大差异点是指对两组 ReHo 图像进行两独立样本 T 检验，得到的差异有统计学意义的各脑区中 T 值最大的体素的位置。

利用 ReHo 方法分析静息状态下的 fMRI 图像数据，我们发现，与正常组相比，抑郁组在静息状态下全脑的 BOLD 信号的 ReHo 存在显著差异，主要区域包括额叶（额中回、内侧额上回、眼眶部额下回），颞叶（双侧颞中回），枕叶（双侧枕中回、右侧角回）及边缘系统（前扣带回、左侧尾状核、内侧扣带回）等。

先前的研究已经报道，抑郁症患者的额叶区域无论从结构还是功能上，均存在不同程度的异常。结构上，利用结构磁共振影像研究发现，抑郁患者前额叶灰质密度显著降低[160,232]。另一项弥散张量成像的研究表明，抑郁症患者的前额叶白质的各向异性（fractional anisotropy，FA）值显著低于正常人[233]，这一结果暗示着抑郁症患者前额叶的白质纤维微细结构完整性出现异常。功能上，同类研究表明，抑郁症患者前额叶 ReHo 值较正常值明显降低[234]，这一结论与我们的结果一致。

研究中发现，抑郁症患者的右侧角回 ReHo 指标较正常人有显著升高。角回是顶下小叶的重要组成部分。顶下小叶的主要功能包括信息的感知与加工[235,236]、数学逻辑运算等[237,238]。角回则主要参与语言和认知加工，包括视听觉信息的加工及理解等[239]。先前的研究发现，抑郁症患者的顶下小叶代谢降低[240]，同时角回的代谢也呈降低趋势[241]。抑郁症患者顶下小叶的代谢与其焦虑症状的严重程度呈正相关[242]。在结果中，右侧角回 ReHo 指标的异常进一步印证了已有结论。

此外，楔前叶在结果中也发现显著异常。已有研究表明，抑郁症患者的楔前叶较正常对照在静息态下有明显抑制，其主要功能涉及自我意识、自省及情景记忆提取等[243]。研究发现，抑郁症患者右侧楔前叶 ReHo 值降低，依据楔前叶的功能推测，这可能与抑郁症患者存在的反复自省、自我意识增强的临床特征有关。

扣带回是静息态下人脑较活跃的脑区之一，其主要参与情景记忆加工，特别是与情感相关的记忆[244,245]。抑郁症患者的临床表现中，对情景记忆存在明显的负性偏见[246]。先前的研究表明，在抑郁症患者中，扣带回体积减少[247]，而代谢却呈增高趋势[248]。本书研究所发现结果与既往结果一致，在前扣带回部位 ReHo 值升高，即代谢增强。可以推测，扣带回的异常可能与抑郁症患者记忆的调制失衡、持续的情绪负担有关。

6.3　分　类　研　究

本书研究中采用交叉验证方式，随机选择样本全体的 70％作为训练集，剩余 30％作为测试集，进行模型构建。这个过程重复进行 100 次，计算正确率的平均值作为分类器评估正确率。

为了测试不同的邻接体素定义方法对分类特征选择及模型构建的影响，我们利用 SVM 算法（主要参数设置参见附录 4），对不同定义邻接体素的方法（面相邻、边相邻及点相邻，即 $K=7$、$K=19$ 及 $K=27$）分别进行了测试。需要注意的是，不同的定义方法，其经过统计检验后，所得到的显著体素个数也有较大差异。研究中，当 $K=7$ 时，所得到的显著异常体素共 2170 个；当 $K=19$ 时，共 1800 个；当 $K=27$ 时，共 1550 个。也就是说，对于邻接的定义越严格，其所获得的显著体素个数越多。

在进行特征选择时，我们利用 T 检验结果所获得的 T 统计量进行特征筛选，在全特征空间内，以 300 为步长进行特征的增加。结果表明，3 种邻接定义下，均在 100 个特征时，表现出最高正确率，其中，$K=19$（边相邻）的定义方式分类效果最佳，正确率达到了 75.3％（图 6-3）。当特征数目少于 900 个时，$K=19$（边相邻）的定义方式，其分类正确率远高于其他两种定义方式。当特征数目超过 900 个时，则呈现出相反的趋势。对于 $K=7$（面相邻）及 $K=27$（点相邻）而言，这两种定义方式，从分类效果上看，非常接近，看不出明显区别。

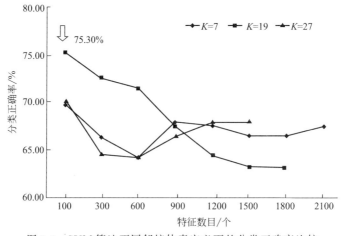

图 6-3　SVM 算法不同邻接体素定义下的分类正确率比较

为了判定所选特征在分类器中的贡献程度，我们选择了分类器效果最佳时，即 $K = 19$（边相邻），特征数目为 100 个时，构建分类模型，并利用敏感性分析方法，计算所选特征的重要性，并做关联分析，结果如图 6-4 所示。敏感性分析方法在前面已做过描述，此处不再赘述（特征重要性详细计算方法参见附录 5）。

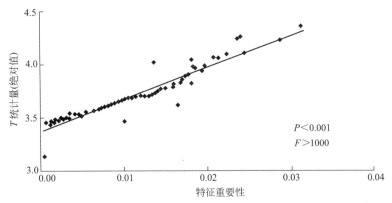

图 6-4　$K = 19$ 下统计显著性前 100 个体素与其特征重要性关联分析

结果表明，二者之间存在着强烈的正相关（$P < 0.001$，未校验），即意味着体素特征的统计差异越强，其对分类结果的贡献程度越大。我们的结果证明，组间差异的统计分析结果可以用来作为特征选择的参考指标。这与我们先前的研究结论一致。

6.4　本 章 小 结

本章描述了 ReHo 方法的基本原理、数学计算，该方法在抑郁症疾病中的应用。利用 ReHo 方法，分析了抑郁症患者的显著异常区域。同时，采用了 3 种不同的邻接体素定义方法，以统计量 T 为特征筛选方法，分别进行特征选择，并将其应用在 SVM 算法中，构建分类模型，以比较不同的邻接体素定义方法对分类特征选择的影响。最后，通过敏感性分析方法对所选特征的重要性进行了计算，并与其 T 统计量进行了相关分析。

第 7 章　最小生成树功能脑网络

静息态功能脑网络在脑疾病研究中得到了广泛的应用。传统的网络分析在比较组间差异时会受到网络规模和密度的限制，还会存在标准化问题。因此，研究者开始利用最小生成树（minimum spanning tree，MST）来进行脑网络的分析。最小生成树是初始网络的子图，避免了方法论的偏差，很好地解决了这一问题。

7.1　最小生成树

尽管传统的图论分析对理解疾病机制很有帮助[249]，但在比较不同组时它依然存在标准化问题和方法论的限制[250,251]。例如，图论方法受网络大小（即节点的数目）、网络稀疏度（即存在连接的百分比）和平均度（即每个节点的连接数）的影响。用随机图规范图度量是纠正大小或平均度依赖的常用方法[251]。然而，这种标准化并不能解决大小、度和密度效应的依赖，甚至有可能加重这种依赖。网络中固定节点数和平均度可以消除规模效应，但是可能引入虚假连接或者忽视网络中的强连接[251]。即使使用加权图代替不加权图也不能提供一种很好的解决方法，因为这些图上的计算方法会受到噪声连接和平均功能连接强度的影响。

为了弥补传统图论方法的不足，有研究者采用最小生成树[252,253]分析方法构建脑网络。最小生成树在数学上定义为连接所有节点的子网，所有连接权重之和最小，不存在循环[254,255]。最小生成树避免了方法论的偏差，特别适合于脑网络的比较[256]。由于神经影像数据中的链接权重通常表示连接强度，因此，基于连接强度的最小生成树在形式上是最大生成树。

据我们所知，首先将最小生成树分析方法应用在脑网络中的是 Lee 等[257]，而且该方法已经被广泛应用在神经精神疾病的相关研究中[258-264]。例如，在癫痫病中，随着癫痫发作，最小生成树网络分析允许时间网络中的关键节点的识别[263]及不同癫痫类型中不同网络拓扑的特征描述[257]。此外，阿尔茨海默病的默认网络的变化是通过构建部分脑网络的最小生成树来捕获的[265]。最近的一项研究是针对在儿童脑成熟期间功能脑网络变化的，这说明最小生成树网络分析对检测网络拓扑中的变化是敏感的，并且与同一数据上传统图理论结果测量是相符的[260]。

对于最小生成树的分析，常见的方法是进行可量化指标，如局部指标（度、介数中心度和离心率）和全局指标（直径、叶子分数、树层次和平均离心率）的计算，并对这些指标进行组间差异的分析。此后，利用基于脑区特征的方法进行分类。传统的基于脑区特征的分类方法在基于连接网络的脑疾病分类中得到了广泛的应用[152,266]。例如，局部聚合系数、特征路径长度、中间中心度经常被提取出来作为分类特征。这种分类方法主要涉及两个步骤：一是从连接网络中提取有意义的特征，然后进行特征选择，选取最具判别性的特征子集；二是利用所选取的特征训练一个分类器。所提取的特征，如局部网络属性及 ROI 之间的权重，通常被连接成一个长特征向量，用于后续的特征选择和分类[152]。然而，这种方法的一个明显不足是连接网络中的一些有用的网络拓扑结构信息（包括样本自身拓扑结构及样本间的共有拓扑结构）可能因此而丢失，继而影响到属性的计算，降低分类器的性能[257]。同时，由于大脑网络的复杂性，从整个连接网络找到异常的子网络是很有挑战性的。为了解决以上问题，本章在构建最小生成树脑网络之后，采取了一种基于判别子网络的分析方法。判别子网可以在网络中有效地找到多个节点（区域）的障碍模式，这一点已经在许多现有的分类研究中被证明，如化合物[267]、PPI 网络[268] 等。基于子图的研究方法对脑网络的描述则不需要局限于单个脑区，这样既保留了原有样本的拓扑结构信息，又不损失原有的判别信息。

值得注意的是，无论是基于脑区特征的方法还是使用基于子图的方法，都会有样本信息的丢失。基于脑区特征的方法在对脑网络进行描述时会丢失多个脑区间的拓扑信息，而基于子图的方法在对脑网络进行描述时，对单个脑区的内部变化又不太敏感。此外，脑网络本身是一种复杂的结构，从单一特征出发，不能完整全面地获取其生物特征[57]。

基于此，本章提出了一种基于最小生成树的多特征融合的功能磁共振分类方法。具体地，在构建了最小生成树网络后，通过计算每个脑区的节点属性并进行统计分析，把组间差异显著的脑区作为脑区特征。同时，利用 gSpan 频繁子图挖掘算法[269] 挖掘出频繁子图，然后依据希尔伯特-施密特独立性准则（Hilbert-Schmidt independence criterion，HSIC）[270] 方法选取最具判别性的子图。之后，用图核衡量两个图之间的相似性，计算判别性子图的 Weisfeiler-Lehman 图核[271,272] 作为子图特征。最后把两种不同类型的特征融合后利用 SVM 分类器进行分类。

本章在抑郁症数据集上对提出的方法进行了验证。通过对最小生成树的直径、叶子分数、树层次和平均离心率 4 个全局属性的分析，结果发现抑郁症患者的最小生成树更趋向于随机网络。与正常组相比，抑郁症患者的最小生成树网络的局部属性出现显著异常的脑区主要集中在 LCSPT 环路的关键区域，而 LCSPT 神经环路被广泛认为是抑郁症的主要病理环路。以上结果表明，基于最小生成树方法的分类方法是可行的。此外，分类的结果显示，本章的方法要优于单一类型特征的分类方法，能够有效地提高分类精度，并有较好的可解释性（本章相关术语的英文缩写对照表参见附录 9）。

7.2　最小生成树脑网络构建

本节主要介绍最小生成树的构建流程。首先介绍最小生成树静息态脑网络的构建算法，来构建最小生成树脑网络；接着计算其局部指标和全局指标，利用非参数检验提取具有显著差异的特征作为脑区特征进行分类及后续的研究。同时，利用复杂网络中的子图来表示图数据中的拓扑结构，充分挖掘图像中的信息；利用频繁子图挖掘算法挖掘出子图，依据相应的算法选取最具判别性的子图，计算判别性的子图的图核作为子图特征用于分类及后续的研究。最后，采用多核 SVM 分类器进行分类，其包含两种类型的基本核，即基于向量的核函数和基于图的核函数。此外，为了判断所选特征在分类过程中的贡献程度，本节使用 ReliefF 算法量化特征的重要程度。

7.2.1　网络构建和属性计算

本节采用已有的标准脑解剖图谱 AAL 模板[35] 进行大脑的区域划分，共将大脑划分为 90 个脑区（左右半脑各 45 个），以每个脑区代表网络中的一个节点，通过计算每个脑区中所包含的所有体素的算术平均值来表征该节点的值。

脑网络中连接的定义存在着多种方法，根据研究的重点不同，分为有向、无向，加权、非加权等[273]。本节采用无向加权图的 Pearson 相关系数作为网络中的边。将全脑按照模板分成 n 个脑区后，每个脑区作为一个节点，以每个脑区中所有体素时间序列的平均值作为该节点的平均时间序列。首先，通过多元线性回归方法消除采集过程中存在的头动的伪差异及脑脊液和白质信号的影响。然后，利用所得到的残差，两两之间进行 Pearson 相关的计算，求得任意两节点平均时间序列的相关系数，从而产生一个 90×90 的相关矩阵。Pearson 相关方法数学定义如公式所示：

$$r_{ij} = \frac{\sum\limits_{i,j=1}^{n} (x_i - \overline{x})(y_j - \overline{y})}{\sqrt{\sum\limits_{i=1}^{n} (x_i - \overline{x})^2} \sqrt{\sum\limits_{j=1}^{n} (y_j - \overline{y})^2}}$$

式中，$x_i, y_j (i, j = 1, 2, \cdots, n)$ 分别指第 i、j 个脑区的时间序列；$\overline{x}$，$\overline{y}$ 分别指第 i、j 个脑区的时间序列均值；n 为时间序列的长度。

本节使用 Kruskal 算法[254] 构建最小生成树，网络包含 90 个节点。首先对关联矩阵中所有的链接权重进行降序排列，然后依次添加权重最大的链接。在这个过程中，如果添加的链接构成了循环，则丢弃这个链接。直到所有节点都包含在内时，Kruskal 算法终止（Kruskal 算法的详细描述参见附录 10）。此时，抑郁组和正常组的功能脑网络的最小生成树构建完成。

在构建了功能脑网络的最小生成树之后，对脑网络进行属性的计算及对比最小生成树的网络拓扑。不同的网络属性指标可以对网络的拓扑属性从不同角度进行刻画和分析。通过查阅相关文献资料及多次的实验分析，本章最终选择度、离心率及中间中心度 3 个节点指标，以及直径、叶子分数、树层次、平均离心率 4 个全局指标[260,274]（表 7-1）。

表 7-1　最小生成树的网络指标

指标		符号	意义	公式
局部指标	度	k	给定节点的链接数目	$k_{ij} = \sum\limits_{j \in N} a_{ij}$
	离心率	E_{cc}	给定节点与其他任意节点之间最长的最短路径	$E_{cc}(v) = \max\{d(u, v)\}$
	中间中心度	b_i	通过给定节点的最短路径的比率	$b_i = \dfrac{1}{(n-1)(n-2)} \sum\limits_{h,j \in N, h \neq i, h \neq j, i \neq j} \dfrac{p_{hj}^i}{p_{hj}}$

指标		符号	意义	公式
全局指标	叶子分数	L_f	最小生成树中叶子节点的比率。叶子节点即度为 1 的节点	$L_f = L/M$
	直径	D	最小生成树中最长的最短路径	$D = \max\{E_{cc}(v) \mid v \in G\}$
	树层次	T_h	对最小生成树拓扑结构的量化	$T_h = \dfrac{L}{2Mb_{i\max}}$
	平均离心率	$M_{E_{cc}}$	最小生成树中离心率的平均值	$M_{E_{cc}} = \dfrac{\sum\limits_{i=1}^{n} E_{cc_i}}{n}$

注：N 指的是节点数目，M 指的是最小生成树网络中的连接个数，即 $M = N-1$。

此外，本节利用多元线性回归分析判断混杂因子如年龄、性别和教育程度对最小生成树直径、叶子分数、树层次和平均离心率 4 个全局属性的影响（自变量：每个网络性能的 AUC；因变量：年龄、性别、教育程度）。结果显示，最小生成树的 4 个全局属性与混杂因子之间没有显著相关性（表 7-2）。

表 7-2　网络属性和混杂变量之间的多元线性回归结果

混杂变量	回归系数	标准误差	T 检验值	P 值	下限 95%	上限 95%
树层次（修正后：$R_{sqr} = -0.041, P = 0.592$）						
截距	0.287	0.029	9.622	<0.001	0.226	0.349
性别	−0.008	0.010	−0.785	0.439	−0.029	0.013
年龄	0.000	0.000	−0.827	0.416	−0.001	0.000
教育程度	0.002	0.004	0.468	0.643	−0.007	0.011
直径（修正后：$R_{sqr} = 0.078, P = 0.179$）						
截距	1.641	1.111	1.477	0.152	−0.652	3.934
性别	−0.772	0.379	−2.038	0.052	−1.555	0.009
年龄	−0.007	0.020	−0.385	0.703	−0.049	0.033
教育程度	−0.046	0.169	−0.272	0.787	−0.396	0.304
叶子分数（修正后：$R_{sqr} = -0.034, P = 0.559$）						
截距	0.354	0.035	9.988	<0.001	0.281	0.427
性别	0.005	0.012	0.476	0.638	−0.019	0.030
年龄	0.000	0.000	−1.393	0.176	−0.002	0.000
教育程度	0.002	0.005	0.376	0.709	−0.009	0.013
平均离心率（修正后：$R_{sqr} = 0.043, P = 0.265$）						
截距	1.624	1.132	1.434	0.164	−0.712	3.961
性别	−0.685	0.386	−1.773	0.088	−1.482	0.112
年龄	−0.007	0.020	−0.335	0.724	−0.049	0.035
教育程度	−0.070	0.173	−0.408	0.686	−0.428	0.286

注：年龄为 17～51 岁，性别为男、女，教育程度为文盲、小学、初中、高中、大专、大学、研究生及以上学历，R_{sqr} 为 R 的平方。

本节利用 Kolmogorov-Smirnov[275] 非参数置换检验对抑郁组和正常组最小生成树

网络的 270 个指标（90 个节点，每个节点的度、介数中心度、离心率 3 个局部属性）进行统计分析，研究组间差异显著的脑区。同时，利用该非参数置换检验对最小生成树网络的直径、叶子分数、树层次和平均离心率 4 个全局属性进行统计分析，对比正常组和抑郁组的网络拓扑。

此后，本节利用 Benjamini-Hochberg 假阳性率法（$q=0.05$）对结果进行校正。FDR[276] 方法能够在多重比较中较好地控制总 I 型错误率，更适合小样本比较结果的校正。

7.2.2　频繁子图挖掘及可判别性度量

在数据挖掘领域，图挖掘技术已经被广泛研究和应用。研究者提出了大量的频繁子图挖掘算法[250,269]。在各种频繁子图挖掘算法中，gSpan 是一种广泛使用而且非常有效的挖掘算法[269]。本节利用 gSpan 算法对最小生成树网络进行频繁子图挖掘（gSpan 算法详细描述参见附录 11）。

特征选择是机器学习问题中最为普遍的一个问题，其主要目的是选取最具有判别性的特征对数据进行分类和预测。对于图数据，特征选择的任务是选择一组最具有判别性的子图对图数据进行分类。gSpan 可以用来挖掘频繁子图，但其算法不具备判别能力。因此，本节利用 HSIC[270] 方法对 gSpan 挖掘出的频繁子图进行特征选择。HSIC 方法是一种图特征选择方法，其主要思想是根据子图的判别性得分来完成特征选择（HSIC 方法详细描述参见附录 12）。

图核是一种衡量两个图结构相似程度的度量技术。近年来，研究者提出了多种图核构建的方法，其中包括基于步数[277]、基于路径[278] 和基于子树[271] 的方法等。图核技术被广泛应用于图像分类[279] 和蛋白质功能预测[280] 等领域中。本节利用基于子树的 Weisfeiler-Lehman 图核[271] 构建方法，对判别子图进行度量，其基本思想是利用 Weisfeiler-Lehman 同构测试[271,272]（图核算详细算法参见附录 13）。

7.2.3　分类模型构建

为了自动鉴别疾病数据，本节使用机器学习的方法来构建分类器，被广泛使用的分类器有多种，其中包括决策树、神经网络、线性判别分析等[266]。每种分类算法都有其适用的场合和特有的优缺点，而 SVM 分类算法比较适合对小样本数据的处理[281]。结合功能磁共振影像数据的特点，本节选取 SVM 分类算法进行分类。

核方法伴随着 SVM 理论的发展和应用而备受关注。近年来对多核的研究表明，多核不仅提高了分类精度，也提高了结果的可解释性[282]。本节采用多核 SVM 分类器进行分类，其包含两种类型的基本核，即基于向量的核函数和基于图的核函数。具体地，基于向量的核函数通过最小生成树的 3 个局部属性对成对脑区之间的相关性进行描述，基于图的核函数通过最小生成树的判别子图对整个网络的拓扑信息进行描述。

在分类过程中，如何对所选特征进行量化以判定不同特征在分类过程中的贡献程度，对于分类模型具有重要意义。ReliefF 算法是一种有效的特征选择算法，其根据各个特征和类别的相关性赋予特征不同的权重。特征的权重越大，表示该特征的分类能力越强，反之，表示该特征的分类能力越弱。该算法简单且高效，被认为是较为成功的算法之一，而且在数据挖掘和模式识别领域应用非常广泛。本节使用 ReliefF 算法[283] 来量化特征的重要程度，并用 K-S 检验将脑区特征和子图特征分别与融合后的特征进行显著性分析。

此外，为了评估该方法的性能，本章采用 10 折交叉验证，即在每次实验中，选取 10% 作为测试样本，其余的 90% 样本作为训练样本，共进行 100 次实验。

7.3　异常拓扑属性分析

通过对最小生成树功能脑网络的局部指标及全局指标特征进行非参数检验得到显著差异的特征后，本节对抑郁症患者异常的网络拓扑结构和异常脑区进行分析。同时，对选取出的最具判别性的子图模式进行研究，分析其在抑郁症患者和正常被试之间的连接模式的差异。最后，对比了所提方法与传统分类方法所得的分类结果，并比较了不同的研究者使用不同的分类方法得到的分类模型的正确率。

7.3.1　全局属性

通过对最小生成树网络全局属性的分析，可以对比正常组和抑郁组网络拓扑的差异。结果发现，抑郁症患者相比正常人的最小生成树具有较低的平均离心率（$P<0.01$，FDR 校验）和直径（$P<0.01$，FDR 校验）。叶子分数（$P<0.01$，FDR 校验）和树层次（$P<0.01$，FDR 校验）存在相反的关系，抑郁症患者的叶子分数和树层次较高（图 7-1）。

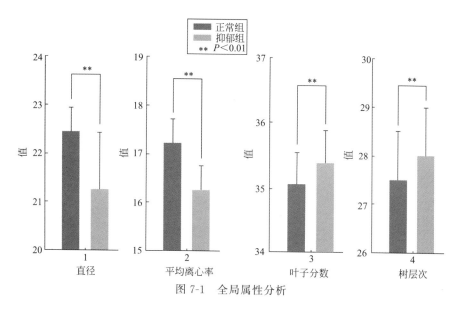

图 7-1　全局属性分析

7.3.2　局部属性

本节使用 Kolmogorov-Smirnov 检验[275] 分析正常组和抑郁组的度、中间中心度和离心率 3 个节点属性。结果显示，大脑区域的 3 个节点属性均存在显著的组间差异（$P<0.05$，FDR 校验）。与正常组相比，抑郁组的左侧距状裂周围皮层在度属性上具有显著差异；左侧中央前回、右侧眶部额下回、右侧内侧额上回区、左侧距状裂周围皮层及左侧舌回在中间中心度属性上具有显著差异；左右侧嗅皮质、右侧直回、左海马区、左右侧海马旁回、左右侧梭状回区、右侧颞上回及右侧颞极：颞中回在离心率属性上有显著差异（表 7-3 和图 7-2）。

表 7-3　组间差异显著的脑区

脑区名称（中文）	P 值		
	度	中间中心度	离心率
左侧距状裂周围皮层	**0.043**	**0.033**	0.214
左侧中央前回	0.404	**0.035**	0.939
右侧眶部额下回	0.485	**0.049**	0.625
右侧内侧额上回	0.127	**0.049**	0.222
左侧舌回	0.792	**0.044**	0.321
左侧嗅皮质	0.890	0.755	**0.035**
右侧嗅皮质	0.902	0.924	**0.027**
右侧直回	0.678	0.968	**0.040**
左侧海马	0.999	0.781	**0.020**
左侧海马旁回	0.995	0.999	**0.014**
右侧海马旁回	0.999	0.638	**0.013**
左侧梭状回	0.983	0.996	**0.035**
右侧梭状回	0.461	0.871	**0.030**
右侧颞上回	0.995	0.816	**0.024**
右侧颞极：颞中回	0.997	0.988	**0.017**

注：度、中间中心度和离心率 3 个局部指标中组间差异显著（$P<0.05$，FDR 校验）的脑区（黑体表示）被认为是抑郁症患者异常的脑区。

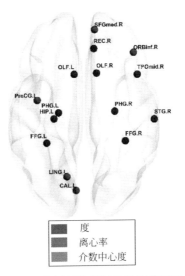

图 7-2　局部属性组间差异显著脑区

7.3.3　子图连接模式

研究发现，神经精神疾病的发病机理并不仅仅与一些脑区的变化相关，同时也与一些脑区的功能连接变化密切相关。本节采用 gSpan 频繁子图挖掘算法[269]，正常组挖掘出 45 个频繁子图，抑郁组挖掘出 40 个频繁子图。然后利用 HSIC[270] 方法从正常组和抑郁组分别选取 18 个最具判别性的子图模式。本节给出了这 36 个最具判别性的子图连接模式，以及正常组和抑郁组两组子图模式中公共节点的位置及出现的频度。此外，由于篇幅有限，根据脑区连接在 36 个判别子网络中出现的频度列出了前 8 个出现次数最多的连接（表 7-4、图 7-3 和图 7-4）。

表 7-4　最具判别性的连接列表

节点 1	脑区 1	节点 2	脑区 2
49	左侧枕上回	50	右侧枕上回
45	左侧楔叶	46	右侧楔叶
4	右侧背外侧额上回	8	右侧额中回
17	左侧额盖区	30	右侧脑岛
29	左侧脑岛	30	右侧脑岛
33	左侧内侧和旁扣带脑回	34	右侧内侧和旁扣带脑回
49	左侧枕上回	51	左侧枕中回
55	左侧梭状回	56	右侧梭状回

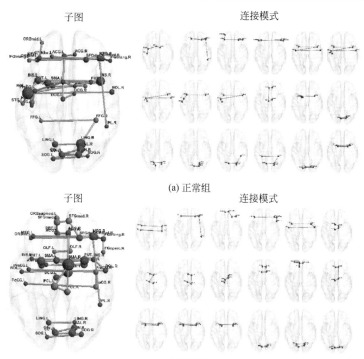

(a) 正常组

(b) 抑郁组

● 只出现在其中一个子图的结点　　● 同时出现在两个子图中的结点

图 7-3　子图模式

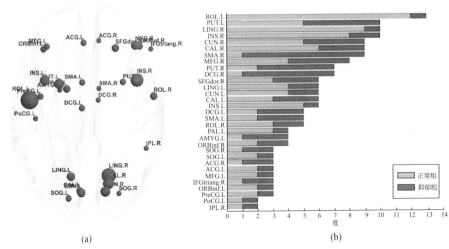

(a)　　　　　　　　　　　　　　　　　　　　(b)

图 7-4　子图模式中公共节点

7.3.4　分类性能

本节采用多核 SVM 分类器进行分类，以最常用的分类精度和 AUC 值作为评价标准，并与传统的脑网络分类方法做了相应的对比。其中，基于脑区的特征是正常组和抑郁组最小生成树网络的度、介数中心度和离心率 3 个局部指标中组间差异显著（$P <$ 0.05，FDR 校验）的 16 个脑区，基于子图的特征是利用频度差选取的 36 个最具判别性子图的 Weisfeiler-Lehman 图核值。将 16 个脑区特征和 36 个子图特征融合后，得到 52 个特征，用于后续的分类。为了判定所选特征在分类过程中的贡献程度，本节使用 ReliefF 算法量化特征的重要程度。结果发现，无论是脑区特征还是子图特征，都与融合后的特征存在显著差异，且融合后特征的特征重要性较高。

本节比较了不同的研究者使用不同的分类方法得到的分类模型的正确率。其中，Sacchet 等[284] 和 Erguzel 等[285] 使用全局属性作为分类特征，Guo 等[286] 提取度、中间中心度和节点效率 3 个局部属性作为分类特征，Wee 等[78] 使用局部聚合系数进行分类。以上 4 个分类是基于脑区特征的分类，损失了多个脑区之间的连接信息。Jie 等[287]、Fei 等[288] 和 Du 等[289] 选取子图特征进行分类，对单个脑区的变化不太敏感。Wang 等[290] 将子图特征和局部聚合系数融合后进行分类。值得注意的是，以上不同的研究者都是在不同的数据集下得到的，即使同样的方法使用不同的数据集得到的分类结果也可能不同。

不同研究者的分类结果相比，本节的结果基本令人满意。已有的结论是在传统网络的基础上基于脑区特征或者基于子图特征来进行分类的，本节的研究是在基于最小生成树的基础上进行的。同时，为了更精确地比较不同特征提取方法对分类结果的影响，本节在相同的数据集上构建了最小生成树之后，分析了基于脑区特征、基于子图特征及基于多特征的分类方法的正确率和 AUC 值，以此对比 3 种分类方法的差异性。结果表明，基于多特征的分类正确率可达 88.94%（AUC＝0.866），明显高于基于脑区特征的

74.58％（AUC＝0.627）和基于子图特征的 85.63％（AUC＝0.685）（表 7-5）。

表 7-5　不同方法的分类性能

网络构建	分类特征	来源	正确率/％	敏感度/％	灵敏度/％	AUC
传统方法	脑区特征	Erguzel[285]	80.00	76.50	83.30	0.857
		Guo[286]	78.22	—	—	0.614
	子图特征	Wee[291]	62.71	65.52	60.00	0.659
		Matthew[284]	71.88	71.43	72.22	0.779
最小生成树	脑区特征	本书	74.58	70.59	78.61	0.627
	子图特征		85.63	82.25	88.93	0.685
	多特征融合		88.94	86.01	92.43	0.866

7.4　讨 论 分 析

通过最小生成树的网络分析，可以识别抑郁组和正常组的功能脑网络之间的差异。通过对最小生成树网络全局属性的分析发现，抑郁组相比正常组的最小生成树具有较低的平均离心率和直径。叶子分数和离心率存在相反的关系，抑郁组的叶子分数较高。这意味着抑郁组的最小生成树网络更倾向于星形的树，而星形的树对应的往往是随机网络[292]。

树存在链形和星形两种基本形态，在利用最小生成树属性对脑网络进行分析时，通常会对这两种形态进行分析。2013 年，Boersma 等[260] 研究了 227 名儿童在 5 岁和 7 岁时最小生成树网络的变化。结果发现，7 岁儿童的最小生成树具有更大的直径、更高的离心率、较低的叶子分数和较低的树层次。较大的直径、较高的离心率和较低的叶子分数都表明 7 岁儿童的最小生成树更倾向于链状；相反，5 岁儿童的最小生成树网络更趋向于星形。之前已经在相同的数据集上用更经典的图论技术进行了相关分析[293]。这两个研究表明，更规则的网络具有较高的聚类和较长的路径长度，对应的是具有更长的直径和更小的叶子分数的链状的最小生成树。更随机的网络具有低聚类和短路径长度，相应的最小生成树的直径较短且叶子数目较高[260,293]。2013 年，Olde 等[262] 对帕金森病患者和正常组的静息态功能脑网络进行了纵向研究，结果表明帕金森病患者的网络存在一个由更整体（星形）向更分散（线形）网络的转变。同时这项研究也是证明最小生成树网络分析能力的一个很好的例子，即使在疾病的早期阶段，最小生成树网络分析也能够鉴别脑网络组织中与临床相关的变化。其他更为广泛的最小生成树分析也被应用在 Demuru 等[258] 的研究中。

Boersma 等[260,293] 的研究表明，如果一个最小生成树更类似于链形结构，则它具有较长的直径、较高的离心率、较低的叶子数目。如果一个最小生成树更类似于星形结构，则它具有较短的直径、较低的离心率、较大的叶子数目。因此，利用最小生成树分析网络的变化，通常会发现其形态存在由更类似于链形（低集成）到更类似于星形（高集成）的转变[292]。已有的研究表明，更规则的网络拓扑对应于链形的树，而更随机的网络对应于星形的树。本章的研究发现，抑郁症患者的最小生成树网络更趋向于随机网络。已有研究用传统方法证明了抑郁症患者的网络更趋向于随机网络，本章的结果与之一致，这从另一个角度证明了本章研究的可靠性。

此外，与正常组相比，抑郁组的树层次偏高。一棵树的最优形态应该允许大规模集成，同时也应该预防中心节点超载。树层次指标是一棵树所能张开的最优形态的程度[260]。这样一个最优形态可能介于线形拓扑和星形拓扑之间，也可能构成最佳层次和模块。在很多生物系统中，复杂网络自然地朝着这个最优系统演化，而这个最优系统需要更高的模块化和层次结构[294]。本章的研究结果表明抑郁组的树层次较高，意味着抑郁组趋向于星形拓扑，从另一个角度验证了抑郁症组的网络拓扑更趋向于随机网络。

利用基于静息态功能脑网络的最小生成树网络的 3 个局部属性，对抑郁组进行统计分析。结果显示，局部属性出现显著异常的区域主要包括额叶（左侧中央前回、右侧眶部额下回和右侧内侧额上回）、颞叶（右侧颞上回）、枕叶（左右梭状回、距状裂周围皮层、左侧舌回）及边缘系统（左侧海马、左侧海马旁回、右侧海马旁回、右侧颞极：颞中回、左右嗅皮质）等（表 7-3 和图 7-2）。

对于额叶区域，先前的研究表明，无论从形态学[143,144]还是功能[142,145]，抑郁症患者的前额叶区域均发生明显异常。例如，在老年抑郁症患者中，眶部区域灰质体积明显减少[146]，而且左侧眶部灰质体积与患者年龄呈负相关[147]。此外，一项首发未用药的抑郁症患者研究表明，减低的白质完整性与枕叶区域有关[16]。以上区域中，包括海马、海马旁回、中央前回区域，均为 LCSPT[136] 的关键区域。

在抑郁症的病理研究中，LCSPT 环路被广泛认为是抑郁症的主要病理环路[136]。已有大量研究表明，无论形态或功能，抑郁症与 LCSPT 环路均有密切联系。例如，患者前额叶皮质、前扣带回、基底节区、丘脑、海马及杏仁体体积减少[137-139]；对于首发、未用药抑郁症患者的研究表明，海马体积与临床症状的严重程度呈负正相关[149,150]；脑血氧功能成像发现，抑郁症患者在左侧岛叶皮质和扣带回区域对负性情绪面像刺激的激活反应明显增强[140] 等。抑郁症神经病理学的相关研究与 LCSPT 环路有关[149]。本节的研究利用最小生成树来分析脑网络的拓扑变化，结果表明，组间差异显著的脑区符合 LCSPT 环路中的病理变化，并与前人的研究结果一致。本章的研究从最小生成树脑网络分析的角度为证明 LCSPT 为抑郁症病理环路提供了新的证据。

脑网络分类在脑科学研究和脑疾病诊断等领域引起了学者们的广泛关注。传统的分类方法是从脑网络中提取一些局部指标构成一个长特征向量，训练一个分类器用于最终的分类[125,295,296]。但是它未能充分考虑多个脑区之间的拓扑结构信息，限制了分类性能的进一步提升；而且对于脑网络的结构变化，无法给予有效的解释[297,298]。基于子图特征的分类方法仍然面临着信息丢失的难题，虽然子图作为特征能有效考虑多个脑区之间的拓扑结构信息，但是这种方法对单个脑区的变化不是特别敏感，对于医学界普遍关心的与病理相关的区域变化依然没有好的解决办法。

考虑到不同特征表示所含有的原始数据的信息不同，本章提出了一种多特征的脑网络分类方法，把脑区特征和子图特征融合后进行分类，从而使不同的特征表示方法中所包含的信息尽可能互补。本章选取最小生成树网络的度、介数中心度和离心率 3 个局部属性中组间差异显著的 16 个脑区作为脑区特征。对于子图特征，首先利用 gSpan 频繁子图挖掘算法[269] 从正常组的最小生成树网络中挖掘出 45 个频繁子图，从抑郁组的最小生成树网络中挖掘出 40 个频繁子图；然后利用 HSIC 方法进行特征选择，从 85 个频繁子图中选取 36 个最具判别性的频繁子图，计算这 36 个最具判别性子图集的 Weisfeiler-Lehman 图核作为子图特征。本章将 16 个脑区特征和 36 个子图特征融合后利用 SVM 分类器进行分类。

由于脑网络应用的特殊性，不仅需要较好的分类性能，同时需要找出具体的与疾病密切相关的变化。研究发现，抑郁症的发病机理并不仅仅是与一些脑区的变化相关，同时也与一些脑区的功能连接变化密切相关。因此，本章给出了 36 个最具判别性的子图连接模式、正常组和抑郁组两组子图模式中公共节点出现的位置及度数及出现度数最高的 8 条连接，主要包括枕叶（左侧枕上回、右侧枕上回、左侧楔叶、右侧楔叶、左侧枕中回），前额叶（右侧背外侧额上回、右侧额中回、左侧额盖区），边缘系统（左侧脑岛、右侧脑岛、双侧内侧和旁扣带脑回）及内侧颞叶（左侧梭状回、右侧梭状回）（表 7-3，图 7-2 和图 7-3）。本章发现的脑区和连接与已有的研究结论是一致的。

Anand 等[299] 利用 ROI 分析方法，发现抑郁症患者前扣带回皮质与边缘系统及丘脑区域的功能连接出现异常。利用同样的方法，Cullen 等[48] 发现前扣带回与右侧内侧额叶、左侧背外侧额叶、左侧颞叶上部及脑岛的功能连接出现异常。同时，Cullen 等[48] 还发现双侧前额叶-边缘系统-丘脑区域之间，均出现显著异常的功能连接。Bluhm 等[300] 则将兴趣点关注在楔前叶及后扣带回皮质，结果发现双侧楔前叶及后扣带回皮质与尾状核之间的功能连接均存在显著异常。此外，在功能连接的研究中，同样发现 LCSPT 相关区域的连接异常，如前扣带回与海马、杏仁核及岛叶的功能连接降低[141]；膝下扣带回和丘脑之间的功能连接增强[46] 等。枕叶区域的异常功能连接也已经得到了证实[16]。本章发现的区域包括脑岛、扣带回等均为 LCSPT 关键区域，其异常的功能连接可以推测是由抑郁症引起的。已有的功能连接的研究发现，本章的研究结果与大多数的研究结论一致，对医学辅助诊断有着重要的意义。

本章将脑区特征和子图特征融合后进行分类，分类正确率可达 88.94%，高于基于脑区特征的 74.58% 和基于子图特征的 85.63%，AUC 的值也有所提高。实验结果表明，本章所提出的基于多特征融合的脑网络分类方法能有效提高分类的精确度，同时两种特征表示方法所含有的原始网络的信息在一定程度上是互补的。

与不同研究者的分类结果相比，本章的结果令人满意，但需要注意以下 3 个方面。首先，不同研究者的分类结果都是在不同的数据集下得到的；其次，不同研究者使用传统的方法构建脑网络，阈值的选择并不相同；最后，不同研究者采取的特征提取方法和分类方法也存在差异。

与传统的网络构建方法相比，使用最小生成树进行功能脑网络分析的优点如下：首先，它是数学定义的、无偏的方法，能够避免一般的方法论问题，如设置阈值[250,251,260]；其次，计算结果不会因为网络大小、平均度或密度的影响而出现偏差，有利于网络的比较[301,302]；最后，最小生成树是基于链接权重排序的子网络，如果网络的链接权重是唯一的或者链接权重的排序不变，那么不管使用什么算法，其对应的最小生成树都是独一无二的。最小生成树的这种独特性在计算网络的骨干（如 K 核解析）方面优于其他方法[303]。

与传统的分类方法相比，本章提出的新方法能同时发现异常的脑区和功能连接模式，对抑郁症的临床诊断有所帮助，也有助于更好地理解脑网络的拓扑差异。同时，本章的新方法能够提高分类正确率，并有较好的可解释性。

当然，本章的研究也存在一定的局限性。首先，本章所采用的数据集样本数量较小，不能排除样本大小对结果的影响，此外，在生成最小生成树的过程中，丢弃了生成回路的一部分链接，不利于学习聚类[304]。

7.5　本　章　小　结

总之，本章基于最小生成树的多特征融合的分类方法是可行的，在真实的抑郁症数据集上验证了有效性。首先，通过对最小生成树的直径、叶子分数、树层次和平均离心率 4 个全局属性的分析发现，抑郁症患者的最小生成树更趋向于随机网络。其次，与正常组相比，抑郁组的最小生成树网络的局部属性出现显著异常的脑区主要集中在 LCSPT 环路的关键区域，而 LCSPT 神经环路被广泛认为是抑郁症的主要病理环路。最后，分类的结果显示，本章的方法要优于单一类型特征的分类方法，能够有效地提高分类精度，并有较好的可解释性。本章的研究采用最小生成树的脑网络构建方法，避免了传统图论的方法论障碍和标准化问题。同时，多特征融合的分类方法表明不同形式的特征表示方法具有信息描述方面的互补性，有效弥补了传统分类方法在信息描述方面的不足，为医学辅助诊断和脑科学，特别是脑疾病的研究提供了一定的帮助。本章的分类是基于 SVM 分类器进行的，今后可以尝试更多的分类器，如决策树、神经网络、朴素贝叶斯等。总之，本章基于最小生成树的多特征融合的分类器构建能够有效提高分类精确度，具有较好的可解释性。同时，本章研究能够有效地发现病理区域，对医学辅助诊断有着重要的意义。

第 8 章　高序最小生成树功能脑网络

低序功能连接网络假定功能连接在时间上是静止的，这实际隐藏着一个假设，即脑区之间存在稳定的相互作用模式。这种方法可能会忽略复杂的大脑区域之间的动态相互作用模式。目前，基于动态的高序功能连接网络已广泛应用在脑疾病的分类研究中，但传统方法使用了聚类的方法降低数据维度，使构建的网络无法进行有效的生理学解释。另外，高序功能连接网络由于规模较大，利用复杂网络或图理论计算方法计算一些拓扑指标时消耗较大。基于此，本章提出了一种高序最小生成树网络构建方法，既保证动态高序功能连接网络的生理学意义，同时也降低计算消耗，避免了高序功能连接网络由于规模庞大不利于后续的网络分析问题。

8.1　高序功能脑网络

在神经影像学研究中，人类大脑的结构和功能连接模式越来越受到关注[305,306]。现有的研究表明，通过探索大脑区域间的结构和功能的相互作用可以更好地了解脑疾病的病理学[307]。大量神经影像学研究已经指出，抑郁症患者的结构和功能脑区间存在异常[308]。例如，利用图理论计算方法从功能磁共振数据中提取拓扑指标，包括全局特征[309,310]（聚合系数和路径长度等）、局部特征[311,312]（度、中间中心度和节点效率等）。

在这些研究中，使用的都是传统的低序功能连接网络。低序功能连接网络假定功能连接在时间上是静止的，计算不同大脑区域间的功能连接强度时仅仅测量的是 RS-fM-RI 数据的整个时间序列的相关性。这实际隐藏着一个假设，即脑区之间存在稳定的相互作用模式。因此，这种方法可能会忽略复杂的大脑区域之间的动态相互作用模式。现有研究表明，功能连接网络中包含丰富的动态时间信息[66,70,313]。高序功能连接网络则是利用时间窗来划分时间序列得到动态功能连接网络，将每一个顶点对应于一对大脑区域，每个边表示成对脑区之间的动态功能连接间的影响。因为高序功能连接网络能够反映网络中包含的丰富的动态时间信息，因此基于高序功能连接网络的脑网络方法被提出并应用于脑疾病的诊断[73,314]。

利用高序功能连接网络研究脑疾病的病理学同样存在一些局限性。首先，高序功能连接网络的构建使用了两次皮尔逊相关，这使该方法容易忽视一些时域信息，如相位同步和动态信息，以及不能很好地测量复杂区域间的相互作用，如偏相关和互信息[314]。其次，高序网络使用了聚类的方式降低数据的维度，使构建的网络无法进行有效的生理学解释，并且聚类得到的簇的个数对分类结果会产生很大的影响。更为重要的是，高序功能连接网络由于规模较大，利用复杂网络或图理论计算方法计算一些拓扑指标时消耗较大[73]。

　　针对上述问题，本章提出了利用最小生成树来降低计算消耗。当进行两个网络间的比较时，最小生成树的分析有助于减少方法间的偏差[315]，同时最小生成树对缩放效应不敏感，因为其拓扑结构仅取决于原始网络中权值的排序，而不取决于权值的绝对值或权值的分布[316]。另外，在许多科学研究领域中已经发现，最小生成树可以有效捕获复杂网络的基本特征[260,261,317]。目前，最小生成树作为一种降维的方法已经被应用在遗传连接图谱[318,319]、交通网络中公路与道路划分方法[320]等中。此外，该方法也已经应用在了神经影像领域，用于对不同类型的脑网络进行重构，并捕获脑疾病下的异常拓扑属性。正如我们所知道的，最小生成树方法已被广泛应用于神经影像学领域研究[256,258,261,309,321]。

　　在构建了最小生成树之后，现有的分类方法是基于脑区特征的。传统的基于脑区特征的分类方法在基于连接网络的脑疾病分类中得到了广泛的应用。例如，经常从连接网络中提取局部聚合系数[34]、特征路径长度[309]、中介中心度[322]作为特征用于分类，基于最小生成树的分析方法中也常常选用度、聚合系数、最小路径长度、离心率等[323,324]作为网络特征用于脑网络的研究中。然而这些方法存在一个明显的不足，即连接网络中的一些有用的网络拓扑结构信息[288-290]（包括样本自身拓扑结构及样本间的共有拓扑结构）可能因此而丢失，继而影响到属性的计算，降低分类器的性能。同时一些研究结果还表明，许多脑疾病，如阿尔兹海默病及轻度认知障碍等，均和多个脑区密切相关，而不只是一个单独的脑区[288-290]。通过频繁子图挖掘技术挖掘整个脑网络中的频繁子网络，将频繁子网络作为图特征已经被广泛应用于脑疾病的诊断中[288-290]。

　　值得注意的是，无论是基于传统的可量化网络特征的方法，还是使用基于子图的方法都会有样本信息的丢失[290]。基于传统的可量化网络特征的方法在对脑网络进行描述时会丢失多个脑区间的拓扑信息。虽然将子图作为特征能有效考虑多个脑区之间的拓扑结构信息，但是这种方法对单个脑区的变化不是特别敏感。此外，脑网络本身是一种复杂的结构，从单一特征出发，并不能完全捕获其生物特征。

　　因此本章结合了传统的最小生成树的脑区特征和子图特征，将两种特征进行融合。具体而言，计算最小生成树构建的网络下的度、离心率、中间中心度等脑区特征，此外通过频繁子图挖掘方法提取子图模式特征。然后对上述两种特征分别进行特征选择，与大多数研究一样，对度、离心率、中间中心度这3种网络指标构建核矩阵，同样对子图特征采用图核技术构建核矩阵。最后利用多核 SVM 对这两种类型的核矩阵（图核矩阵和最小生成树特征向量矩阵）进行分类。实验结果表明，我们所提出的方法获得了很好的分类性能，同时通过该方法选取的具有显著差异的脑区可以更好地诊断抑郁症。

8.2　高序最小生成树网络构建

　　本章提出了一种构建最小生成树高序功能连接网络的方法，在不丢失时间序列动态特性及网络意义的同时，优化了网络结构，研究了网络中更深层次的交互信息。本节主要介绍最小生成树高序功能连接网络的构建步骤，以及对最小生成树高序功能连接网络局部指标的提取和对子图特征的提取。最后，对具有差异性的局部指标及判别性的子图模式利用多核 SVM 进行分类。

8.2.1　基于滑动窗口的高序功能网络

在图 8-1 中给出了高序功能连接网络构建的流程图，主要包括以下几步：①选定长度固定的滑动窗口，对各脑区的时间序列进行时间窗分割；②在每个时间窗下构建低序功能连接网络；③堆栈所有低序功能连接网络；④计算低序功能连接之间的皮尔逊相关，得到高序功能连接。

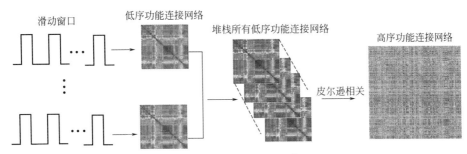

图 8-1　高序功能连接网络构建流程图

本章中，构建每个时间窗下的低序功能连接网络时需要将整个时间序列 $x_i^{(t)}$ 利用滑动时间窗方法划分成多个重叠的子序列段。假设滑动窗口的长度为 N，两个连续的窗口之间的步长为 S，$x_i^{(t)} \in R^N$ 为从整个时间序列 $x_i^{(t)}$ 中提出的第 k 个子序列，通过时间窗方法产生的总的子序列段为 $K = [(M-N)/s] + 1$，而 $1 \leqslant k \leqslant K$。对于第 L 个被试，第 k 个子序列段的 R 个 ROIs 可以用矩阵的形式表示为 $x^{(l)}(k) = [x_1^{(l)}(k),$ $x_2^{(l)}(k), \cdots, x_R^{(l)}(k)] \in R^{N \times R}$，其中 R 是整个 ROIs 的总数（图 8-2）。本章中选择的滑动窗口的长度为 90，步长为 1。

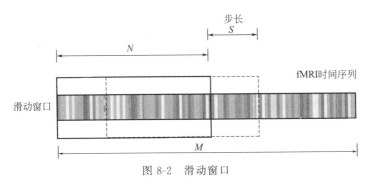

图 8-2　滑动窗口

通过划分时间窗的方法对时间序列划分完成后，就可以构建动态时间功能连接网络了。第 L 个被试的第 k 个时间功能矩阵 $C^{(l)}(k)$ 可以通过计算第 L 个被试的第 k 个子序列段的第 i 个 ROIs 和第 j 个 ROIs 间的皮尔逊相关得到。再根据式(8-1)就构建第 L 个被试的第 k 个动态时间功能连接网络。

$$C_L^{(l)}(k) = (\{x_i^{(l)}(k)\}, \{C_{ij}^{(l)}(k)\})(k = 1, 2, \cdots, k) \tag{8-1}$$

这样每个被试都可以构建 K 个动态时间功能连接网络，而第 L 个被试的每个 ROI 对 (i, j) 所有的动态时间功能连接网络相关时间序列可以用式（8-2）表示。

$$y_{ij}^{(l)} = [C_{ij}^{(l)}(1), C_{ij}^{(l)}(2), \cdots, C_{ij}^{(l)}(k)] \in R^K \tag{8-2}$$

按照式（8-2）中将所有的动态时间功能连接网络堆栈。

高序功能连接网络的构建是通过计算 y_{ij}^l 和 y_{pq}^l 间的相关时间序列的皮尔逊相关得到的，$\{H_{ij,pq}^{(l)}\}$ 为顶点 $y_{ij}^{(l)}$ 和 $y_{pq}^{(l)}$ 的边的权重，构建新的高序功能连接网络

$$G_H^{(l)} = (\{y_{ij}^{(l)}\}, \{H_{ij,pq}^{(l)}\}) \tag{8-3}$$

式中，$\{H_{ij,pq}^{(l)}\}$ 是计算每个相关时间序列 $\{y_{ij}^{(l)}\}$ 间的关联，因此可以说 $\{H_{ij,pq}^{(l)}\}$ 是高序连接，对应的网络 $G_H^{(l)}$ 是高序功能连接网络。$\{H_{ij,pq}^{(l)}\}$ 表示第 i 个 ROI 和第 j 个 ROI 之间的相关对第 p 个 ROI 和第 q 个 ROI 之间相关性的影响。

8.2.2　最小生成树

为进一步降低高序网络的复杂程度，我们对之前所建的高序网络进行了最小生成树的生成。最小生成树是加权子网络，它包含网络中的所有节点（全连通网络），并且不形成回路，而最小生成树是所有生成树中总权重最小的[324]。本章中最小生成树的构建基于加权网络下的 Kruskal 算法[254]。因为我们对网络中的最强连接感兴趣，所以本章中使用 Kruskal 算法获取最强连接权重。该算法首先以降序的方式排序所有连接权重，然后以最大的连接权重构建最小生成树，随后继续向所构建的生成树中添加最大连接权值，直到 N 个节点全部添加到子网络中。该子网络包括 $M = N - 1$ 条边。在该过程中，形成回路的连接将被忽略。详细的 Kruskal 算法思想参见附录 10。

8.2.3　特征提取和选择

网络构建完成后，本章提取了两种不同类型的特征：一种是最小生成树的局部网络指标，另一种是根据频繁子图挖掘的子图模式，然后分别针对这两种不同类型的特征进行了特征选择。对于传统的最小生成树的可量化指标，采用 Kolmogorov-Smirnov 检验方法进行特征选择；对于频繁子图挖掘的子图模式，采用判别性得分选择最有判别能力的子图。

1. 最小生成树特征及选择方法

本章中选取最小生成树的局部网络指标（度、中间中心度和离心率）作为特征，计算高序最小生成树网络中每个顶点的 3 个指标值，表 8-1 给出了这 3 个指标的定义及计算公式。本章应用多元线性回归分析来评估年龄、性别、教育程度对每个网络属性的影响［自变量：每个网络属性的均值（除了度，由于度本身的性质，度的均值全部相同）；因变量：年龄、性别、教育程度］。结果表明，中间中心度和离心率与对应的变量之间没有表现出显著的相关性。

表 8-1　最小生成树网络指标

概念	解释	公式
度	给定节点的连接数量	$k_i = \sum_{j \in N} a_{ij}$
离心率	从给定节点到最小生成树中任何其他节点的最长最短路径	$E_{CC}(v) = \max\{d(u,v)\}$
中间中心度	通过给定节点的最短路径比	$b_i = \frac{1}{(n-1)(n-2)} \sum_{\substack{h,j \in N \\ h \neq j, h \neq i}} \frac{\rho_{hj}^{(i)}}{\rho_{hj}}$

注：其中 a_{ij} 指 i 和 j 间的连接，$d(u,v)$ 指 u 到 v 的最短路径，ρ_{hj} 是 h 和 j 的最短路径的个数，$\rho_{hj}^{(i)}$ 是通过 i 的最短路径的个数。

本章采用 Kolmogorov-Smirnov 检验方法[325] 选择最小生成树的可量化指标（$P < 0.05$），此后，本章利用 Benjamini-Hochberg 假阳性率法（$q = 0.05$）对结果进行校正[326]。

2. 频繁子图和判别子图

本章子图模式的提取主要是通过频繁子网络挖掘得到的，频繁子网络是指在网络中出现的次数较高的连接模式[327]，而频繁子网络挖掘的目的就是在整个网络中找出这些出现频率较高的连接模式（即子网络）[288]。这部分主要采用频繁子图挖掘算法分别发现正常组和抑郁组中的频繁子网络模式。在数据挖掘领域，大量的方法已经被提出并用于频繁子图的挖掘[328,329]，如基于 Apriori 的图挖掘[330]、频繁子图发现算法[331] 等。本章采用了众所周知的 gSpan 算法[269]，从功能连接网络中挖掘频繁子网络。由于具有较高的图遍历效率及子图挖掘能力，gSpan 算法已经被广泛应用于许多领域，包括神经影像学领域，并且取得了很好的成效[288-290]。

gSpan 算法思想如下：①为每个图构建一个新的字典序，每个图用唯一的最小深度优先搜索（depth-first search，DFS）编码作为其典型的标签。②基于字典顺序，gSpan 利用 DFS 策略挖掘有效的频繁连通子图模式。在本章中，频繁子图的分层搜索空间称为 DFS 代码树，树中的每个节点代表一个 DFS 编码。$K+1$ 层子图是通过 K 层子图增加一个频繁的边产生的。③所有的非最小 DFS 编码将被修剪，以避免冗余的候选子图产生。（算法详细描述参见附录 11）。

判别子图可以作为特征用于分类[332]，但是 gSpan 仅仅用于频繁子图挖掘本身没有判别能力。用 gSpan 从正常组和抑郁组挖掘出的频繁子图可能具有较少的判别能力。为了解决这个问题，我们根据子图的判别性得分（子图的频度差）[290] 来完成特征选择，也称为频繁评分特征选择（frequently scoring feature selection，FSFS）方法。该方法的思想即选择相同数量的正常组和抑郁组挖掘的频繁子图计算判别性得分并进行排序，分别选择判别性得分较高的前 k 个子图。下面给出判别得分的定义。

对于两个图 G_p 和 G_n，$G_p = \{g_{p1}, g_{p2}, \cdots, g_{pm}\}$ 表示所有正类样本的频繁子图的集合，$G_n = \{g_{n1}, g_{n2}, \cdots, g_{nm}\}$ 表示所有负类样本的频繁子图的集合，子图 g_s 的判别得

分 $S(g_s)$ 为

$$S(g_s) = |f_q(g_s|G_P) - f_q(g_s|G_n)| \tag{8-4}$$

此频度差越大，表明子图的判别性越大。如果 $S(g_s) = 1$，则表明此子图在正类样本中都存在而在负类样本中缺失；如果 $S(g_s) = -1$，则表明此子图在负类样本中都存在而在正类样本中缺失。

8.2.4 分类模型构建

本章选择的分类模型是多核 SVM。对多核学习的研究结果表明，整合多核可以显著提高分类，同时增强结果的可解释性[333]。通常情况下，核的整合是多个核的线性结合：

$$k(x,y) = \sum_{i=1}^{M} \alpha_i k_i(x,y) \quad \text{s.t} \sum_{i=1}^{M} \alpha_i = 1 \tag{8-5}$$

式中，$k_i(x,y)$ 是被试 x 和 y 间的基本内核；M 是需要构建的核矩阵的数量；a_i 是非负权重参数。在研究中，我们采用的核（基于向量的核和图核）是两种不同类型的核。

图核可以被认为是测量一对图拓扑相似性的函数。利用图核将大脑网络数据从原来的网络空间映射到特征空间，通过比较它们的拓扑结构，进一步测量了两个脑网络之间的相似性。本章主要使用 Weisfeiler-Lehman 子树核，它是基于 Weisfeiler-Lehman 同构测试的[271]，并且已经被证明能很好地捕获来自网络的拓扑信息。给定两个图，Weisfeiler-Lehman 测试的基本过程如下：如果这两个图是无标签图（即图的节点没有被分配标签），那么每个节点的首标签是连接到该节点的边的数量。然后在每次迭代中，对每个顶点的标签依据之前的标签和邻居节点的标签进行更新。之后将每个节点更新的标签进行排序压缩，使之成为一个新的更短的标签。重复这个过程，直到每个节点的标签集全部相同，或者迭代次数达到先前预设的最大值。Weisfeiler-Lehman 图核详细定义参见附录 13。

对于这两种不同类型的核，需要进行一个标准化过程，标准化的公式为

$$k^*(x,y) = k(x,y)/\sqrt{k(x,x)k(y,y)} \tag{8-6}$$

在这里必须要指出的是，不同于现有的多核学习方法中共同优化加权参数 a_i 是同其他分类器参数的结合，本章中最佳加权参数 a_i 是通过对训练数据的网格搜索确定的。一旦获得最优参数 a_i，基于分类器的多核学习就可以很自然地嵌入单核分类框架中，本章选择 SVM 作为分类器。

本章利用多核学习方法来执行分类，事实上，不同类型的内核代表不同连接网络的属性，通过多核学习我们融合了多个功能。基于向量的内核描述了大脑区域间脑区的相关性，而基于图的内核描述了整个网络的拓扑信息。

8.3 异常拓扑属性及分类结果

本章中分别对构建好的网络进行了两种类型的特征提取：一种是最小生成树的常见网络指标，即度、中间中心度和离心率；另一种是对构建好的网络进行频繁子图挖掘，提取判别性的子图模式。

8.3.1　可量化的脑区特征

本章构建的高序功能连接网络的大小为 4005×4005，因此构建的高序最小生成树有 4004 条边，构建好网络后分析了经过特征提取和选择之后 3 种传统的可量化的最小生成树的网络指标，选取了至少两个网络指标的 P 值都小于 0.05（$P < 0.05$，FDR 校验）的高序功能连接，这里总共得到 40 条异常功能连接，这 40 条异常功能连接涉及的异常区域包括 42 个。表 8-2 给出了这 40 条异常功能连接及对应统计显著性。

表 8-2　40 条功能连接及统计显著性

编号	功能连接		P 值		
			中间中心度	度	离心率
1	PreCG. L	SFGdor. R	**0.0135**	**0.0110**	0.0506
2	PreCG. L	PUT. R	**0.0199**	0.6648	**0.0303**
3	PreCG. R	ORBsup. L	0.8049	**0.0379**	**0.0379**
4	SFGdor. R	CUN. L	**0.0491**	**0.0412**	0.6491
5	SFGdor. R	TPOmid. R	**0.0379**	0.2216	**0.0122**
6	ORBsup. L	PUT. L	0.7558	**0.0396**	**0.0026**
7	ORBsup. L	PCL. R	**0.0252**	0.5730	**0.0252**
8	ORBsup. L	CAU. R	0.8504	**0.0135**	**0.0135**
9	ORBsup. R	DCG. R	**0.0252**	0.2943	**0.0252**
10	MFG. L	STG. L	**0.0077**	**0.0470**	0.4780
11	MFG. R	PCG. R	**0.0276**	0.4262	**0.0362**
12	MFG. R	PCG. L	**0.0135**	**0.0135**	0.1226
13	PCUN. L	CAU. R	**0.0149**	0.8049	**0.0149**
14	IFGtriang. R	ORBmid. R	**0.0009**	**0.0129**	0.3289
15	ORBinf. R	LING. L	0.4039	**0.0063**	**0.0173**
16	ORBinf. R	ACG. R	**0.0105**	**0.0362**	**0.0105**
17	AMYG. R	LING. R	**0.0190**	0.7431	**0.0029**
18	AMYG. L	TPOmid. R	**0.0029**	**0.0264**	0.6648
19	SFGmed. L	ACG. L	0.1264	**0.0470**	**0.0264**
20	THA. R	ACG. L	**0.0470**	**0.0036**	0.9172
21	DCG. L	THA. L	0.1752	**0.0210**	**0.0077**
22	ACG. R	LING. R	**0.0209**	**0.0167**	**0.0276**
23	DCG. R	PUT. R	**0.0029**	**0.0252**	0.1029
24	PHG. L	TPOmid. R	**0.0180**	0.4377	**0.0252**
25	AMYG. L	HES. L	**0.0470**	**0.0095**	0.5470
26	AMYG. R	MTG. R	**0.0368**	0.1368	**0.0095**

续表

编号	功能连接		P 值		
			中间中心度	度	离心率
27	CUN. L	ORBmid. L	**0.0379**	**0.0243**	**0.0379**
28	CUN. R	PUT. R	**0.0157**	**0.0241**	0.3930
29	CUN. L	HES. L	**0.0209**	**0.0053**	0.7683
30	PCG. R	LING. R	**0.0033**	0.1693	**0.0173**
31	ORBsup. R	TPOmid. R	**0.0241**	**0.0122**	**0.0241**
32	PCG. R	THA. L	0.8282	**0.0396**	**0.0122**
33	PCG. R	TPOmid. L	**0.0396**	**0.0258**	0.7558
34	PreCG. R	THA. L	**0.0105**	0.8049	**0.0379**
35	HIP. L	PAL. L	0.0662	**0.0382**	**0.0289**
36	HIP. L	HES. L	0.2379	**0.0431**	**0.0379**
37	PCL. R	PAL. L	**0.0317**	0.8282	**0.0317**
38	PUT. L	TPOmid. R	**0.0004**	**0.0338**	**0.0027**
39	PAL. L	THA. R	0.1824	**0.0048**	**0.0396**
40	ROL. R	ITG. R	**0.0095**	**0.0432**	0.5220

注：脑区全称参见附录 2。黑体表示 $P<0.05$。

图 8-3 给出了这 40 条功能连接 [图 8-3(a)] 及 40 条功能连接中的 42 个显著性区域的出现次数（即度）的统计情况 [图 8-3(b)]。这些显著性区域大体集中在边缘皮层区域（左前扣带和旁扣带脑回、双侧内侧和旁扣带脑回、右后扣带回、双侧尾状核、双侧豆状壳核、双侧豆状苍白球、双侧丘脑、双侧海马、双侧海马旁回、双侧杏仁核），

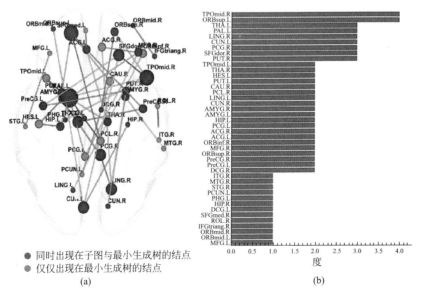

图 8-3 最小生成树功能连接及对应节点的度

额叶（双侧中央前回、双侧背外侧额上回、双侧眶部额上回、右额中回、双侧眶部额中回、双侧三角部额下回、双侧岛盖部额上回），颞叶（右颞极：颞中回、左颞横回），楔叶（双侧楔叶、双侧舌回、双侧楔前叶、右中央后回、左侧距状裂周围皮层）。

为了更好地说明这些显著性区域的情况，我们根据这些显著性区域出现的频数对其进行了排序。表 8-3 列出了排在前 10 的显著性区域，主要包括双侧颞极：颞中回、左侧眶部额上回、左丘脑、左右豆状壳核、左舌回、右楔叶、右后扣带回、右背外侧额上回。

表 8-3　前 10 的最小生成树的感兴趣区域

编号	感兴趣区域	引用
1	Temporal_Pole_Mid_R	Li 等[334]
2	Frontal_Sup_Orb_L	Veer 等[335]
3	Thalamus_L	Greicius 等[46]
4	Pallidum_L	Anand 等[336]
5	Lingual_L	Veer 等[335]
6	Cuneus_R	Tao 等[56]
7	Cingulum_Post_L	Wang 等[337]
8	Frontal_Sup_R	Wang 等[337]
9	Putamen_R	Anand 等[336]
10	Temporal_Pole_Mid_L	Yue 等[338]

注：脑区全称参见附录 2。

8.3.2　频繁子图模式

本章还对构建好的功能连接网络中挖掘出的频繁判别子网络进行了分析。实验分别针对正常组和抑郁组进行频繁子图挖掘，支持度的选择分别为 0.286 和 0.211，从正常组挖出 4057 个子图，从抑郁组挖出 4078 个子图。表 8-4 给出了挖掘出的子图的边的数量的统计情况。接着计算了挖掘出的频繁子图的判别性得分，得出正常组具有判别性的子图是 16 个，抑郁组中是 37 个。为了保证特征的平衡，本章分别从正常组和抑郁组中选取了 16 个判别子网络作为子图模式。

表 8-4　频繁子图边的数量

正常组		抑郁组	
边	边的数量	边	边的数量
1	4005	1	4005
2	33	2	47
3	14	3	26
4	5	4	—

图 8-4 中连接模式为正常组和抑郁组的 16 个判别性的子图模式。为了更好地分析子图模式，我们分别将这 16 个子图模式中的连接合并在一起，用图 8-4 的子图来表示，其中节点的大小代表该节点的度。通过分析正常组和抑郁组的子图，我们发现正常组和

抑郁组挖掘的子图模式中存在大部分的节点是两个图中共有的，即这些共同的节点为存在显著差异性的节点。这些显著差异的节点主要集中在双侧豆状核壳、双侧舌回、双侧杏仁核、双侧丘脑、双侧内侧和旁扣带回、右扣带回、双侧楔叶、左前扣带和旁扣带脑回、右侧眶部额上回、右额中回、右颞极：颞中回、左侧中央前回、右豆状苍白球等。

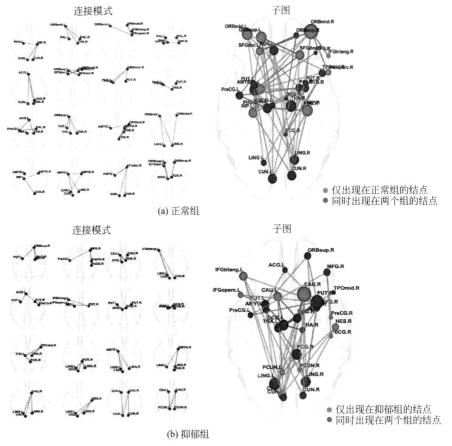

图 8-4　正常组和抑郁组的子图和连接模式

除此之外，本章还单独分析了这些存在显著差异的脑区，并将它们按照在正常组和抑郁组中出现的次数和（即度）进行了排序。图 8-5 给出了这些显著差异的脑区 ［图 8-5 (a)］ 及度的统计情况 ［图 8-5(b)］。在此基础上，我们还分析了这些差异性脑区中排在前 10 的判别性脑区，分析结果与以往研究结果相同。表 8-5 给出了排在前 10 的共同节点的信息。

表 8-5　前 10 的共同节点的信息

编号	目标区域	引用
1	Putamen_R	Anand 等[336]
2	Lingual_R	Veer 等[335]
3	Amygdala_L-	Yue 等[338]
4	Lingual_L	Veer 等[335]

续表

编号	目标区域	引用
5	Cingulum_Mid_L	Sheline 等[50]
6	Thalamus_L	Greicius 等[46]
7	Thalamus_R	Greicius 等[46]
8	Cingulum_Post_R	Wang 等[337]
9	Putamen_L	Anand 等[336]
10	Amygdala_R	Yue[338]

注：脑区全称参见附录 2。

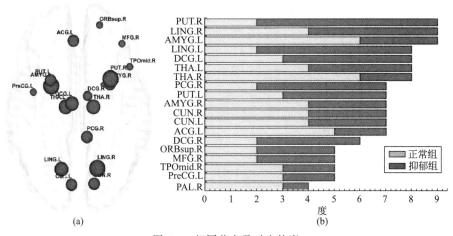

图 8-5　相同节点及对应的度

8.3.3　分类性能

本章通过测量分类正确率、敏感性、特异性和曲面面积来评估所提方法的分类性能。表 8-6 不仅给出了所提方法的分类正确率、敏感性、特异性和曲面面积，而且比较了偏相关功能连接网络、皮尔逊功能连接、高序功能连接网络、频繁子图挖掘技术的分类性能。通过对比发现，我们的实验结果在分类正确率、敏感性、特异性和曲面面积方面都获得了较好的结果。

表 8-6　不同连接方法分类结果比较

方法	研究	疾病	正确率/%	敏感性/%	特异性/%	AUC
局部 FC	Guo 等[339]	MDD	86.01	—	—	—
	Qiao 等[340]	MCI	89.01	86.67	91.30	—
皮尔逊 FC	Wang 等[341]	MDD	63.00	40.00	83.00	—
	Liu 等[342]	SAD	82.50	85.00	80.00	—
高阶 FC	Chen 等[73]	MCI	88.14	86.21	90.00	92.99
频繁子图	Du 等[289]	ADHD	94.91	93.22	96.94	96.90
	Fei 等[288]	MCI	97.30	—	—	95.83

续表

方法	研究	疾病	正确率/%	敏感性/%	特异性/%	AUC
频率与局部聚合系数	Wang 等[290]	MCI	97.27	—	—	92.00
本章所提方法	子图特征	MDD	73.32	80.36	67.58	75.67
	MST 特征	MDD	94.04	98.26	92.50	97.84
	融合特征	MDD	97.54	100.00	96.67	99.06

注：其中 FC 代表功能连接（function connectivites）、MST 代表最小生成树（minimum spanning tree）、SAD 代表社交焦虑障碍（social anxiety disorder）、MCI 代表轻度认知功能障碍（mild cognitive impairment）、ADHD 代表注意缺陷多动障碍（attention deficit hyperactivity disorder）、MDD 代表重度抑郁症（major depressive disorder）。

此外，不同研究所采用的数据、方法更有差异，为了更好地比较本章所提方法，本章还在相同的数据集上做了只采用最小生成树的可量化网络指标，并只采用子图模式作为特征进行了分类。同样对比发现，本章所提出的方法获得的分类正确率为97.54%，敏感性为100.00%，特异性为96.67%，AUC 值为99.06%，都要明显高于仅使用图作为特征的分类结果和仅使用最小生成树的网络指标作为特征的分类结果。图 8-6 是本章所提方法和只使用图特征和最小生成树网络属性的 ROC（receiver operating characteristic curre）曲线图。从图中可以看出，本章所采用的方法可以明显提高分类性能。

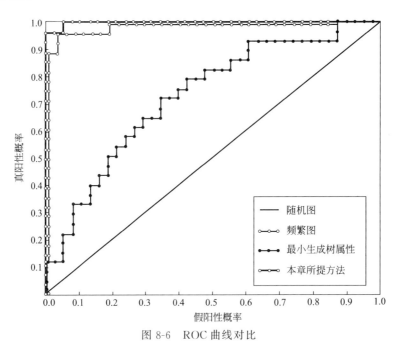

图 8-6 ROC 曲线对比

8.4 讨论分析

由于高序功能连接网络规模较大，利用复杂网络或图理论计算方法计算一些拓扑指标时消耗较大，因此本章提出了高序最小生成树网络的构建方法。此外，传统的网络指标方法存在一个明显不足，即连接网络中的一些有用的网络拓扑结构信息（包括样本自身拓扑结构及样本间的共有拓扑结构）可能因此而丢失，继而影响到属性的计算，降低分类器的性能。因此本章构建完功能连接网络后选取了两种不同类型的特征；一种是最小生成树的传统的可量化网络指标；另一种是在最小生成树上进行频繁子图挖掘选取频繁子网络，再根据判别性分数选取最具有判别性的子图模式作为子图特征。将这两种特征进行融合，采用多核 SVM 进行分类。实验结果获得了良好的分类性能，同时通过该方法所得的异常脑区对于脑疾病的诊断具有重要意义。

8.4.1　异常区域

本章分别采用两种方法进行了组间显著异常区域的挖掘，包括传统的最小生成树的可度量指标及频繁子图挖掘结果。实验发现，最小生成树功能连接包含的 42 个判别性脑区与正常组和抑郁组挖掘的两个子图包含的判别性脑区中有 30 个是一样的，这 30 个具有显著异常的判别性脑区与以前的大量研究结果一致。

这 30 个判别性大脑区域主要包括边缘皮层网络（左前扣带和旁扣带脑回、双侧内侧和旁扣带脑回、右后扣带回、右尾状核、双侧豆状壳核、左豆状苍白球、双侧丘脑、双侧海马、左侧海马旁回、双侧杏仁核）、额叶（双侧中央前回、右背外侧额上回、双侧眶部额上回、右额中回、双侧眶部额中回、左三角部额下回、双侧舌回）、颞叶（右颞极：颞中回）、楔叶（双侧楔叶、左楔前叶）。上述区域中，很多区域包括海马、后扣带、楔前叶等均为默认网络关键区域，其中海马、扣带回、豆状核、丘脑的区域均为 LCSPT 的关键区域，右额中回、双侧眶部额中回、左三角部额下回均为注意网络的关键区域，双侧楔叶、双侧舌回均为视觉网络的关键区域。目前已经有大量的研究发现，抑郁症在边缘皮层网络、额叶、楔叶、颞叶中存在显著异常。

Tao 等[56] 使用 ReHo 方法探索了静息态下首次发病的抑郁症患者和短期治疗的抑郁症患者的反应，得出抑郁症患者与健康人在边缘皮层网络上存在显著差异。Wang 等[337] 基于 fMRI 数据提出了一种新的抑郁症分类算法，称为加权判别字典学习，比较了 29 例抑郁症患者和 29 例健康正常组。实验发现，判别性区域主要包括边缘-皮层网络，如海马、海马旁回、前扣带回、后扣带回、额回中回和杏仁核。Anand 等[336] 研究了抑郁症患者和健康正常组在皮质-边缘区域的活动和连接之间的差异，发现双侧前扣带皮层、杏仁核、丘脑存在显著差异；而上述区域中，作为边缘系统的杏仁核参与了包括情感行为的形成、自主活动、内分泌整合等过程。之前的研究表明[343,344]，杏仁核在抑郁症的发病机理中起着非常重要的作用。同样，作为边缘系统的海马也参与了情感调节的众多过程。大量的研究表明[345,346]，海马也是抑郁症研究中一个重要的生物学标志物。

Li 等[347] 比较了 18 例经受生活压力的抑郁症患者和 15 例没有生活压力的抑郁症患者的任务态 fMRI 对视觉刺激的神经反应，得出经历生活压力的患者在双侧颞中回和额叶区域活动显著增强。Veer 等[335] 分析了 19 例无药物抑郁症患者（刚诊断为抑郁症）静息状态的 fMRI 数据与 19 个年龄与性别匹配的健康正常组，并使用独立主成分分析得出抑郁症患者的功能连接在双侧杏仁核区域降低，在与注意力和工作记忆相关联的额叶部分降低，在与视觉有关的左右舌回降低。Zhu 等[348] 等使用独立成分分析方法发现，与健康正常组相比，抑郁症患者在额叶部分的功能连接显著增强，而在楔叶区域功能连接显著降低。一些研究指出，额叶在处理情感信息中扮演重要的角色。例如，额上回参与情绪任务处理过程中刺激的认知评估[349]，额下回增加活跃性[350]，右背外侧额上回在增加对负面刺激的注意力中也起关键作用[351]。

Tao 等[56] 比较了长期耐药患有严重抑郁症的患者，发现脑岛、双侧豆状壳核、楔叶存在显著异常。Halari 等[352] 指出在楔前叶处理视觉空间信息和参与负面情绪的感知这一处理过程中，不正常的刺激楔前叶可能带来的反应是负面情绪的增多。

Guo 等[353] 同样使用低频振幅（amplitude of low-frequency fluctuations，ALFF）方法研究了治疗耐药性抑郁症患者和治疗反应性抑郁症患者对抗抑郁药的反应，得出耐药性患者、反应性抑郁症患者和健康被试在视觉识别（颞叶、枕下回、枕中回等）的 ALFF 值上存在广泛差异。Li 等[334] 通过对抑郁失眠症患者静息状态 fMRI 进行研究发现，失眠症患者组和健康正常组相比，抑郁失眠组在双侧额上回、双侧扣带回区域功能连接显著增强，在海马旁回、右侧颞上回、右侧颞极：颞中回等区域功能连接显著降低。研究表明，颞叶参与情绪体验的处理过程[354,355]。Narumoto 等[354] 指出，颞中回在处理与个人沟通的信息中扮演重要的角色。Chen 等[355] 也指出，在处理负面情绪时颞叶区域活动增强。

因此，本章所研究的结果有助于发现用于抑郁症诊断的生物学标志物，且这些发现与前人的研究结果基本一致。

8.4.2　分类结果分析

为了证明本章中所用的方法具有很好的分类性能，我们比较了用传统的皮尔逊相关、偏相关构建的功能连接网络在抑郁症上的分类结果和在其他病（如轻度认知障碍和社会焦虑症）上的分类结果。除此之外，本章也比较了采用高序功能连接网络、频繁子图挖掘的分类结果，相比于 Chen 等[73] 提出的高序功能连接网络，本章所提出的高序最小生成树网络的分类正确率提高了 9%。相比于 Du 等[289] 用基于注意缺陷多动障碍的 fMRI 数据采用频繁子图挖掘技术挖掘频繁子网络，并使用频度差的方法进行判别子网络挖掘并使用图核主成分分析方法提取特征，使用 LIBSVM 进行分类的分类正确率，本章所提出的方法提高了 2.63%。相比于 Wang 等[290] 用基于 MCI 的 fMRI 数据采用频繁子图挖掘技术挖掘判别频繁子网络，并结合传统的可量化指标局部聚合系数，采用多核 SVM 进行分类，本章的结果提高了 0.27%。相比于 Fei 等[288] 用基于 MCI 的 fMRI 数据采用频繁子图挖掘技术挖掘频繁子网络，并采用 DSM 算法进行判别子网络挖掘，采用基于图核的 SVM 进行分类，本章所获得的分类正确率提高了 0.24%。

此外，不同的方法在同一数据集或同一方法在不同数据集上也会存在不同的结果，因此本章还在相同的数据集上，只采用最小生成树的可量化网络指标和只采用子图模式作为特征进行了分类。从表 8-6 中可以看出，不论是分类正确率、敏感性、特异性还是曲面面积，本章所提出的方法在相同数据集上的结果都要优于只采用最小生成树的传统可量化指标和只采用子图模式作特征的分类结果。

同时为了证明本章所提方法可以很好地分类抑郁症, 我们也比较了其他基于抑郁症的功能连接网络的分类方法的结果。Gong 等[356] 将 SVM 应用于灰质和白质来正确区分难治性抑郁症和非难治性抑郁症, 得到的分类正确率分别为 69.57% 和 65.22%。Guo 等[357] 在连续的阈值空间构建所有被试的功能连接网络, 并利用复杂网络理论对抑郁症患者进行分类得到的分类正确率为 82.78%。Rosa 等[358] 提出了基于稀疏逆协方差模型, 利用 fMRI 数据建立了一个新的稀疏网络, 然后利用高斯图模型和 l_1 范数正则化的线性 SVM 对抑郁症进行分类, 得到的分类正确率为 85%。而本章所提出的方法获得的最高分类正确率为 97.54%, 比其他方法高出了 14%。

总之, 实验结果表明, 本章所提出的方法相比于传统的方法, 能显著提高抑郁症患者的诊断正确率。

8.4.3　支持度对图特征的影响

在本实验中, 从正常组和抑郁组构建的功能连接网络中挖掘频繁子网络时, 涉及支持度的选择, 该参数可以控制选择的图特征的数量。但是本章在构建功能连接网络时, 首先利用了高序功能连接网络。高序功能连接网络由于表示的是不同低序功能连接之间的相关, 因此该网络的规模可以达到 4005×4005, 即使截取的稀疏度很小 (0.1 或 0.05), 网络也可以达到上万条边的规模。每个被试有上万条边, 这样进行频繁的子图挖掘时, 挖掘到的子图的规模会更大, 达到了几百万个子图, 这很不利于后面子图特征的选择和分析。因此在构建完高序功能连接网络后, 本章采用了最小生成树。该方法既可以保证高序功能连接网络的拓扑信息完整, 又可以降低网络的复杂规模, 但是构建好的每个被试的最小生成树仅有 4004 条边, 而这 4004 条边仅仅占到高序功能连接网络的 0.02%, 这样就使频繁子图挖掘时, 支持度的设置不能很大。如果支持度选择太大, 则会挖掘不到子图模式; 而如果支持度选择太小, 则会造成挖掘出的子图规模太大, 有可能在频繁子图挖掘阶段就舍弃了很多有判别性的子网络模式。因此在本实验中从正常组和抑郁组挖掘频繁子图时选取的支持度分别为 0.29 和 0.21。另外, 在实验中也选用了不同的支持度进行实验, 正常组和抑郁组的支持度分别为 0.14 和 0.11 及 0.07 和 0.06。表 8-7 给出了不同支持度下, 最小生成树的网络指标保持不变, 只改变子图的特征情况下的分类结果。从表中可以看出, 支持度选择 0.29 和 0.21 时的分类结果最好。

表 8-7　不同支持度下的分类结果

支持度		正确率/%	敏感性/%	特异性/%	AUC
正常组	抑郁组				
0.29	0.21	97.54	100.00	96.67	99.06
0.14	0.11	85.90	92.17	70.00	87.98
0.07	0.06	80.29	91.50	62.47	84.49

8.4.4　最优加权参数对分类的影响

目前, 多核向量机已经越来越广泛地应用于神经影像学分类中[359]。多核向量机分类涉及一个很重要的参数，即最优加权参数 α_l，最优加权参数的不同选择会影响分类结果。本章中最优加权参数的选择范围是 $0\sim1$，步长是 0.1。图 8-7 给出了不同加权参数下的分类正确率。从图中可以看出，选用不同的最优加权参数得到的分类正确率都在 94%～97%，而当最优加权参数选择 0.4 时，分类正确率最高，达到了 97.54%。

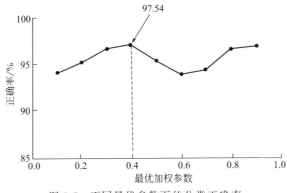

图 8-7　不同最优参数下的分类正确率

8.5　本章小结

由于高序功能连接网络规模较大，利用复杂网络或图理论计算方法计算一些拓扑指标时消耗较大，以及构建了功能连接网络之后，现有的分类方法是基于脑区特征，而传统的脑区特征存在的一个明显不足是连接网络中的一些有用的网络拓扑结构信息可能丢失，因此本章提出了在高序功能连接网络上进行最小生成树的构建，从而降低计算消耗。另外，选择了最小生成树的传统的可量化的网络指标并结合了判别频繁子图的子图模式，采用多核 SVM 进行分类。研究结果表明，本章所构建的高序最小生成树功能连接网络可以反映大脑区域之间功能连接的动态变化，将时变特性考虑到功能连接中，反映更多脑区之间的更高级别和更复杂的相互作用关系。同时，采用最小生成树的传统的可量化脑区特征和频繁子图挖掘的判别子图模式这两种不同类型的特征检测到的具有显著性差异的脑区具有一致性。更重要的是，与传统的方法相比较，本章所提出的方法获得了更好的分类性能，大大提高了抑郁症诊断的正确率。在今后的工作中，我们将更深度地探讨这些功能连接间的影响及各个感兴趣区域间的关系，从而进一步提高分类性能及更好地解释疾病的病理学。

第 9 章　静息态脑功能超网络

脑网络分析已广泛应用于神经影像领域的研究。由于传统功能连接网络通常基于两两相关构建大脑区域之间的二阶关系，忽略大脑区域之间的高阶关系，因此超网络构建方法被提出。超网络基于超图理论，用节点表示脑区，用超边表示多个脑区之间的相互作用。超网络是根据静息态功能磁共振成像时间序列通过稀疏线性回归模型构建的。在已有文献中，稀疏线性回归模型采用 LASSO 方法来解决。即使 LASSO 方法已成功应用于许多研究，它也存在一些局限，如缺少解释分组效应信息的能力等。理想的超边构建方法应该能够尽可能准确地选取相互作用的脑区。为了解决这一问题，考虑到脑区之间的组效应，本章提出两种方法用于改善超网络的构建。

9.1　脑功能超网络

基于功能磁共振成像获得的影像数据，已经提出相当多的分析方法来进行大脑功能连接建模，包括基于相关的方法[74,133,298,360]、图形化模型[361,362]、基于偏相关的方法[18,363,364] 及稀疏表示方法[78,365]。其中，大多数现有的研究基于相关的方法，并且已成功应用于抑郁组与正常组的分类[344,366]。然而，基于相关的方法仅仅能够捕获成对的信息，不能有效反应多个脑区之间的交互[77]。此外，基于相关的网络由于任意选取阈值有许多虚假的连接[78]。图形化的模型被用来研究大脑连接时缺少先验知识[77]，如哪些大脑区域应该被涉及，以及它们如何连接。偏相关估计通常是通过使用逆协方差矩阵的最大似然估计实现，此方法的一个限制是，可靠的估计需要的数据样本规模要比建模的大脑区域数量多得多[77]。为此，稀疏逆协方差估计[83,84] 被提出，这在一定程度上弥补了偏相关估计的问题。但这一方法仍存在不足。虽然其对于学习稀疏连接网络是有效的，但它由于收缩影响不适合评估连接[85]。稀疏表示用于脑功能连接建模可以通过正则化参数过滤掉虚假或无关紧要的连接，以产生稀疏网络。然而脑功能连接网络通常有更多的"结构"，而不仅仅是稀疏的，如小世界、无尺度拓扑结构、层次化和模块化[57]。Wee 等[78] 采用 $l_{2,1}$ 正则化的 Group LASSO 方法进行功能连接建模，以估计相同拓扑但不同连接强度的连接网络。同时，忽略了特定组的网络拓扑模式。

传统方法更多地描述两个区域之间的关系，然而相关研究表明，不仅是两个区域之间存在关系，多个区域之间的交互也被发现。相关神经科学研究认定，在神经元同位素示踪、局部场电位和皮层活动中有重要的高阶交互[88-90]。特别的，现有研究也表明一个大脑区域主要与一些别的大脑区域在神经过程直接交互[77]。所以，基于两两之间的关系构建的功能连接网络只能反映大脑区域之间的二阶关系，忽略大脑区域之间的高阶关系，而这种高阶信息对于潜在的病理基础研究可能是重要的。

　　为了解决上述问题，超网络[87] 被提出。超网络基于超图理论，网络上的每个节点代表一个大脑区域，并且每条超边包含多个节点，表示多个脑区之间的交互。现有的脑功能超网络构建方法是根据 RS-fMRI 时间序列使用 LASSO 方法解决稀疏线性回归模型来构建的[87]。通过使用稀疏线性回归模型，可以将一个区域表示为其他区域的线性组合，获得一个区域与其他区域的相互作用，同时迫使无意义的或虚假的相互作用为零。然而，采用 LASSO 方法求解稀疏线性回归模型构建超网络具有局限性，即在超边构建时，选定一个脑区后，如果其他脑区之间存在较强的相关性，那么选择与选定脑区有关的脑区时往往只随意选择存在组效应的一组脑区中的其中一个[91]，可能还有一些相关的脑区无法选择出来，缺少解释分组效应信息的能力。

　　本章为了解决上述问题，考虑到脑区之间的组效应，提出两种方法来改善超网络的构建：①基于 Elastic-net 方法[367-369] 求解稀疏线性回归模型进行超边的构建；②基于 Group LASSO 方法[370-372] 求解稀疏线性回归模型进行超边的构建。结果表明，3 种方法构建的超网络结构存在差异；比较而言，基于 LASSO 得到的超网络与基于 Elastic-net 得到的超网络结构相似，与基于 Group LASSO 得到的超网络结构差异较大。超边构建中 LASSO 方法最为严格，Group LASSO 最宽松，Elastic-net 方法适中。接着在抑郁症患者的对比分析中，提取关于大脑区域特定的特征，选择非参数置换检验后具有显著组间差异的局部属性作为分类特征进行 SVM 分类。分类结果表明，与基于 LASSO 的超网络构建方法相比，在提出的两种超网络构建方法中，基于 Elastic-net 的方法可以得到更好的分类效果。此外，进一步分析模型参数、特征数目及分类器参数对方法的影响。

9.2　超　　图

　　图论作为数学的一个分支已被广泛应用于大脑区域之间的功能交互分析，主要是将大脑明确离散化成不同的节点和它们相互连接的边[250]。传统的图只连接两个相关的节点，忽略了高阶信息，而这种高阶信息可以通过超图来表示。超图与传统图的最大区别在于超图的一条超边可以连接两个以上的节点。与传统图相比，超图更加关注关系而非节点。简而言之，超图的超边是不固定数目点的集合，超图的这种特性使它成为多元关系数据的一种形象直观的数学表达。超图在计算机科学的许多领域都得到了广泛应用[373]。特别地，在物联网、社交网络、大规模集成设计、关系型数据库、生物医学及众多的其他应用领域中，大量的数据对象都不是独立存在的，它们之间存在着复杂多样的关联，越来越多的研究发现多元关系能更自然地表达信息中隐藏的内在联系和模式。在以前类似的研究中，超图已成功应用于图像分类[374]、蛋白质功能预测[375] 和模式识别[376]。图 9-1 展示了一个超图的例子。该超图中，其超边可以连接两个以上的节点。这个超图包含 7 个节点和 4 条超边。$V = \{v_1, v_2, v_3, v_4, v_5, v_6, v_7\}, E = \{e_1, e_2, e_3, e_4\}, e_1 = \{v_1, v_2\}, e_2 = \{v_3, v_4, v_6\}, e_3 = \{v_5, v_6\}, e_4 = \{v_5, v_6, v_7\}$。

　　从数学表达上看，超图可以用 $H = (V, E)$[377] 来表示，V 表示一系列节点的集合，E 表示一系列超边的集合，超边 $e \in E$ 是 V 的子集合。如果一个超图的任何两条超边都互不包含，那么称这个超图为不可约超图或者简单超图[378]。可以用关联矩阵来表示

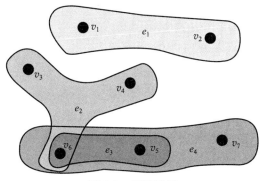

图 9-1　超图示例

超图:

$$H(v,e) = \begin{cases} 1, v \in e \\ 0, v \notin e \end{cases} \tag{9-1}$$

式中, $H(v,e)$ 表示关联矩阵中对应的元素, $v \in E$ 表示节点, $e \in E$ 表示超边。关联矩阵中列元素为节点, 行元素为超边。如果节点 v 属于超边 e, 则 $H(v,e)=1$; 如果节点 v 不属于超边 e, 则 $H(v,e)=0$。

基于 $\boldsymbol{H}$, 每个顶点 v 的节点度表示为

$$d(v) = \sum_{e \in E} H(v,e) \tag{9-2}$$

超边 e 的边度表示为

$$\delta(e) = \sum_{v \in V} H(v,e) \tag{9-3}$$

D_v 和 D_e 分别表示节点度 $d(v)$ 和超边度 $\delta(e)$ 的对角矩阵, 超图的邻接矩阵 $\boldsymbol{A}$ 定义为

$$\boldsymbol{A} = \boldsymbol{H}\boldsymbol{H}^{\mathrm{T}} - D_v \tag{9-4}$$

式中, $\boldsymbol{H}^{\mathrm{T}}$ 是 $\boldsymbol{H}$ 的转置, $A(i,j)$ 表示包含节点 v_i 和 v_j 的超边数。

9.3　网络构建及指标计算

解释完超图理论后, 我们开始对被试进行超网络构建, 前面章节已经对被试的选取及预处理做了详细描述, 此处不再赘述。本节主要介绍几种方法的超网络的构建、使用超网络定义的聚合系数指标的提取、特征选择及分类过程。

9.3.1　超网络创建

根据 AAL[35] 模板进行脑区的划分, 可以将其分割成 90 个感兴趣的解剖区域 (每个半球 45 个感兴趣区域), 每个 ROI 代表功能脑网络中的一个节点。对于每个脑区的平均时间序列进行回归分析, 以排除平均脑脊髓液和白质信号及头动校正中 6 个参数对信号的影响。利用稀疏线性回归方法, 将所得残差用来构建超网络[87]。通过使用稀疏

线性回归模型，可以将一个区域表示为其他区域的线性组合，获得一个区域与其他区域的相互作用，同时迫使无意义的或虚假的相互作用为零。

稀疏线性回归模型具体表示如下：

$$x_m = A_m \alpha_m + \tau_m \tag{9-5}$$

式中，x_m 表示选定第 m 个 ROI 的平均时间序列；$A_m = [x_1, x_2, \cdots, x_{m-1}, 0, x_{m+1}, \cdots, x_M]$ 表示除了第 m 个 ROI 之外的其他 ROIs 平均时间序列的数据矩阵，第 m 个 ROI 的平均时间序列设置为 0；α_m 表示其他 ROIs 对选定第 m 个 ROI 影响程度的权重向量；τ_m 表示噪声项；α_m 中非零元素对应的 ROI 即为与选定脑区相互作用的 ROIs，零元素表示相应 ROI 对于准确估计第 m 个 ROI 的时间序列是无意义的。

9.3.2 基于 LASSO 方法的稀疏线性回归模型求解

在已有文献中，脑功能超网络是使用稀疏线性回归模型进行构建的[87]，LASSO 是求解稀疏线性回归模型较常见的一种方法，其优化目标函数为

$$\min_{\alpha_m} \| x_m - A_m \alpha_m \|_2 + \lambda \| \alpha_m \|_1 \tag{9-6}$$

这是一个求解 l_1 范数的问题，x_m、A_m、α_m 与式(9-5)中含义相同；$\| \cdot \|_2$ 表示 l_2 范数；$\| \cdot \|_1$ 表示 l_1 范数；λ 是控制模型稀疏的正则化参数。不同的 λ 值对应不同的稀疏性的解决方案，λ 值越大表明模型越稀疏，即在 α_m 中有较多的零。

在实验中，采用 SLEP 包[379] 中的 LASSO 方法来解决优化问题，分别为每个被试构建超网络，以 ROI 为节点，超边包括第 m 个 ROI 及在 α_m 中非零元素对应的 ROIs。为了反映大脑区域之间信息多层次的相互作用，对每一个 ROI，通过在一个特定范围内变化 λ 值产生一组超边，在 0.1～0.9 范围内改变 λ 值，增量为 0.1。

9.3.3 基于 Elastic-net 方法的稀疏线性回归模型求解

即使 LASSO 方法已成功应用于许多情况，它也存在局限。如果有一组变量，且该变量的两两相关性均非常高，那么 LASSO 仅趋向于选择组中的一个变量且不关心哪个变量被选中。也就是说，在超边构建时，选定一个脑区后，如果其他脑区之间存在较强的相关性，那么选择与选定脑区有关的脑区时往往只随意选择存在组效应的一组脑区中的其中一个，而不关心是哪一个，可能还有一些相关的脑区无法选择出来，缺少解释分组效应信息的能力。理想的超边构建方法应该能够尽可能准确地选取相互作用的脑区。为了解决这一问题，考虑到脑区之间的组效应，提出两种新的方法用于改善超网络的构建，即基于 Elastic-net 的超网络构建方法和基于 Group LASSO 的超网络构建方法。

Elastic-net 是对 LASSO 的拓展，它对各种预测因子之间的极端相关性具有很强的稳定性[380]。与 LASSO 类似，Elastic-net 也可以解决稀疏表示问题，不同点在于 Elastic-net 可以克服 LASSO 的局限性，在求解线性回归模型问题构建超边时可以选取相关变量组，能有效处理组影响。Elastic-net 使用 l_1 范数和 l_2 范数的混合惩罚项，可归结为以下正则化目标函数优化问题：

$$\min_{\alpha_m} \| x_m - A_m \alpha_m \|_2 + \lambda_1 \| \alpha_m \|_1 + \lambda_2 \| \alpha_m \|_2^2 \tag{9-7}$$

式中，x_m、A_m、α_m 与式(9-5)中含义相同；λ_1 是 l_1 范数的正则化参数；λ_2 是关于 l_2 平方的正则化参数。l_1 部分进行自动变量选择，l_2 部分鼓励组影响[381]。$\lambda_1 = 0$ 得到岭估计，$\lambda_2 = 0$ 即得到 LASSO 估计。与 LASSO 相似，为每个被试构建超网络，以 ROI 为节点，超边包括第 m 个 ROI 及在 α_m 中非零元素对应的 ROIs。对每一个 ROI，固定 λ_2，通过在一个特定范围内变化 λ_1 值产生一组超边，在 $0.1 \sim 0.9$ 范围内改变 λ_1 值，增量为 0.1。

9.3.4　基于 Group LASSO 方法的稀疏线性回归模型求解

使用聚类方法将相关性强的脑区分为一组，再使用 Group LASSO 方法进行超边的构建，也可以帮助解决脑区之间的组效应问题。LASSO 及 Elastic-net 用来选择单个变量[382]，Group LASSO 用来选择组变量，即在预先定义的变量组的基础上进行变量选择[383]。在进行超网络构建时，首先要根据 ROIs 的平均时间序列进行聚类获得 90 个脑区的分组关系。在这里，采用 k 中心点聚类法[384]，首先计算脑区之间的两两相似度值，值越大表明两个样本越相似，并在此基础上进行聚类。对 90 个脑区进行聚类时，将其划分为 k 组，每个组表示一类对象，对象与组之间的关系必须满足：①每个组至少包含一个对象；②每个对象必须属于一个组。为了尽可能保证聚类的稳定性，在选择 k 个初始化聚类中心时沿用 k-means＋＋[385] 的思想，随机选择一个点作为第一个初始聚类中心，随后的每一个初始聚类中心是从剩余的数据点中以正比于数据点与存在的最近聚类中心点的距离的概率随机选择。重复聚类 10 次，选取聚类效果最好的一组作为最终的聚类结果。在实验中，k 的设置会影响到网络结构及分类性能。经研究发现，当 $k = 48$ 时，会得到最高的分类正确率（详细分析在方法论中会提到）。然后使用 Group LASSO 选择脑区进行超边的构建，以下是优化目标函数：

$$\min_{\alpha_m} \| x_m - A_m \alpha_m \|_2 + \beta \sum_{i=1}^{k} \| \alpha_m G_i \|_{2,1} \tag{9-8}$$

式中，β 是 $l_{2,1}$ 范式回归参数，不同的 β 值对应不同的稀疏性，β 值越大表明模型越稀疏，选择的组越少；α_m 通过聚类被分成了 k 个非重叠的组，$\alpha_m G_i$ 表示第 i 个组。同样，以 ROI 为节点，根据 α_m 中非零元素对应的 ROIs 构建超边。对每一个 ROI，在一定范围内变化 β 值产生一组超边，在 $0.1 \sim 0.9$ 范围内改变 β 值，增量为 0.1。

9.3.5　指标计算

在利用上述 3 种方法完成网络构建之后，针对 3 个超网络进行特征提取。聚合系数作为衡量网络局部特性的指标已被广泛应用，但是超网络当中的聚合系数定义并不完全一致。

在这里，特征提取选取 3 个不同定义的聚合系数[375]，这 3 个不同的聚合系数表现的角度各有不同。第一类聚合系数 HCC^1 计算了节点 v 的邻接节点的数量，有连接但不促进；第二类聚合系数 HCC^2 计算了节点 v 的邻接节点的数量，有连接并且促进；第三类聚合系数 HCC^3 计算了节点 v 相邻的超边之间的重叠量，以下是有关公式：

$$\text{HCC}^1(v) = \frac{2 \sum\limits_{u,t \in N(v)} I(u,t,\neg v)}{|N(v)|(|N(v)-1|)} \tag{9-9}$$

$HCC^1(v)$ 表示第一类聚合系数；u、t、v 表示节点。$N(v) = \{u \in V : \exists e \in E, u, v \in e\}$，$V$ 表示节点集，E 表示边集，e 表示超边，$N(v)$ 表示包含节点 v 的超边含有的其他节点的集合。如果 $\exists e_i \in E$，如 $u, t \in e_i$，但是 $v \notin e_i$，则 $I(u, t, \neg v) = 1$，否则 $I(u, t, \neg v) = 0$。

$$HCC^2(v) = \frac{2 \sum\limits_{u, t \in N(v)} I'(u, t, v)}{|N(v)|(|N(v)| - 1)} \tag{9-10}$$

$HCC^2(v)$ 表示第二类聚合系数，u、t、v 表示节点。$N(v) = \{u \in V : \exists e \in E, u, v \in e\}$，$V$ 表示节点集，E 表示边集，e 表示超边，$N(v)$ 表示包含节点 v 的超边含有的其他节点的集合。如果 $\exists e_i \in E$，如 $u, t, v \in e_i$，则 $I'(u, t, v) = 1$，否则 $I'(u, t, v) = 0$。

$$HCC^3(v) = \frac{2 \sum\limits_{e \in S(v)} (|e| - 1) - |N(v)|}{|N(v)|(|S(v)| - 1)} \tag{9-11}$$

$HCC^3(v)$ 表示第三类聚合系数，v 表示节点。$|e|$ 表示超边包含的节点数量。$N(v) = \{u \in V : \exists e \in E, u, v \in e\}$，$V$ 表示节点集，E 表示边集，e 表示超边，$N(v)$ 表示包含节点 v 的超边含有的其他节点的集合。$S(v) = \{e_i \in E : v \in e_i\}$，$v$ 表示节点，e_i 表示超边，$S(v)$ 表示包含节点 v 的超边的集合。

这 3 种聚合系数都从不同的角度反映了超网络的局部聚类属性。对于每一种聚合系数的定义，从连接超网络中分别提取作为特征。多元线性回归分析被用于评估混杂因素年龄、性别和受教育程度对每个网络属性的影响（自变量：年龄、性别和受教育程度）。由于 3 种不同定义的聚合系数是局部属性，为了简便，计算每一个被试（对 90 个脑区进行平均）的平均聚合系数（平均 HCC^1、平均 HCC^2 及平均 HCC^3），以此作为自变量进行多元线性回归。结果表明，网络属性与混杂变量之间没有显著的相关性。

9.3.6 特征选择与分类

提取自超网络中的特征可能会包含一些无关或冗余的特征，为了选择一部分关键特征用于分类，根据统计学上的差异性分析来选择最具判别性的特征，针对抑郁症患者和正常人的 270 个节点属性进行组间 KS 非参数置换检验[386]，之后进行 FRD 校验（$q = 0.05$）[276]。将 KS 非参数置换检验后具有显著组间差异的局部属性作为分类特征进行分类模型构建。

使用 RBF 核函数进行分类，留一交叉验证用来评估分类性能。假设有 N 个特征，将每个特征单独作为测试集，剩余的 $N-1$ 个特征作为训练集。训练集利用 K 折交叉验证方法进行参数 c、g 的寻优[387]，取使训练集验证分类正确率最高的那组 c 和 g 作为最佳参数，以此来建立不同的模型（N 个），由此进行分类测试并取这 N 个模型的分类正确率的平均数作为此次分类结果。对于分类特征，需要计算其平均值和标准偏差进行标准化。在基于 Group LASSO 的方法中，由于初始种子点随机选取会影响最终的分类结果，进行 50 次实验选取算术平均值作为最后的分类结果。

9.4　网络结构及异常拓扑属性对比分析

基于 3 种方法分别构建超网络，指标选择及分类结束后，我们分别针对 3 种方法构建超网络的网络结构、异常脑区、分类性能进行对比分析。

9.4.1　3 种方法的网络结构比较

为了确定 3 种方法构建的超网络是否存在显著差异，做了以下分析。

分别在正常组和抑郁组中选取被试，对其构建的超边进行分析。分别计算 3 种方法下构建的超边的边度，超边边度分布情况如图 9-2 所示。

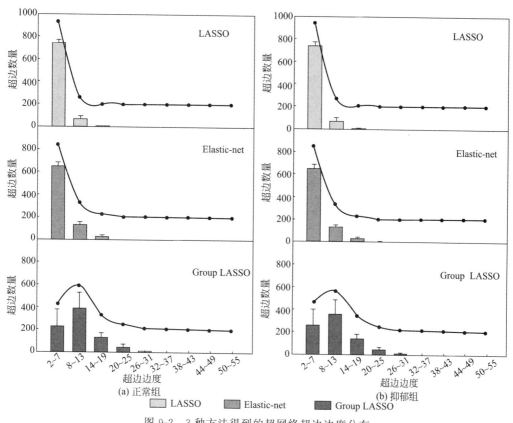

图 9-2　3 种方法得到的超网络超边边度分布

结果表明，无论是抑郁组还是正常组，基于 LASSO 方法与 Elastic-net 方法构建的超边边度大部分在 2～7 的范围，分布比例情况也较为接近。基于 Group LASSO 方法构建的超边则较为特殊，超边边度范围较大，分布也比较离散。

对于每一个脑区，关于 3 种不同定义的聚合系数，计算 3 种方法构建的超网络下每组被试的平均值，把得到的数据进行标准化。按照 LASSO 方法下计算的指标值的大小对脑区进行排序，其他两种方法也按照这种脑区排序以便于比较（图 9-3 为正常组，图 9-4 为抑郁组）。同时，为了验证不同方法所得到的网络指标的关联，我们进行了回归分析。结果表明，LASSO 方法与 Elastic-net 方法关联性强，与 Group LASSO 方法关联性弱（图 9-3 和图 9-4）。

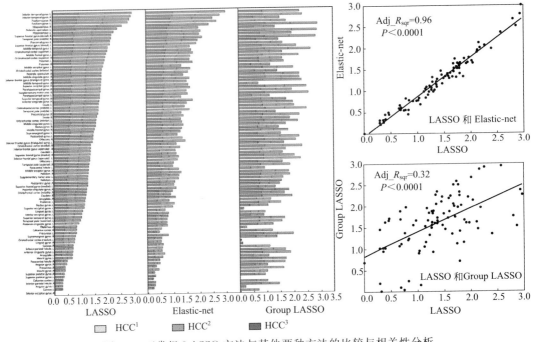

图 9-3　正常组 LASSO 方法与其他两种方法的比较与相关性分析

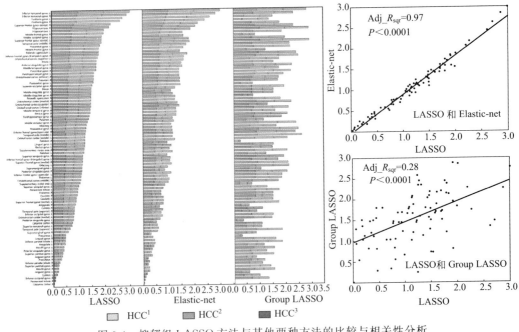

图 9-4　抑郁组 LASSO 方法与其他两种方法的比较与相关性分析

计算每一个被试（对 90 个脑区进行平均）的平均聚合系数（平均 HCC[1]、平均

HCC^2 及平均 HCC^3），用非参数置换检验比较抑郁组及正常组 3 种方法构建的超网络关于平均 HCC^1、平均 HCC^2 及平均 HCC^3 的差异（FDR 校验）。图 9-5 展示了 3 种超网络的平均聚合系数的情况，结果显示 3 种超网络结构存在差异。

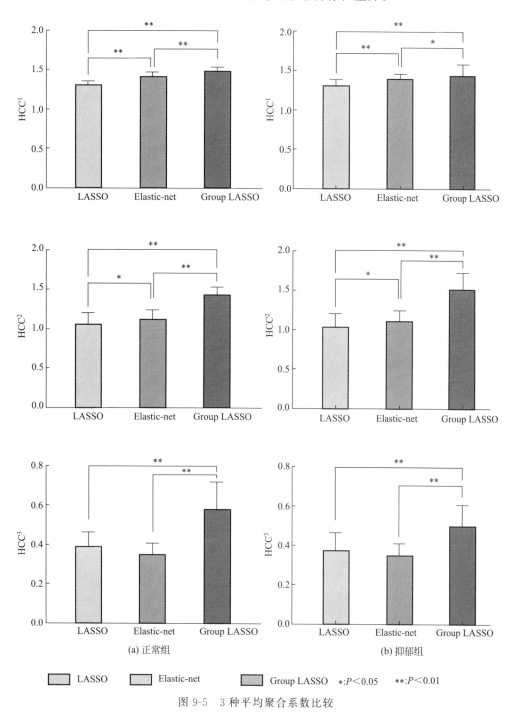

(a) 正常组　　　　　　　　　　　　　(b) 抑郁组

LASSO　　Elastic-net　　Group LASSO　*:$P<0.05$　**:$P<0.01$

图 9-5　3 种平均聚合系数比较

9.4.2 异常脑区

在 3 种方法下分别进行超网络构建并提取特征，对于每一个特征，用非参数置换检验评估所有被试抑郁组和正常组之间的差异（FDR 校验）。表 9-1 和图 9-6 分别列出了 3 种不同超网络构建方法下所得到的具有显著差异的大脑区域。

表 9-1 异常脑区和显著性

测试区域	P 值		
	HCC^1	HCC^2	HCC^3
LASSO			
Left supramarginal gyrus	**0.048**	0.214	0.118
Left rolandic operculum	0.118	0.118	**0.007**
Right rolandic operculum	0.303	0.094	**0.045**
Left superior frontal gyrus,medial	0.207	0.055	**0.007**
Right parahippocampal gyrus	0.638	**0.015**	**0.005**
Left thalamus	0.294	**0.049**	0.252
Left putamen	0.214	0.122	**0.047**
Right middle frontal gyrus	**0.019**	0.157	0.169
Left lingual gyrus	**0.017**	0.260	0.109
Right inferior occipital gyrus	0.060	**0.039**	**0.045**
Right fusiform gyrus	0.792	**0.047**	0.612
Right Paracentral lobule	0.393	**0.049**	0.090
Left middle temporal gyrus	0.804	**0.037**	0.181
Elastic-net			
Right middle frontal gyrus	**0.009**	0.066	0.573
Left inferior frontal gyrus,orbital part	**0.043**	**0.043**	0.303
Left rolandic operculum	**0.040**	0.087	**0.038**
Right rolandic operculum	**0.045**	**0.045**	0.053
Right supplementary motor area	**0.024**	0.091	**0.049**
Left superior frontal gyrus,medial	0.332	0.286	**0.047**
Left median cingulate and paracingulate gyri	0.850	**0.040**	**0.021**
Right parahippocampal gyrus	0.313	**0.019**	0.080
Left lingual gyrus	0.090	0.098	**0.008**
Right Paracentral lobule	0.612	0.229	**0.017**
Left putamen	**0.047**	**0.011**	**0.041**
Left inferior temporal gyrus	0.665	**0.008**	0.994
Group LASSO			
Left inferior frontal gyrus,triangular part	**0.007**	0.968	0.063

续表

测试区域	P 值		
	HCC[1]	HCC[2]	HCC[3]
Group LASSO			
Left inferior frontal gyrus,orbital part	**0.017**	0.817	**0.007**
Right rolandic operculum	0.265	0.991	**0.003**
Left median cingulate and paracingulate gyri	**0.038**	0.461	**0.005**
Right median cingulate and paracingulate gyri	**0.012**	0.201	**0.001**
Right posterior cingulate gyrus	0.303	0.341	**0.001**
Right hippocampus	**0.001**	0.058	**0.017**
Right parahippocampal gyrus	**0.006**	0.586	**0.016**
Right lingual gyrus	0.351	**0.006**	0.665
Right angular gyrus	**0.004**	**0.045**	0.080
Left precuneus	0.252	0.322	**0.005**
left Paracentral lobule	0.094	0.147	**0.009**
Right Paracentral lobule	0.252	0.586	**0.002**
Left thalamus	0.087	**0.002**	0.404

注：黑体表示 $P < 0.05$。

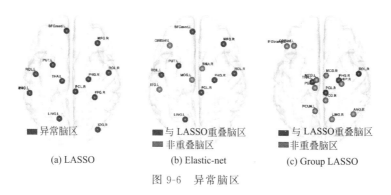

(a) LASSO　　　　(b) Elastic-net　　　　(c) Group LASSO

图 9-6　异常脑区

比较发现，LASSO 方法与 Elastic-net 方法得到的重叠区域更多，包括部分额叶区域（左侧内侧额上回、右侧额中回、右侧中央旁小叶），双侧额盖区，部分边缘系统区域（右侧海马旁回），部分基底核区域（左侧豆状壳核），部分枕叶区域（左侧舌回）。LASSO 和 Elastic-net 方法构建的超网络结构相似，所以得到的重叠区域更多，Group LASSO 方法则表现出完全不同的结果。与 LASSO 方法相比，Group LASSO 方法得到的非重叠区域更多，包括左侧三角部额下回、左侧眶部额下回、左侧中央旁小叶、左侧内侧和旁扣带脑回、右侧内侧和旁扣带脑回、右侧后扣带回、右侧海马、右侧角回、左侧楔前叶以及右侧舌回。这些脑区主要集中在额叶和边缘系统中。

9.4.3　分类性能

通过测量分类正确性（被正确识别被试的比例）、敏感度（正确识别的患者的比

例）、特异度（正确识别的正常人的比例）及平衡正确率（balanced accuracy，BAC）
来评估分类性能。此外，BAC 被定义为敏感度和特异度的算术平均值，可以避免不平
衡数据集的膨胀性能[388]。

本章评估了 3 种基于超网络的脑网络分类方法的分类性能，并且与传统的基于连接
网络的分类方法（表示为 TCN）进行了比较。传统连接网络方法采用基于皮尔逊相关，
在稀疏度为 5%～40% 下构建所有被试的功能脑网络，进行度、中间中心度、节点效率
3 个局部指标的计算。为表征指标在所选阈值空间内的整体特性，计算每个指标的
AUC 值，选择 KS 非参数置换检验后具有显著组间差异的局部属性的 AUC 值作为分类
特征，比较方法的分类结果汇总在表 9-2 中。

表 9-2　不同方法的分类性能

方法	正确率/%	敏感性/%	特异性/%	BAC/%
传统方法	71	79	64	71.5
LASSO 方法	83.33	84.21	82.14	83.175
Group LASSO 方法	80.30	84.21	75	79.60
Elastic-net 方法	86.36	92.10	81.57	86.83

为了比较 3 种方法所选特征的重要程度（对分类的贡献程度），将基于 LASSO 方
法得到的显著组间差异的脑区分别与其他两种方法得到的结果进行比较，将两种方法之
间（基于 LASSO 的方法与基于 Elastic-net 的方法，基于 LASSO 的方法与基于 Group
LASSO 的方法）没有重复出现的脑区进行组合，在此基础上利用 Relief 算法[389] 计算
这些脑区对应的特征值的分类权重并进行比较，结果如图 9-7 所示。结果表明，与
LASSO 方法相比，Elastic-net 方法得到的分类权重较高，Group LASSO 方法得到的分
类权重较低。

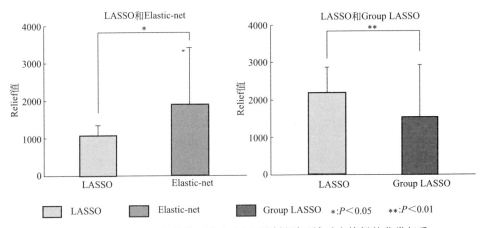

图 9-7　LASSO 方法与其他两种方法间不同判别区域对应特征的分类权重

在 4 种方法中，使用基于 Elastic-net 的超网络构建方法进行分类可以得到最好的分类
效果，因此基于此方法分析抑郁症患者与正常人之间超网络的差异，根据基于 Elastic-net
方法得到的具有显著组间差异的脑区（表 9-1）分别计算抑郁组和正常组的平均超边。首

先，对于每一组被试，根据固定的 λ_1 值和式（9-7）构造超边，计算每组超边中每个脑区的出现数量。然后，计算所有被试的平均超边度，表示为 d，如果 d 不是一个整数，则四舍五入 d 到最接近的整数（大于或等于）。最后，将每组超边中脑区的出现次数从大到小排列，选择前 d 个脑区构建相应的平均超边。图 9-8 所示为建立在 12 个脑区且参数 $\lambda_1=0.3$ 的平均超边。图 9-8 中的每个子图左边表示正常组的超边，右边表示抑郁组的超边。

从图 9-8 中可以看出抑郁组和正常组所构建的超边是有差异的，以右侧额盖区[图 9-8(d)]为例，在抑郁组中，基于右侧额盖区（ROL.R）所构建的超边中，主要与右侧中央旁小叶（PCL.R）、左侧楔叶（CUN.L）、左侧颞横回（HES.L）、右侧颞横回（HES.R）、左侧距状裂周围皮层（CAL.L）与左侧颞上回（STG.L）相互作用；而在正常组中，右侧额盖区（ROL.R）主要与右侧中央后回（PoCG.R）、右侧缘上回（SMG.R）、左侧颞上回（STG.L）、左侧颞横回（HES.L）与右侧颞横回（HES.R）相互作用。

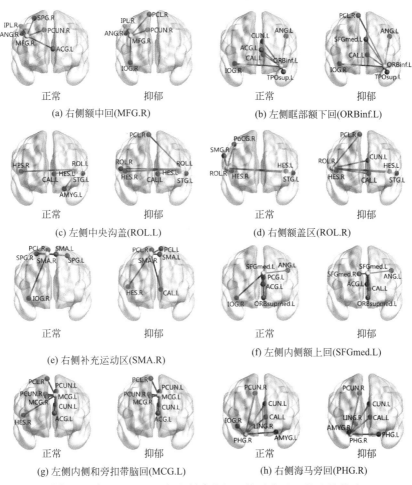

(a) 右侧额中回(MFG.R)　　(b) 左侧眶部额下回(ORBinf.L)

(c) 左侧中央沟盖(ROL.L)　　(d) 右侧额盖区(ROL.R)

(e) 右侧补充运动区(SMA.R)　　(f) 左侧内侧额上回(SFGmed.L)

(g) 左侧内侧和旁扣带脑回(MCG.L)　　(h) 右侧海马旁回(PHG.R)

图 9-8　由 Elastic-net 方法创建的超网络异常脑区的连接模式

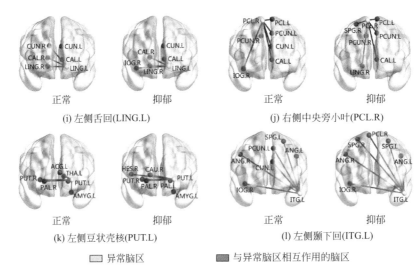

(i) 左侧舌回(LING.L)　　　　(j) 右侧中央旁小叶(PCL.R)

(k) 左侧豆状壳核(PUT.L)　　　　(l) 左侧颞下回(ITG.L)

□ 异常脑区　　　■ 与异常脑区相互作用的脑区

图 9-8（续）

9.5 讨 论 分 析

在基于超网络的脑网络分类中，网络构建非常关键。在现有研究中已经提出了超网络构建方法，然而由于脑区之间的组效应，在建立超边时一些相关的脑区无法选择出来。本章为了解决这个问题，提出了新的超网络构建方法，即基于 Elastic-net 的超网络构建方法和基于 Group LASSO 的方法。在 Jie 等[87] 提出的基于 LASSO 的超网络构建方法中，求解稀疏线性回归模型的优化目标函数中包括损失函数和 l_1 范数惩罚项，l_1 惩罚的性质使它可以同时进行连续的压缩和变量的自动选择。基于 Elastic-net 的方法是在此基础上加了一个 l_2 范数惩罚项。有研究[91,369] 表明，l_2 范数项可以对自变量间的高度相关性进行有效的调整，使模型可以自动选取相关变量组。基于 Group LASSO 的方法是使用 $l_{2,1}$ 范数通过对变量的分组因子引入惩罚函数进行变量选择，可以在预先定义的变量组的基础上进行变量选择。

3 种方法构建的超网络存在差异。在超边边度的分析中，抑郁患者和正常组有类似的分布。基于 LASSO 方法与 Elastic-net 方法构建的超边边度分布范围与平均值情况较为接近。基于 Group LASSO 方法构建的超边则差异较大，超边边度范围分布在 2～55 的范围内，较为松散，并且存在节点数比较多的一些超边。可以得到这样的结论：原有方法 LASSO 得到的超网络与基于 Elastic-net 方法得到的超网络网络结构相似，与基于 Group LASSO 方法得到的超网络网络结构差异较大。这一结论在后面的指标比较中同样得到验证。在构建超边时，使用 LASSO 方法只能选择存在组效应的脑区中的一个；Elastic-net 方法通过添加 l_2 范数来帮助选择组效应中的相关脑区，可以选择存在组效应的脑区中的一些；Group LASSO 方法当组中一个脑区被选定有关时，组中的全部脑区即被认为有关。因此，LASSO 方法最严格，Group LASSO 最宽松，Elastic-net 方法居中。

在指标的关联分析上，得到了类似的结论。在每一组（抑郁组和正常组）下，关于脑区对每一组所有被试的指标进行平均，标准化后进行脑区的排序。并且对基于 LASSO 方法得到的指标值与其他两种方法分别进行线性回归分析，发现基于 Elastic-net 方法与基于 LASSO 方法构建的超网络的脑区排序结果具有显著关联（正常组：$Adj\_R_{sqr}=0.96$，抑郁组：$Adj\_R_{sqr}=0.97$）。基于 Group LASSO 方法得到的脑区排序结果与基于 LASSO 的方法差异较大（正常组：$Adj\_R_{sqr}=0.32$，抑郁组：$Adj\_R_{sqr}=0.28$）。

此外，在平均聚合系数的分析中（平均 HCC^1、平均 HCC^2 及平均 HCC^3），无论是抑郁组还是正常组，统计分析显示，平均 HCC^1 和平均 HCC^2 在 3 种超网络构建方法之间均出现显著差异。对于平均 HCC^3，显著差异出现在基于 Group LASSO 方法与其他两种方法中，没有显著差异（$P>0.05$，FDR 校验，$q=0.05$）出现在基于 LASSO 的方法与基于 Elastic-net 的方法中。所以，上述结果表明，3 种方法构建网络均存在结构上的差异。比较而言，LASSO 方法与 Elastic-net 方法构建的超网络结构相似，与 Group LASSO 方法构建的超网络结构差距较大。同时，LASSO 方法最严格，Group LASSO 方法最宽松，Elastic-net 方法居中。分析其潜在原因，认为组效应的存在及对组效应不同的解决程度导致了这一结果。

不同方法利用统计分析得到的显著差异区域并不相同。比较而言，LASSO 方法与 Elastic-net 方法得到的重叠区域更多，Group LASSO 方法则表现出相反的结果。这一结果从另一个角度也验证了之前所得到的结论。

基于 Elastic-net 方法构建超网络进行分类可以得到最好的分类效果，因此下面对这种方法得到的异常脑区进行分析。基于 Elastic-net 方法构建超网络，利用统计分析计算方法可以得到 12 个异常脑区，包括部分额叶区域（包括右侧额中回、左侧眶部额下回、右侧补充运动区、左侧内侧额上回及右侧中央旁小叶）、双侧额盖区、部分边缘系统区域（左侧内侧和旁扣带脑回、右侧海马旁回）、部分基底核区域（左侧豆状壳核）、部分颞叶区域（左侧颞下回）及部分枕叶区域（左侧舌回）。这些脑区与之前的一些文献中提到的结果是一致的（表 9-3）。脑网络研究的价值强调网络的改变，分析了基于 Elastic-net 方法得到的具有组间差异的大脑区域与其他区域之间的连接模式，发现抑郁组与正常组中这些区域之间的相互作用模式是不同的。

表 9-3　异常区域及其引用文献

测试区域	引用
right middle frontal gyrus	Guo 等[286]
left inferior frontal gyrus，orbital part	Jin 等[55]，Lord 等[215] 及 Guo 等[286]
rolandic operculum	Zhu 等[390]
right supplementary motor area	Liu 等[391]
left superior frontal gyrus，medial	Jin 等[55]
left median cingulate and paracingulate gyri	Guo 等[286] 及 Zhu 等[390]
right parahippocampal gyrus	Qiu 等[392]
left lingual gyrus	Lord 等[215] 及 Qiu 等[392]
right Paracentral lobule	Lord 等[215] 及 Gong 等[393]

测试区域	引用
left putamen	Qiu 等[392]
left inferior temporal gyrus	Gong 等[393]

　　将 3 种超网络构建方法及基于相关的方法分别应用于 38 例抑郁症患者及 28 例正常被试中进行分类。结果表明，基于超网络的脑网络分类方法可以提高分类性能，并且在提出的两种超网络构建方法中，分类正确率都可以超过 80%。在此基础上，基于 Elastic-net 的超网络构建方法的分类效果表现最好，当参数 $\lambda_2 = 0.2$ 时，正确率达到 86.36%。基于 Group LASSO 的超网络构建方法进行分类，最后得到的分类结果没有原有方法的结果好，其潜在的原因在于 k-medoids 聚类方法引入了不确定性参数，而且这种方法容易陷入局部最优。虽然采用了 k-means++ 思想对初始点的选择进行了优化，但是第一个初始聚类中心的随机选择还是会导致结果的不稳定。此外，Group LASSO 不具有组内变量选择的灵活性。

　　基于 LASSO 方法与 Elastic-net 方法得到两组具有组间差异的脑区，利用 Relief 算法计算两组脑区中非重叠的脑区对应的特征值的分类权重。Relief 算法是一种特征权重算法，其根据各个特征和类别的相关性赋予特征不同的权重。特征的权重越大，表示该特征的分类能力越强；反之，表示该特征的分类能力越弱[389]。计算结果显示，基于 Elastic-net 方法得到的特征的权重值明显大于基于 LASSO 方法得到的特征的权重值。同样的，关于 LASSO 方法与 Group LASSO 方法比较，计算结果显示基于 LASSO 方法得到的特征的权重值明显大于基于 Group LASSO 方法得到的特征的权重值。这一结果暗示，适中的连接构建约束（Elastic-net 方法）可以得到更为有效的分类特征，而过于严格（LASSO 方法）或宽松（Group LASSO 方法）的构建策略，均无法达到满意效果。

　　在目前的研究中，有两个主要的潜在局限。首先，实验中采用的超网络网络模型参数是最稀疏解对应参数的比例值，由于技术限制，构建超网络模型参数的精确值很难确定；其次，Group LASSO 方法中聚类初始种子点的随机选取及聚类数量 k 的不同会造成网络结构及分类结果的不唯一，因此建立更加稳定的超边被期望用来进一步改善超网络。

9.6　参　数　影　响

　　本章所提出的分类方法的分类性能依赖于一些参数的选择，如聚类数量 k、超网络构建模型参数 λ_1 和 λ_2、SVM 模型参数 c 和 g 及特征数目。为了探讨这个问题，基于 Group LASSO 及 Elastic-net 的脑网络分类方法进行了实验。

9.6.1　聚类数量 k 的影响

　　参数 k 是 Group LASSO 方法中进行聚类的组数，选取不同的 k 会得到不同的网络结构及分类结果。为了比较 k 对于分类性能的影响，设置 k 的变化范围为 $[6,90]$，步长为 6。由于第一个初始种子点的随机选择会造成结果的差异，分别在每一个 k 值下进行 50 次实验，选取正确率的算术平均值作为最后的分类结果。图 9-9 展示了实验结果，结果显示当 $k=48$ 时，表现出最高正确率，达 80.30%。

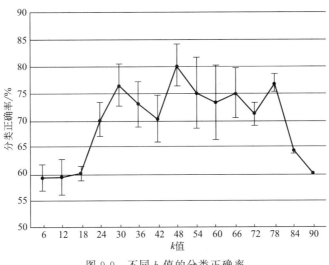

图 9-9　不同 k 值的分类正确率

9.6.2　正则化参数 λ_1 和 λ_2 的影响

参数 λ_1 是 l_1 范数项的正则化参数，偏向于控制模型稀疏，参数 λ_2 是 l_2 范数项的正则化参数，偏向于鼓励组影响，不同的 λ_1 和 λ_2 的选择会得到不同的解决方案。在构建超网络时，固定 λ_2 值，通过变化特定范围内的 λ_1 值产生一组超边。为了探讨 λ_1 和 λ_2 对该方法分类性能的影响，采用 9 个不同的 λ_2 值 $(0.1,0.2,\cdots,0.9)$，在每一个 λ_2 值下分别采用 9 组 λ_1 值构建超边，即 $\{0.1\},\{0.1,0.2\},\{0.1,0.2,0.3\},\cdots,$ $\{0.1,0.2,\cdots,0.9\}$，以此构建超网络提取特征进行分类，分类结果如图 9-10 所示。结果显示，当 $\lambda_2=0.4$，λ_1 使用 $\{0.1,0.2,\cdots,0.6\}$ 时，表现出最高正确率，达 87.87%。当 λ_1 使用 $\{0.1\}$ 时，分类正确率低于 60%，是因为当 λ_1 只使用一个值时，有一些节点只包含于一条超边，此时计算出的 HCC_3 值分母为零，因此无法有效创建模型进行分类。

9.6.3　SVM 分类参数 c 和 g 的影响

SVM 分类器在各领域的应用都比较广泛，而在分类时选择核函数是关键，在实验中则选用 RBF 核函数。SVM 模型的两个参数，即惩罚因子 c 和核参数 g 对分类影响比较大。找到最优参数组 (c,g) 可以使 SVM 具有较好的分类性能。对于取定的 c 和 g，把训练集作为原始数据集，利用 k 折交叉验证方法[387] 得到在此组 c 和 g 下训练集验证的分类正确率，最终将训练集的验证分类正确率最高的那组 c 和 g 作为最佳的参数。设置参数 c 和 g 的变化范围为 $[2\sim8,28]$，步长为 1。图 9-11 所示为将分类特征作为训

练集来进行 c，g 参数寻优的结果。结果显示，当 $c=256$，$g=0.0078$ 时，训练集验证分类正确率最高达 90.90%。

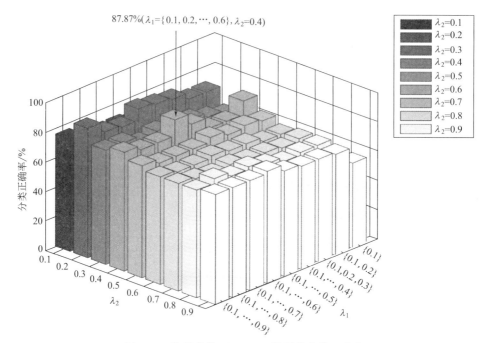

图 9-10　构建参数（λ_1，λ_2）得到的分类正确率

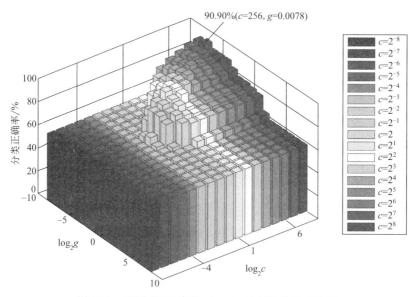

图 9-11　不同 SVM 参数（c，g）的训练分类正确率

9.7　本章小结

原有的超网络是使用 LASSO 方法求解稀疏线性回归模型进行构建的，此方法的局限是在建立超边时脑区之间的组效应使一些相关的脑区无法选择出来。为了解决这个问题，使用基于 Elastic-net 的方法和基于 Group LASSO 的方法来构建超网络，同时进行了超边分析、脑区指标分析及平均指标分析。结果均暗示着 3 种方法构建的超网络存在结构上的差异，即基于 LASSO 方法构建的超网络与基于 Elastic-net 方法构建的超网络结构相似，而与基于 Group LASSO 方法构建的超网络结构差异较大。对于网络构建约束条件而言，LASSO 方法最严格，Group LASSO 最宽松，Elastic-net 方法居中。分析其潜在原因，本章认为组效应的存在及对组效应不同的解决程度导致了这一结果。不同的约束条件造成了分类正确率的变化。分类结果表明，基于 Elastic-net 的超网络构建方法的分类效果表现最好，基于 Group LASSO 方法的超网络构建方法没有原有方法的结果好。同时，与 LASSO 方法相比，Elastic-net 方法得到的分类权重较高，Group LASSO 方法得到的分类权重较低。这一结果暗示着，适中的连接构建约束（Elastic-net 方法）可以得到更为有效的分类特征，而过于严格（LASSO 方法）或宽松（Group LASSO 方法）的构建策略均无法达到令人满意的效果。

第 10 章　节点规模对脑网络拓扑指标的影响

先前的研究已经证明，在正常对照中，脑网络的节点规模对网络拓扑属性存在极大的影响。但在脑疾病状态下，尚不明确这种影响是否仍然存在，以及网络节点规模是否会影响到网络拓扑属性的组间分析结果。本章重点关注了疾病状态下脑网络节点规模对网络拓扑属性的影响，同时考察了节点规模对网络拓扑属性在进行组间统计分析时的影响。本章为在脑网络进行组间差异比较时进行节点尺度选择提供了有益的参考。同时也证明了在分析脑网络拓扑属性时，特别是在组间统计分析时，不能忽视网络规模对结果的影响。

10.1　节点规模对网络拓扑的影响

复杂网络与静息态磁共振影像的结合，为从系统、全局、整体的角度探究人脑提供了重要的方法。近年来这一方法得到了长足的发展，并取得了一系列有意义的成果。但到目前为止，仍然有很多问题困扰着我们。其中一个重要的问题便是，我们仍然没有找到一种可以广泛接受的节点定义方法。不同的节点定义，将直接影响全脑网络功能特化的解释。同时，网络节点的规模将对网络的拓扑属性产生不可忽视的影响。目前的研究中，节点定义方法主要采用的是利用先验的解剖模板来进行脑区的划分，如 AAL[35]、ANIMAL[394] 模板等。这些模板往往是针对某一个或几个样本，人为地进行脑区的分割，再通过标准化方法，映射到新的样本中。这一方法简单有效，但却存在一定的缺陷。第一，对于脑区的分割而言，目前我们尚没有一个可以广泛接受的黄金标准。在一些特定的区域中，特别是在皮层上，仍然没有明确的边界可以进行区域的分割。第二，利用解剖模板实现的脑区划分，其所划分的脑区大小差异很大，从数十个体素到上千个体素。以 AAL 模板为例，双侧额中回共包含了近 10 000 个体素，而双侧杏仁核却只包含 400 个体素。脑区体素规模的巨大差异对于脑网络的构建，特别是脑区间的关联计算存在着巨大的影响[395]。第三，对于划分过大的脑区，其很有可能包含了来自不同功能亚区的信号，这将会导致对于特定脑区的结论变得很难解释。

近年来，为了避免上述问题的出现，一些研究提出了新的节点定义方法。Hagmann 等[396] 利用 DTI 影像数据，通过随机种子点方法，定义了 506、1013、2026 及 4052 共 4 种不同节点规模模板。利用相同的方法，Honey 等[397] 定义了低分辨率（66 个节点）和高分辨率（998 个节点）两个模板。另外一些研究则通过对体素进行融合来实现模板定义。Simon 等[398] 利用体素平均时间序列的同步性进行相似体素的合并，Grill-Spector 等[399] 则单纯地利用体素间的解剖距离实现体素间的聚类，而 Penny 等[400] 则综合考虑激活体素的空间物理位置及其激活的幅度来达到同样的目的。随后，另外一些研究则利用体素来进行节点定义[39,110,401]。在这种方法中，每个体素被认为是网络中独立的节点，但随之带来的是庞大的计算成本。

不同尺度的节点规模对功能连接的计算产生极大的影响的同时，对网络的拓扑属性仍然具有决定性的作用[395]。选择合理的节点规模，是我们理解网络拓扑属性及相关结论的重要前提。需要注意的是，之前的研究针对的均为正常被试。对于脑疾病患者而言，其脑网络拓扑属性是否也会受到同样的影响？同时，在脑疾病状态下，在某个节点规模下得到的结论，在其他节点规模下是否仍然存在或者发生变化？这些问题据作者所知，尚没有明确结论。

本章假设，在脑疾病状态下，网络拓扑属性同样受到节点规模的影响。同时，不同的节点规模下，一些网络拓扑属性的组间统计显著性会出现差异。为证明此假设，本章选择抑郁症为疾病模型，计算了图论分析研究中最基本的网络拓扑属性，包括功能连接、网络连通性、聚合系数、特征路径长度及小世界属性等。通过 5 种不同规模的节点定义，定量的分析节点规模对于上述拓扑指标的影响，并且比较其在正常人及抑郁症患者中的相似性及差异性。为今后在进行组间指标差异分析时，对于节点尺度的选择提供重要的参考依据。

10.2　多节点规模定义的网络构建

本节主要从节点定义、连接定义、阈值的选取方面介绍多节点规模定义的网络构建，从而进行脑网络指标的选取。除此之外，针对不同的节点规模，我们还完成了相应的随机网络构建。在此基础上，我们针对不同尺度的网络指标是否存在显著差异，以及正常组与抑郁组在不同尺度上是否存在组间差异，进行了统计分析。

10.2.1　节点定义

在节点的定义上，本章以 AAL 模板为基础，通过随机种子的设置，对 AAL 原有脑区进行细分，以实现不同规模节点的定义。具体方法如下：首先，设置 N 为预期的节点数。在研究中，尝试了 250、500、1000、1500 共 4 个节点数，加上原有 AAL 模板 90 节点的定义，共得到 5 个不同的节点规模。接下来，计算得到原有 AAL 模板中每个脑区占所有脑区的体素比例 V。然后，根据预设的节点数 N，可计算得到 AAL 原有脑区可细化的子区域的个数 $k=VN$，即脑区 BR 在 N 的节点规模下，应该细分为 k 个子区域。此后，令脑区 BR 设置 k 个随机种子体素 $S=s_1,s_2,s_3,\cdots,s_k$，然后依次计算所有剩余体素与 S_i 种子体素的距离。在此，课题组采用动态随机种子点的设置方法，即在计算距离之后，当前体素 V 与距离最近的体素 S_i 组合，形成新的子区域，并且将 V 和 S_i 的物理中心设置为生成新的种子体素。依次循环，直至脑区内所有体素均划分完成。至此，脑区 BR 便完成了 k 的划分。当所有脑区完成划分后，即可得到预期节点规模 N 下的脑区划分。

需要注意的是，在脑区划分时，目前采用的方法下，只面对独立的 AAL 脑区划分。对于 AAL 模板中的相邻脑区，即便其体素距离更近，目前我们仍不进行划分。此外，子区域个数 k 往往不是一个整数。在这种情况下，采用四舍五入方式进行。所以，实际生成的节点数与预期设置 N 会存在细微的偏差。

将上述过程重复 4 次，分别设置 N 为 250、500、1000 及 1500。5 个尺度下，所得到的脑区个数分别为 90、256、497、1003 及 1501。结合原有 AAL 模板，本章一共完成了 5 种节点规模的定义，分别标记为 AAL90、Parc256、Parc497、Parc1003 及 Parc1501，其中前缀 AAL 表示采用原有 AAL 模板，Parc 表示此定义采用上述算法生成。每个节点规模下的详细体素数量如表 10-1 所示。5 个节点的定义示意图如图 10-1 所示。

表 10-1　不同节点规模下的节点体素数量统计

项目	AAL90	Parc256	Parc497	Parc1003	Parc1501
中位数	424	174.5	91	45	30
四分位数	287.5	134	70	32	21
比例/%	0.68	0.77	0.77	0.71	0.7

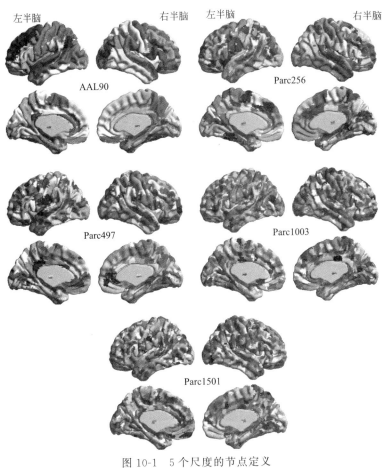

图 10-1　5 个尺度的节点定义

10.2.2　连接定义

研究中采用皮尔逊相关系数作为网络中连接的定义。首先，对每个节点的平均时间序列做多元线性回归，去除一些由头动所引起的伪差异。然后，用每个节点多元线性回归得到的残差两两之间做皮尔逊相关，求得任意两节点平均时间序列的相关系数，由此得到一个 $N \times N$ 的时间序列相关矩阵，其中 N 为节点数。最后，根据事先设定好的阈值将关联矩阵转化成二值矩阵，即当关联矩阵元素值大于该阈值时，则将二值矩阵的对应元素的值设为 1，否则为 0。本章将采用一系列连续的阈值，在一个阈值空间内构建脑网络。

10.2.3　阈值选择

在复杂网络比较研究中，由于图的规模及连接密度决定了度量指标的量化值，所以在进行复杂网络之间的拓扑属性的定量比较之前，必须对其进行控制。研究中采用稀疏度 S 来进行阈值设置，S 为网络中实际存在的边数与网络中可能存在的最大边数的比值。由于先前的研究发现，脑网络属于典型的低消耗网络，并表现出典型的小世界属性，所以利用小世界属性这一脑网络基本特性来进行阈值空间的设定，这样在保证小世界属性的同时，能最大限度地去掉伪连接。

由于研究中采用了 5 种不同的节点规模定义，其节点数各不相同。那么，根据上述原则所得的阈值空间，在 5 种节点规模下并不完全一致。为了在统一的空间内进行比较，研究以 90 个节点下的阈值空间 $S \in (8\%, 32\%)$ 为标准，并且在该阈值空间内以步长为 0.1 的所有稀疏度下，构建所有被试的脑功能网络。详细的阈值定义规则参见 2.3 节。

10.2.4　网络指标

大量的网络指标可以从不同层面刻画网络的拓扑属性[106]。研究中选择了几种较为基础的指标，即最大连通组件、特征路径长度、聚合系数及小世界标量。

若网络中任意两点间均有路径相连，则称这个网络是连通的，否则是非连通的。最大连通组件表征了网络的连通程度，可以通过最大组件个数与网络连接的比重来衡量网络连通的优劣。随着网络连通性的增加，网络中最大组件的个数趋于网络中的节点个数。

特征路径长度 L_p 是网络中任意两点间最短路径长度的平均值，是表征网络整体路由效率的指标。网络的特征路径长度越小，意味着在任意两点间进行网络传递时所经过的路径越少，网络的全局效率越高[131]。特别地，有部分网络是不连通的，这意味着在这个网络中会有两个节点间不存在连通路径。为了解决这个问题，我们利用调和平均数，而不是算术平均数，来计算网络的特征路径长度。

聚合系数 C_p 定义为给定节点的直接邻居间实际存在的边数与其理论上可能存在的最大边数之间的比值。网络的聚合系数则为网络中所有节点聚合系数的平均值，聚合系数反映了局部的连通性或者对于给定节点的邻居的模块性。网络的聚合系数越高，则意味着网络局部的连通性越好，其局部效率越高。

小世界标量 σ 的计算涉及两个指标，即标准化特征路径长度 λ 及标准化聚合系数 γ。这两个指标需要将网络的特征路径长度与聚合系数同对应的随机网络指标进行标准化计算（$\gamma = C_p / C_p^{rand}$，$\lambda = L_p / L_p^{rand}$）。典型的，一个小世界网络需要满足下面的条件：$\gamma > 1$ 且 $\lambda \approx 1$[125]，因此小世界指标 $\sigma = \gamma / \lambda$ 将会大于 1[130]。网络拓扑指标详细数学定义参见 3.1 节。

10.2.5　随机网络的构建

研究中，随机网络的生成算法采用 ER 随机网络[124]。ER 随机网络的生成可以简单表述为：假设网络中存在 N 个节点，给定概率 $P（0 \leqslant P \leqslant 1）$，使节点间的边以概率 P 进行判定生成且两两判定之间是独立的。

为了与所构建脑网络匹配，针对不同的节点规模，我们完成了相应的随机网络构建。需要说明的是，考虑到在大尺度节点规模下所需要的计算成本，研究中只计算了 10%、20% 及 30% 共 3 个稀疏度下的随机网络构建。所以，在小世界标量的计算中只做这 3 个稀疏度下的计算和分析。其中，AAL90、Parc256、Parc497 及 Parc1003 模板下，每个稀疏度构建了 100 个对应的随机网络，Parc1501 下则每个稀疏度构建了 40 个对应的随机网络。

10.2.6　统计分析

为了判断不同节点规模下网络指标是否存在显著的平均差异，以不同尺度为独立变量，对一些指标进行了独立重复测量方差分析。分析的目标是检测不同尺度对指标产生的影响，研究中设定 $\alpha = 0.05$，采用 FDR 校验方法。

为判断正常组及抑郁组的网络指标在不同尺度下是否存在显著的组间差异，我们对一些指标（如功能连接强度）或其在完整稀疏度下的 AUC（如全局属性）进行非参数置换检验。AUC 方法已有研究中有过相关报道，并被证明其对脑网络拓扑属性的改变是非常敏感的[20,131,402]。同时利用多元线性回归来去除性别和年龄对检验结果的影响（自变量：指标或 AUC，因变量：年龄及性别）。研究中设定 $\alpha = 0.05$，采用 FDR 校验。

10.3　不同节点规模对网络拓扑属性的影响

节点规模不同，对网络拓扑也会造成一定的影响。为了探讨这一问题，我们分别对不同尺度的功能连接、网络连通性、全局属性及小世界标量展开讨论。

10.3.1　对功能连接的影响

为了探究不同尺度对功能连接的影响，研究在抑郁组及正常组中分别完成了平均功能连接强度、被试差异及脑区差异的计算（图 10-2 和表 10-2）。平均功能连接强度为被试体素平均功能连接强度的算术平均，用以量化两个因素（疾病状态及节点规模）对功能连接强度的影响。被试差异表示被试间平均功能连接强度的标准差，用以表征被试间功能连接强度的稳定性。脑区差异表示各脑区功能强度的标准差的算术平均，用以表征脑区间功能连接强度的稳定性。上述指标在相似的研究中已经得以应用[403]，结果表明，无论正常组还是抑郁组，其网络平均功能连接强度均随着节点规模的增大而不断减少。图 10-2 为不同尺度下平均关联强度的概率密度分布图。图中每个尺度下的曲线非常相似，但是其平均值随着尺度的增加逐步趋向于零。同时，经过对比发现，从最小节点规模的 AAL90 到最大规模的 Parc1501，正常组下降的幅度为 36%，而抑郁组下降的幅度为 40%。同时，在对正常组及抑郁组进行平均功能连接的统计分析时发现，在 5 个不同尺度下，均不存在显著差异。上述结果暗示着节点规模对正常组及抑郁组平均功能连接强度均产生一定的影响，同时其影响的强度略有差异，但这一差别不足以产生显著的组间差异。需要注意的是，组间差异显著性随着节点规模的增加呈递减趋势，这提示我们不能排除在更大节点规模下组间会出现显著差异的可能。

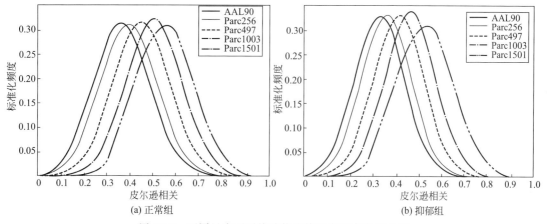

图 10-2　不同尺度下平均功能连接强度概率密度分析

表 10-2　不同尺度下正常组及抑郁组功能连接对比

组别	指标	AAL90	Parc256	Parc497	Parc1003	Parc1501
正常组	平均功能连接强度	0.58	0.51	0.46	0.4	0.37
	被试差异	0.10	0.11	0.11	0.10	0.10
	脑区差异	0.21	0.22	0.23	0.24	0.25
抑郁组	平均功能连接强度	0.55	0.47	0.42	0.36	0.33
	被试差异	0.13	0.13	0.13	0.12	0.12
	脑区差异	0.20	0.21	0.22	0.23	0.24
P 值	平均功能连接强度	0.39	0.41	0.40	0.22	0.22
	脑区差异	0.79	0.96	0.87	0.59	0.25

被试差异在正常组和抑郁症中，不同节点规模下均没有显著变化，说明节点规模对不同样本的功能连接计算没有显著影响。抑郁组的被试差异较正常组更高，说明抑郁症患者的功能连接个体差异更大，没有正常组稳定。脑区差异在正常人及抑郁症患者中，

均呈现出与节点规模的单增趋势。说明随着节点数的增加，节点平均体积减少，节点内的平均功能连接强度越来越不稳定。随着节点规模的增加，脑区差异的变化幅度两组间非常接近，分别为 19% 和 20%。同时，研究发现，在脑区差异的组间统计分析上，5 个尺度下组间均不存在显著差异（$P>0.05$）。上述结果说明，节点规模的变化对抑郁组和正常组组间差异不产生影响。与平均功能连接强度一样，脑区差异的组间差异显著性同样随着节点规模的增加呈递减趋势，提示我们不能排除在更大节点规模下组间会出现显著差异的可能。

同时，为了衡量脑区体积对其功能连接强度的影响，我们在每个尺度下对脑区平均功能连接强度与其对应的体素个数之间进行了关联分析（图 10-3）。关联计算采用 Spearman 相关方法。结果表明，无论正常组或是抑郁组，除 AAL90 模板外，其他模板下二者之间的平均关联值均在 0.2 以下。同时，随着节点规模的增加，其平均关联值呈逐步降低的趋势。在 AAL90 模板下，正常组及抑郁组的平均关联值均在 0.4 以上。这一结果说明，节点规模越小，节点的平均体积越大，对其自身功能连接强度的影响越大。这一影响在 AAL90 模板上较为显著，在其他模板下并不显著。此外，在每个节点规模下，我们均进行了组间统计分析。结果表明，所有 5 个节点规模，平均关联值均不存在显著差异（$P>0.05$）。这一结果暗示着，脑区体积对功能连接强度的影响在正常组和抑郁组中是一致的，并不因样本的疾病状态而产生变化。

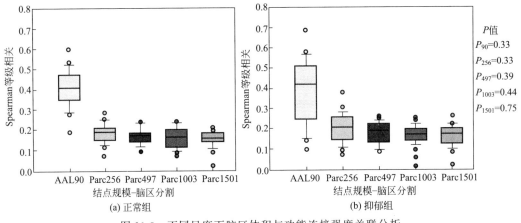

图 10-3　不同尺度下脑区体积与功能连接强度关联分析

10.3.2　对网络连通性的影响

为了判别不同节点规模对网络连通性的影响，我们在 8%～32% 的稀疏度空间下，分别计算了正常组和抑郁组的网络最大连通组件（图 10-4）。图 10-4 为组内网络最大连通组间的算术平均值作为稀疏度的函数表现。结果表明，正常组及抑郁组均表现出相同的变化趋势，随着稀疏度的增加，网络的连通性逐渐增强。在 30% 的稀疏度下，所有 5 个节点定义，其连通性均在 97% 以上。同时，在相同的稀疏度下，网络节点规模越大，其网络连通性越好。特别地，Parc1003 和 Parc1501 在完整稀疏度空间下，其网络连通性表现很好。在稀疏度为 9% 时，其最大连通组间可以超过 95%。

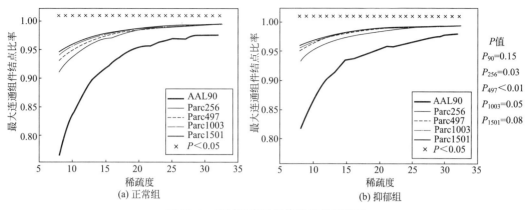

图 10-4　不同尺度对网络连通性的影响

此外，对不同节点规模及不同稀疏度下的组间差异进行了统计分析。结果显示，除最小（AAL90）和最大尺度（Parc1501）两个节点定义外，其余 3 个节点规模下抑郁症最大组件个数显著高于正常组（$P < 0.05$，双尾，校验）。这一结果说明，当节点规模超过 250 时，相同的稀疏度下，抑郁组的网络连通性要优于正常组。

10.3.3　对全局属性的影响

通过计算特征路径长度 L_p 及聚合系数 C_p 来判断节点规模对网络全局属性的影响（图 10-5）。图 10-5 分别表现了组内特征路径长度及聚合系数与稀疏度的函数关系。结果表明，正常组和抑郁组表现趋势一致。随着稀疏度的增加，网络特征路径长度逐渐降低，意味着全局效率的增高。同时，在同一稀疏度下，节点规模越大，其特征路径长度越小，意味着全局效率越高。在聚合系数中，则表现出相反的结论。随着稀疏度的增加，网络聚合系数逐渐升高，意味着局部效率的增高。同时，在同一稀疏度下，节点规模越大，其特征路径长度越低，意味着全局效率越高。

通过分析发现，同一稀疏度下，节点规模越大，其网络效率越高。随着稀疏度的增加，不同节点规模模板的全局属性将趋于一致，意味着其网络效率的差距逐步减小。特别地，当稀疏度大于 25％时，除 AAL90 尺度模板外，其他模板的特征路径长度基本重合。这一结果暗示，节点规模对于网络指标的影响不是无限放大的，随着网络中连接数量的增加，其影响是逐步减弱的。

此外，对正常组及抑郁组之间在相同尺度定义及相同系数下的特征路径长度及聚合系数进行了统计分析。结果表明，抑郁组特征路径长度在全部 5 个节点规模定义下，均显著低于正常组（$P < 0.05$，双尾，校验）。聚合系数除在 Parc256 定义下，其余节点规模下均不存在显著差异（$P > 0.05$）。

10.3.4　对小世界标量的影响

由于随机网络计算复杂度的问题，在 3 个不同的稀疏度下（10％、20％及 30％）进行了小世界指标的计算，包括标准化特征路径长度 λ、标准化聚合系数 γ 及小世界

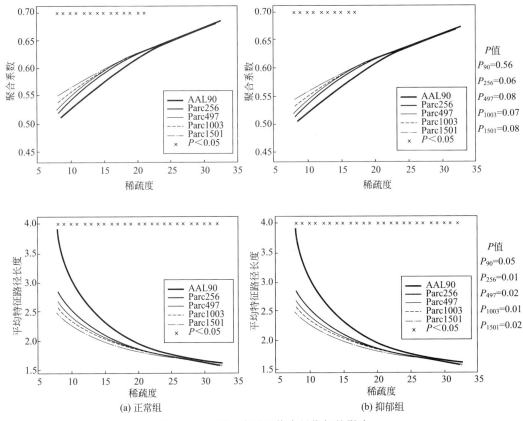

图 10-5　不同尺度对网络全局指标的影响

标量 σ（图 10-6）。结果表明，在所选的阈值空间内，无论抑郁组或者正常组，均表现出明显的小世界属性。具体表现为标准化聚合系数 $\gamma > 1$，且标准化特征路径长度 $\lambda \approx 1$。上述结论与已有功能脑网络相关研究结论一致[136]。在相同的稀疏度下，较大的节点规模定义表现出更高的小世界标量，随着稀疏度的增加，其间的差异逐步缩小。

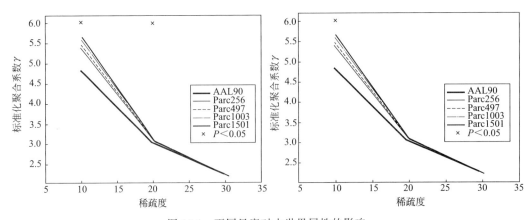

图 10-6　不同尺度对小世界属性的影响

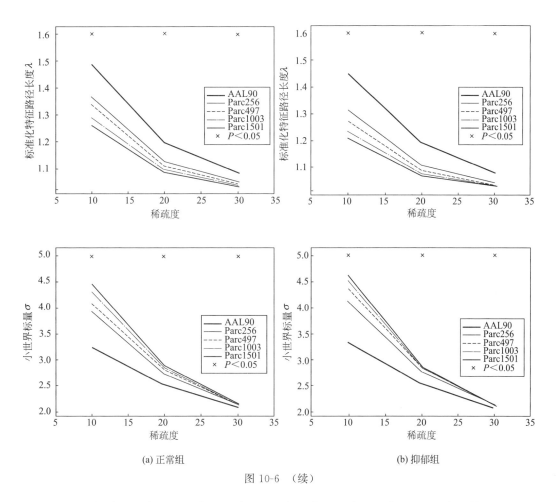

(a) 正常组　　　　　　　　　　　　　(b) 抑郁组

图 10-6　（续）

此外，分别在正常组和抑郁组的标准化特征路径长度 λ 及标准化聚合系数 γ 间进行尺度间的关联分析（图 10-7）。两组显示出相似的结果：节点规模越接近，其全局指标的关联程度越高。除了 AAL90 外，其他节点规模间均表现出强烈的相关性。与之前的结论一致，这一结果暗示着节点规模对于网络全局属性的影响不是无限增大的，其随着网络节点数量的增长而逐步减弱。在本章的结果中，临界的节点数量是 250 个左右。

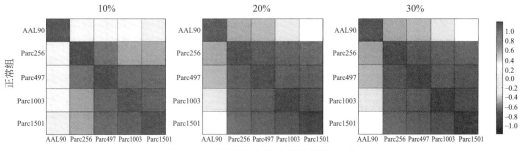

图 10-7　尺度间小世界属性关联分析

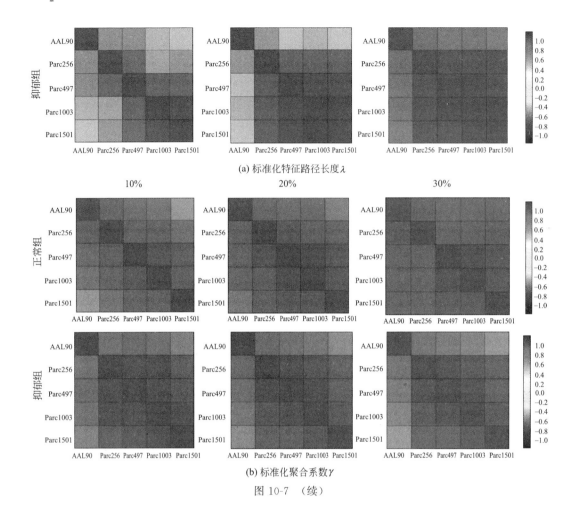

(a) 标准化特征路径长度λ

(b) 标准化聚合系数γ

图 10-7　（续）

10.4　讨 论 分 析

　　脑网络方法为从复杂网络角度研究人脑提供了新的方法和思路。在利用脑网络方法时，节点的定义是极为重要的一个环节。在相关的研究中，节点定义从体素级别到区域级别均有采用，但这些不同的节点定义是否会对网络拓扑的产生影响尚不明确。特别是在脑疾病的对比分析中，节点规模是否会对网络拓扑组间差异产生影响，从而得出不同的结论，这需要进一步分析不同节点规模下拓扑属性组间差异的变化。

　　本章利用图论分析方法，利用 AAL 模板，完成了 5 个尺度的节点定义，分析了一些常规的网络指标，并在正常组和抑郁组之间进行了对比分析。研究发现了在不同尺度下一些网络拓扑属性的变化规律，包括功能连接强度、网络连通性、网络功能连接强度、小世界属性等。同时，研究还对这些指标在正常组和抑郁组间的差异进行了对比分析。结果发现，部分指标在不同尺度下会表现出不同的组间差异。上述结果强调了在图论分析时，特别是网络拓扑属性的组间差异分析时，需要考虑到不同的节点规模所带来的影响。

在对正常组及抑郁组进行组间平均功能连接强度统计分析时发现，其在所有 5 个尺度下均不存在显著差异（$P>0.05$）。这一结果说明，不同节点规模对正常组及抑郁组的功能连接计算不存在显著影响。同时分析发现，无论在正常组还是在抑郁组，不同节点定义下，网络的平均功能连接强度的分布趋势均非常相似。随着空间尺度的增加，网络的平均功能连接强度逐渐越低。网络中节点数越多，节点的平均体积越小。小体积的节点更容易受到噪声信号的影响，具体表现在被试标准差基本相等（正常组为 0.11，抑郁组为 0.13），而脑区标准差却随着节点规模的增加而增加（从 AAL90 到 Parc1501 节点模板，正常组从 0.21 上升到 0.25，抑郁组从 0.20 上升到 0.24，组间变化幅度相当）。上述结果暗示，节点规模越大，节点平均体积越小，噪声信号对节点功能连接强度的计算影响越大，因此会降低发现更高关联的可能性。同时，在对正常组及抑郁组进行组间平均功能连接强度及脑区标准差统计分析发现，这两个指标在 5 个尺度下均不存在显著差异（$P>0.05$）。这一结果说明，正常组在小体积节点的功能连接计算时都会受到噪声信号的影响，且影响的强度是相当的。

同时，在对节点体积与功能连接的关联分析中发现，节点规模越大，其功能连接强度受到节点体积的影响就越小。具体表现在二者的平均关联值随着节点规模的增加而降低（正常组从 0.40 下降到 0.15，抑郁组从 0.38 下降到 0.16）。对其进行组间统计分析时发现，5 个尺度下，均不存在显著差异（$P>0.05$）。结果说明节点体积对功能连接强度的影响是一致。

在较小的节点规模定义下（如 AAL90），有部分被试的关联值达到了 0.6 以上。这一结果暗示，当在小节点规模模板下进行个体分析时，更容易受到脑区体积对功能连接强度的影响。相比较而言，大节点规模定义则较少受到此影响。特别地，当节点规模在 1000 个以上时，所有被试（包括正常组及抑郁组）的关联值均保持在 0.25 以下。上述结果说明，当使用常规的小尺度解剖模板（如 AAL、ANIMAL 等）时，大尺度的模板也不失为一种好的选择。无论大节点规模模板还是小节点规模模板，其在进行功能连接计算时，都会受到其他因素的干扰。所以，在选择尺度模板时，需要考虑节点规模及错误率之间的平衡。

在对网络连通性的分析中发现，正常组和抑郁组表现出相同趋势。在同一稀疏度下，节点规模越大，其连通性越好，这是大尺度节点定义模板所具备的另一个吸引人的特点。大尺度节点定义模板成为全连通图所花费的连接数更少，意味着其分析网络时，大尺度模板更少地受到孤立或未连接节点的影响。节点数越大，其网络的连通性就越好，这是大多数复杂网络所具有的一般性质[11]。我们的结果验证了脑网络同样符合这样的规律。

在对网络最大组件进行组间统计分析时发现，除最小尺度（AAL90）和最大尺度（Parc1501）两个节点定义外，其余 3 个节点规模下抑郁症最大组件个数显著高于正常组（$P<0.05$，双尾，校验）。结果说明，在特定的节点数量下，抑郁组的网络连通性要优于正常组，暗示着抑郁组脑网络的信息传递效率要高于正常组。这一结论在全局属性的组间差异分析中也能得到验证。

在对网络全局属性进行分析时发现，在 5 个不同尺度下，抑郁组的特征路径长度均显著低于正常组（$P<0.05$，双尾，校验），表现出更高的全局效率。局部效率则组间变化不大，具体表现在 5 个尺度下的聚合系数均不存在显著差异（$P>0.05$）。上述结果在小节点规模的研究中也得到类似结论[168]，同时也印证了关于网络连通性的结论。这一结果说明了较正常组而言，抑郁组脑网络中增加了一定数量的长距离连接。同时暗示着抑郁组脑网络向随机网络方向发展的趋势。脑网络的随机化在其他脑疾病中也有体现，如阿尔茨海默病[137,138]、精神分裂症[23] 等。抑郁组脑网络的随机化变化模糊了关键节点的作用，降低了网络的模块化程度，这为解释抑郁症是一种分裂的精神疾病提供了新的证据。

此外，在对尺度进行横向比较时，我们发现，在相同的稀疏度下，节点规模越大，特征路径长度越长，意味着全局效率越低。结合网络连通性分析，我们发现，小尺度模板（特别是 AAL90）在稀疏度较低时，网络连通性并不十分理想。这意味着网络中包含了更多的未连入网络的网络片段。这些片段会导致网络平均最短路径的增高和平均聚合系数的下降，从而导致全局效率和局部效率的降低。随着网络中连接数量不断增多，更多孤立的节点将连入网络，片段数量随着下降，网络效率（包括全局效率和局部效率）也会随着提高。同时，随着稀疏度的增加，不同节点规模下的网络在全局属性上的差异会逐步缩小并趋于一致。特征路径长度在所选稀疏度空间内均存在显著差异（$P<0.05$，双尾，校验）。同时，聚合系数在连接数较少的情况下，组间存在显著差异，直到连接数达到某个特定的阈值（正常组为 21%，抑郁组为 15%），组间不再存在显著差异。极端情况下，当稀疏度为 100%，即网络为全连接网络时，无论网络中的节点数量是多少，其全局效率均完全相同。

研究对 3 个稀疏度下的网络小世界属性进行了计算（包括标准化特征路径长度 λ、标准化聚合系数 γ 及小世界标量 σ）。结果表明，无论正常组还是抑郁组，在 5 个尺度下均表现出典型的小世界属性，具体表现为标准化聚合系数 $\gamma>1$，且标准化特征路径长度 $\lambda\approx1$。同时，小世界标量 σ 随着网络稀疏度的增加而减小。上述结论与一些类似的研究保持一致。Zalesky 等[112] 比较了利用 DTI 数据获得的解剖连接网络，在 AAL 模板（82 个区域）和利用随机种子点生成的模板（100、500、1000、2000、3000 及 4000 个区域）间的结果表明，不同的节点规模下的网络均表现出典型的小世界属性。Hayasaka 等[403] 比较了在体素级别（16 000 个体素）和区域级别（90 个区域）所建立的功能脑网络。结果表明，在两个尺度下，网络均表现出典型的小世界属性及在大尺度下的连通性。在体素级别下，网络表现出更好的局部效率和小世界属性。Wang 等[34] 比较了利用 AAL 模板（90 个区域）及 ANIMAL 模板（70 个区域）两个不同模板计算而得的静息态功能脑网络，得到类似的结果。上述研究与本章研究结论是一致的。本章研究再次验证了网络的基本属性，如小世界属性和大尺度下的连通性，是不受节点规模的影响的。这一结论无论在正常组还是抑郁组中都是适用的。同时，无论正常组还是抑郁组，相同的稀疏度下，节点规模越大，其小世界标量 σ 越高，意味着网络具有更高的全局效率和局部效率。这一结论在关于全局属性的讨论中得到了印证。

研究中有一些问题需要说明。在网络节点划分时，初始种子点的设置将极大地影响节点划分的结果。研究中采用了动态调整种子点的方法，以尽可能避免初始种子点的设置对网络节点划分带来的随机化影响。但同时，动态种子点设置自身仍存在一定的风险。例如，不同的融合顺序将导致随机种子点的设置发生变化，从而生成不同的节点模板。所以，动态种子点设置避免了由初始种子点设置所带来的随机影响，但同时对模板的生成过程提出了更高的要求。此外，每个节点规模下，研究只选择了一套模板定义。研究重点关注的是不同节点规模下网络拓扑属性的变化规律，而相同节点定义下不同模板间的指标计算的可靠性和鲁棒性并不是研究主要关心的内容。同时，相关研究也已证明，相同节点规模下不同模板间的拓扑变化非常小[112]。

10.5　本 章 小 结

本章研究利用不同节点规模定义的模板对正常组及抑郁组进行了静息态功能脑网络拓扑属性的分析及对比。研究发现，不同规模的节点定义模板表现出不同的特点。相比较大规模的节点模板，小规模的节点模板受到噪声信号的影响更小，但其受到节点体积的影响更大。所以，在选择节点模板以构建网络时，需要综合考虑二者的平衡。同时，无论正常组还是抑郁组，不同节点规模下网络拓扑属性均表现出相似的变化规律，包括网络连通性、功能连接强度、全局属性及小世界标量等。这一结论说明，节点规模对正常组和抑郁组脑网络拓扑属性具有相同的影响。在网络指标的组间差异统计分析中，不同的指标在不同的尺度上所表现出的统计显著性是有差异的。一部分指标在所有 5 个节点模板中均表现出组间无显著差异，如平均功能连接强度和聚合系数等；一部分指标在所有 5 个节点模板中则均表现出显著差异，如特征路径长度等；还有一部指标则在部分节点定义下表现出显著差异，如网络连通性等。上述结论提示在进行脑网络指标分析，特别是脑疾病状态下的对比分析时，需要考虑到所采用的节点规模对结论产生的影响。

第 11 章　节点规模对特征选择及分类的影响

第 10 章中已经证明，网络中由采用的模板定义所导致的网络尺度差异会极大地影响所构建网络的结构及其拓扑属性。但是，研究仍不清楚，在机器学习方法中网络尺度差异是如何影响分类特征表现、选择策略及分类正确率的。

本章首先分析了 5 种不同尺度模板对分类正确率的影响。然后，对比分析了不同尺度模板所得到的特征有效性及特征间冗余性。最后，对传统的统计显著性作为特征筛选方法进行了验证。结果表明，不同节点规模所得到的特征有效性是相当的，即大尺度模板并不能够提供更有效的特征，但可以提供更多的有效特征，这将导致分类正确率的提升。但是，由于脑区之间距离接近，大尺度模板特征间的冗余程度也越强。传统 P 值的特征选择方法在不同节点尺度下均是可行的，但分析结果表明，传统 0.05 的阈值设置过于严格。

11.1　节点规模对分类特征选择的影响

在探索大脑思维与认知状态研究中，机器学习和模式识别方法已经被广泛用于功能磁共振数据分析中（综述参见文献 [152]）。功能磁共振影像所选择的分类特征多为 BOLD 信号的直接特征，包括峰值、峰值时间点、斜率等（综述参见文献 [92]），无论任务状态是 fMRI[403,404] 还是静息态[405]。

近年来，随着功能脑网络研究的深入，越来越多的研究人员发现功能网络的丰富拓扑结构信息可用作各种神经精神类疾病的生物学标志[406-409]。所提取的网络拓扑特征被广泛应用于分类模型的构建中，以此进行脑疾病的辅助诊断（综述参见文献 [410]）。

先前研究中所选择的拓扑属性特征通常包括全局属性[411]、局部属性[286]、模块结构[215] 及连接[412]。近年，一些研究人员提出了一些新的网络特征分析方法，并应用在脑疾病的机器学习研究中，如超图[87]、高序网络[413]、最小生成树[256]、频繁子图[74] 等。脑网络拓扑属性特征为磁共振影像与机器学习的结合研究提供了新的视角。

目前，这个领域仍在探索阶段，许多方法论的问题有待解决，其中一个重要的问题便是如何进行合理的模板选择以定义网络的节点。先前的研究发现，采用不同的脑网络分割模板而导致的不同的节点规模，会对所构建网络的结构及其拓扑属性产生很大的影响[109,403]。网络的不同分割节点数量实质上对网络的小世界属性[34,109,403]、局部属性[34,109,403]、功能连接强度[403] 及网络连通性[403] 均存在显著影响。

此外，节点规模对网络的影响还体现在以网络拓扑属性作为特征的分类中。不同节点数量中网络的异常特征应用到机器学习中，也会对分类正确性造成影响。在为数不多的研究中，Jing 等[414] 用 AAL-90（90 个节点）和 AAL-1024（1024 个节点）两个模板研究了抑郁症患者的识别，结果发现 AAL-1024 模板的识别性能优于传统模板 AAL-90；Ota 等[415] 用 AAL（90 个节点）和 LPBA40（54 个节点）两个模板来研究脑模板和特征选择对阿尔茨海默病预测的影响，得到的结论是节点数量少时分类正确率低；Mesrob 等[416] 在 AD/MCI 患者的识别中采用 AAL（90 个节点）和 487ROI（487 个节点）两个模板，发现以较大节点规模的网络的异常属性作为分类特征的分类器，其正确率较高。

前人研究验证了网络尺度会对分类正确率产生影响，而且他们的结论是一致的，即大尺度模板的正确率高于小尺度模板。但是，上述工作存在的潜在问题是使用的模板数量不多，结果缺乏可对比性。此外，研究只分析最终的分类正确率，而对所选特征的表现并未进行分析。最后，在特征选择上，上述研究选用了 P 值作为特征选择方法（阈值设置为 0.05 或 0.01），忽略了其他特征对分类的可能贡献。

所以，目前研究仍不清楚节点尺度如何影响特征表现、特征选择策略及分类性能。在此背景下，本章采用 5 个不同节点分割，分别构建、分析静息态功能脑网络，并提取具有组间差异的网络局部拓扑属性作为可判别性分类特征应用到分类器。之后对节点规模对于分类正确率、特征表现及特征选择策略等问题的影响进行分析。本章主要完成如下工作：①分析了 5 种不同尺度模板对分类正确率的影响。②对比分析了不同尺度模板所得到的特征有效性及特征间冗余性。③进一步说明以统计显著性作为特征筛选方法的可行性。本章为今后将脑网络拓扑属性应用到机器学习方法时，对于网络节点规模的选择提供了重要的可参考依据。

11.2　网络构建及指标计算

本章所采用的不同尺度网络构建方法及步骤，与第 10 章相同，此处不再赘述。

11.2.1　网络指标及统计方法

网络指标从不同层面刻画网络的拓扑属性[106]。在当前的研究中，选择了 3 个局部指标，包括度、中间中心度和节点效率（详细的数学定义和解释参见 3.1 节）。

本章利用 Kolmogorov-Smirnov 非参数置换检验对抑郁组和正常组的网络指标进行显著性检验，以得到组间差异显著的脑区[417]。此后，本章利用 Benjamini-Hochberg 假阳性率法（$q = 0.05$）对结果进行校正。该方法能够在多重比较中较好地控制总 I 型错误率，更适合小样本比较结果的校正[276]。

11.2.2　特征选择及分类器

本章中，3 个局部指标被选择为分类特征，包括度、中间中心度和节点效率。为了找到特征的最优子集，避免过度拟合、提升模型性能、更快地训练分类器，需要在分类前进行特征选择。本次研究选择统计显著性 P 值作为分类特征选择方法（$P < 0.05$，FDR 校验）。

本章采用了 SVM，这是相似的研究中常用的方法[418-421]。SVM 方法可靠的理论基础及其对高维数据的敏感性使其在不同的领域具有广泛的应用。特别是其对小样本数据具有良好的分类效果[281]。本章研究中选择 SVM 作为分类器是基于 MATLAB 的 LIBSVM 工具包（http://www.csie.ntu.edu.tw/～cjlin/libsvm）进行分类的。

本章使用 10 折交叉验证[422] 的方法来评估分类器的泛化性能。具体的过程是将所有的被试随机分成 10 等分，逐一将其中的每一等分作为测试集，剩余的 9 等分作为训练集，最后将 10 次结果的均值作为分类器性能评估。同时，为了得到更精确的结果，本章进行了 100 次 10 折交叉验证，最后对 100 次的结果求均值得到最终结果。

11.2.3　分类特征评估

为了评估所选特征与分类器的关联性，研究采用了最大相关最小冗余（minimum redundancy maximum relevance，mRMR）算法[423]。这一方法通过互信息判断特征与类别之间的关联程度及特征间的相似程度，以评估特征有效性。其中，MID 指标代表最大相关最小冗余的差，即信息差。R 指标代表判别性特征之间依赖性关系的一种描述，它要求每个判别性特征之间的相关性最小，即最小冗余原则（上述两个指标的数学定义如表 11-1 所示）。关于 mRMR 的细节信息参见附录 14。本书研究中，选择 mRMR 作为分类特征的评估方法是基于 MATLAB 平台的 mRMR 工具包（http://home.penglab.com/proj/mRMR/）的。

表 11-1　最大相关最小冗余指标定义

术语	缩写	公式	描述
dependency 相关性	D	$D_I = \dfrac{1}{|S|} \sum_{i \in S} I(h,i)$	用以量化特征与类别的相关性
redundancy 冗余性	R	$R_I = \dfrac{1}{|S|^2} \sum_{i,j \in S} I(i,j)$	用以衡量特征之间的相似性
mutual information difference 信息差	MID	$(D_I - R_I)$	综合衡量特征与类别的相关性及特征间的相似性

注：表中 I 是两个变量 i 与 j 间互信息值；D 是判别性特征与类别之间的互信息值；h 是数据集的类别；$|S|$ 是特征集的个数；R 是特征间的冗余性。

11.3　特征选择及分类性能的尺度影响

本章研究主要侧重于不同尺度下的特征表现分析及特征选择策略，分别将统计显著性 P 值作为特征选择，全部特征作为特征选择，对其特征有效性进行详细分析与讨论。除此之外，对统计显著性 P 值作为特征选择方法选取不同阈值的特征有效性展开讨论。最后，对不同尺度间的特征冗余性展开分析。

11.3.1　统计显著性 $P < 0.05$ 的特征选择及分类

本章使用抑郁症患者数据分别构建了 5 个节点规模的功能连接网络，并且将网络的度、中间中心度、节点效率 3 个局部属性定义为特征。对于不同的脑网络节点数量，将不同稀疏度下的局部属性使用 AUC 值统一后，分别得到的特征数目总数为 270（AAL90）、768（Parc256）、1491（Parc497）、3009（Parc1003）和 4503（Parc1501）个。研究中，选择了统计显著性 P 值作为特征选择方法，具有显著差异的局部拓扑属性作为判别性特征（$P<0.05$，FDR 校验）。结果表明，随着网络节点数量的增多，每种局部属性的判别性特征的数目增加。同时，判别性特征的总数目也随之增加，而且分类器的分类正确率也呈上升趋势（表 11-2）。

表 11-2　多节点规模下辨别性特征的数量与分类性能

项目	AAL90	Parc256	Parc497	Parc1003	Parc1501
特征	D/NE/BC 总计	D/NE/BC 总计	D/NE/BC 总计	D/NE/BC 总计	D/NE/BC 总计
特征数	5/4/7 16	16/13/19 48	31/28/36 95	55/71/60 186	82/77/81 240
正确率/%	74.3	82.7	83.5	87.5	88.5
敏感性/%	79.3	89.3	92.0	87.3	91.9
特异性/%	66.3	74.0	75.2	88.2	83.6

注：D(degree) 指的是度；NE(node efficiency) 指的是节点效率；BC(betweenness centrality) 指的是中间中心度。

为了排除不同特征数目的影响，本章在不同尺度下分别选择相同数量的特征再次进行分类器构建，重复 100 次。结果表明，判别性特征数目相同时，节点规模越大的分类正确率越高（图 11-1）。图 11-1 中，颜色矩阵表示正确率间的统计显著性分析结果。同时，分类特征性能评估结果表明，在相同的特征数目下，越大的节点规模所得到的特征性能越好（图 11-2）。

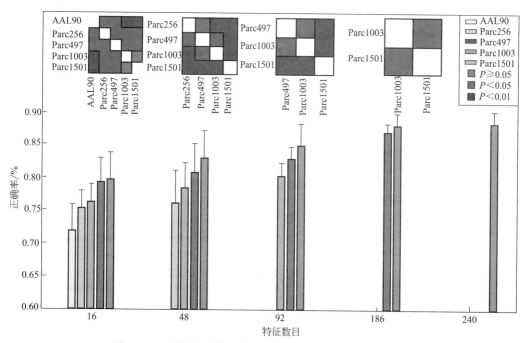

图 11-1　不同节点规模下相同数量判别性特征的分类正确率

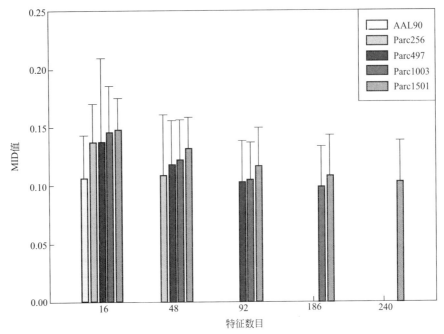

图 11-2　不同节点规模下相同数量的判别性特征的 MID 值

11.3.2　不同节点规模下全部特征有效性分析

为了说明 5 个尺度所得到的全部特征的分类表现，研究计算了每个特征的有效性，并进行了频数和频率分布分析（图 11-3）。结果表明，5 个尺度的特征分布均符合高斯分布。节点规模越大的分割，其特征数目越多［图 11-3(a)］。此外，频率分布说明，5 个尺度的特征有效性拟合曲线基本重合［图 11-3(b)］，暗示着网络节点数目的增减并没有对特征的有效性带来直接影响。

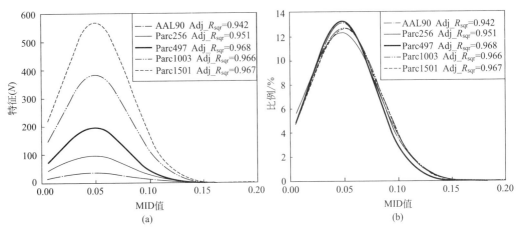

图 11-3　不同节点规模下全部特征的 MID 值的数量及频率分布

先前的研究多采用统计显著性 P 值作为特征筛选标准。为了研究这一标准下所有特征的有效性变化，本章按照 P 值对所有特征进行排序（由小到大），以 3 为步长进行特征筛选，并计算所得特征的平均 MID 值（图 11-4）。结果表明，5 个尺度下的 MID 值的变化规律一致，均符合指数衰减函数［图 11-4(a)］。由频率分析得知，5 个尺度的分布函数非常接近［图 11-4(b)］。

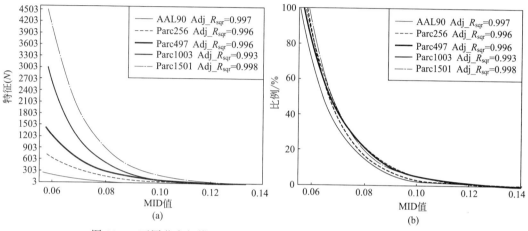

图 11-4　不同节点规模下以 3 为步长递增的特征平均 MID 值的分布

11.3.3　统计显著性 P 值作为特征选择方法

为了验证统计显著性 P 值作为特征选择方法的可行性，本章对每个尺度分别进行了特征的 P 值与 MID 值的关联分析。结果表明，所有尺度下，二者均存在显著负相关（图 11-5）。此外，为了分析全部特征的分类表现，并发现最优特征子集，文章对所有特征按照 P 值进行排序，并以 3 为步长递增进行特征筛选，之后将所得特征用于训练分类模型。考虑到计算消耗，每个特征子集的分类重复 5 次。

图 11-6 中表现了多个节点规模下不同特征数目对应的平均分类正确率。结果表明，所有尺度均表现出类似的趋势。同时，随着初期特征数目的增加，分类正确率会持续上升。之后随着所增加的特征的有效性降低，分类正确率逐步下降。特别地，当把每个尺度的所有特征全部作为分类特征进行分类器构建时，正确率均为 50% 左右，这意味着分类器退化为随机分类。

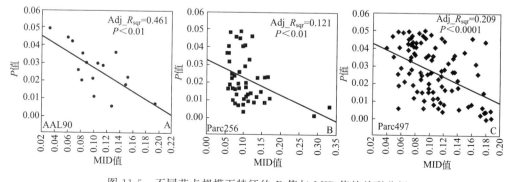

图 11-5　不同节点规模下特征的 P 值与 MID 值的关联分析

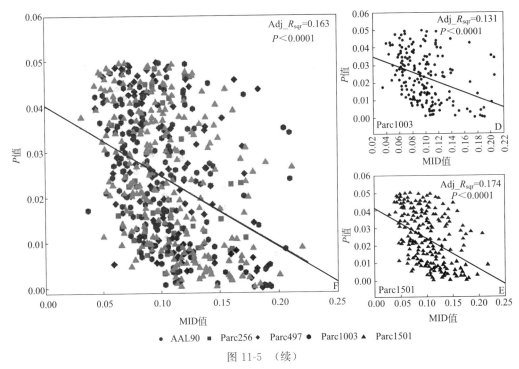

图 11-5 （续）

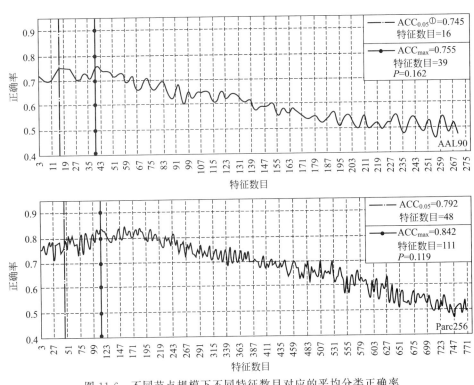

图 11-6 不同节点规模下不同特征数目对应的平均分类正确率

---

① $ACC_{0.05}$，P 值为 0.05 时的正确率。

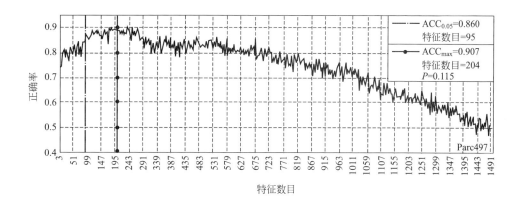

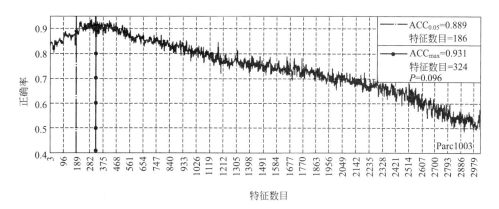

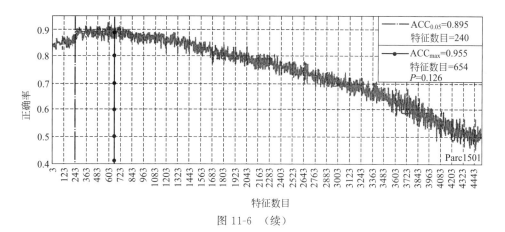

图 11-6　（续）

同时，研究发现传统方法中对 P 值的阈值设定 0.05 并非最优值。5 个尺度的分类结果均体现出相同的现象，当 $P=0.05$ 时，分类正确率仍处于上升期。最高正确率对应的特征数目及近似 P 值分别为 39/0.162，111/0.119，204/0.115，324/0.096 及 654/0.126。这一结果暗示，以 $P<0.05$ 作为特征筛选的阈值过于严格，以致无法得到最高正确率。

11.3.4 特征冗余性分析

在评估特征表现时,除了特征的可判别性之外,仍需考虑特征之间的相似程度,即特征冗余性。本章分别计算了不同尺度下特征间的冗余性(考虑到计算消耗,研究只选择了 $P < 0.05$ 的特征子集)。为了验证实验选取的判别性特征的有效性,本章用 mRMR 方法计算了判别性特征间的冗余性 R(冗余性 R 的数学定义及含义如表 11-1 所示)。结果表明,随着节点数量的增加,选取的判别性特征间的冗余度 R 呈逐步上升的趋势(图 11-7)。这一结果暗示了虽然多节点数目的模板提供了更多的可判别特征,但这些特征间的冗余性也强,即相似度高。

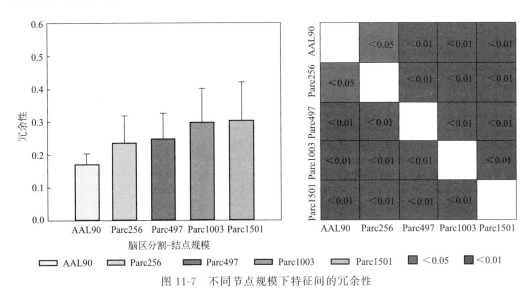

图 11-7 不同节点规模下特征间的冗余性

关于判别性特征间的冗余性 R 升高的原因,本章猜测有可能是由脑区间距离造成的。为了验证这一猜想,研究中计算了 5 个节点规模下判别性特征间的冗余性 R 与特征所在脑区间欧氏距离的相关性(图 11-8)。由图 11-8 可知,脑区间的距离与判别性特征间的冗余性 R 呈现负相关。这一结果表明,随着节点规模增加,脑区间的距离减小,判别性特征间的冗余性 R 增加。这暗示,解剖距离越接近的区域,其网络拓扑属性越相似。

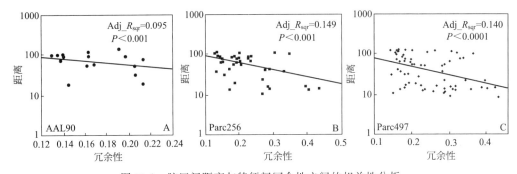

图 11-8 脑区间距离与特征间冗余性之间的相关性分析

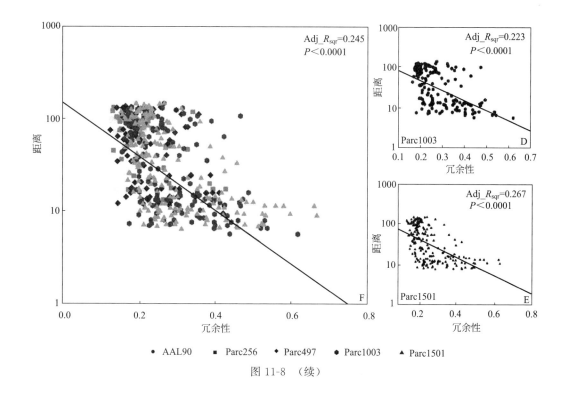

图 11-8　（续）

11.4　讨　论　分　析

脑网络方法为从复杂网络角度研究人脑提供了新的方法和思路，在利用脑网络方法时，节点的定义是极为重要的一个环节，不同的节点定义会产生不同的节点规模，前人的研究已经证明节点规模会对网络结构及分类正确率产生影响[414-416]。本章的研究主要关注不同尺度下的特征表现分析及特征选择策略，结果表明，不同节点规模所得到的全部特征表现是相似的，尺度越大的模板可以提供越多的有效特征。但是，由于脑区间距离的接近，大尺度模板特征间的冗余程度也越强。同时，传统的 P 值的特征选择方法在不同节点尺度下均是可行的，但 0.05 的阈值设置过于严格。

11.4.1　按照 $P < 0.05$ 进行特征选择方法

统计显著性 P 值作为最为常用的特征选择方法，已被广泛应用在基于影像数据的机器学习研究中[424]，包括在脑网络的机器学习研究[414,425-427]。本章首先沿用了这一常用方法，利用统计显著性进行了不同尺度下特征的统计分析，并以 0.05 作为阈值进一步进行特征选择及分类。结果表明，网络节点规模越大，所得到的判别性特征的数目越多，这一结果说明网络节点规模的增加影响判别性特征的数目。上述结果与许多前人的研究结论一致[414,428]。此外，分类性能分析结果说明大节点规模与小节点规模相比，能显著提高正确率（表 11-2）。上述结果与许多前人的研究结论一致[414-416]。

按照统一的 $P<0.05$ 阈值设定，不同模板会得到不同特征数目。为了去除特征数目对分类正确率的影响，本章从不同节点规模选择相同数量的判别性特征并应用到分类器。结果表明，相同的特征数目下，仍然表现出同样的结论（图 11-1）。这一结果说明，不同模板下得到的正确率的提升并非仅由特征数目的增加导致的。进一步，对所选特征性能评估后发现，越大的节点规模所得到的特征性能越好，这将导致分类正确率的提升（图 11-2）。这一结果暗示，当要控制数量时，大尺度模板所提供的特征更为有效，更有益于提高分类正确率。

11.4.2　不同节点模板下全部特征表现分析

统计显著性的方法只关注了在统计学上具有差异的特征，而忽视了其他特征，这对于特征的比较研究是不完全的。所以，本章对 5 种节点规模所得到的所有特征进行了分析。显然，由尺度模板定义的网络，其节点数目更多，所得到的局部特征数目也更多。分类性能分析表明，5 个尺度的全部特征 MID 值分布是一致的［均为高斯分布，图 11-3(a)］。同时，其频率分布函数非常接近［图 11-3(b)］。

此外，以 P 值进行特征选择的结果也验证了上述结论。研究对特征按照 P 值进行排序，然后以 3 个特征为间隔增加，分别计算所得特征的平均 MID 值。结果表明，相同特征数目时，大尺度网络的平均 MID 值更高。这一结论也与在 $P<0.05$ 的特征子集中所得结论是一致。5 个尺度的网络的 MID 值变化趋势一致［均符合指数衰减，图 11-4(a)］，其比例分析得到同样结果［图 11-4(b)］。上述结果表明，尺度的差异并没有影响到所生成特征的分类表现，不同节点规模所得到的特征有效性是相当的。

11.4.3　统计显著性 $P<0.05$ 是最优选择吗

本章采用了两种方法来对特征进行评估，即统计显著性 P 值和 MID 值，经过关联分析，5 种规模下二者均存在显著相关。这一结果表明利用统计显著性 P 值进行可判别性特征选择与机器学习方法同样有效，同时其并不受尺度差异的影响。但是，值得注意的是，在最优特征子集构建上，0.05 的阈值设置显得武断，显然，$P<0.05$ 可以保证所选特征的统计学意义，然而这一设置对于分类特征的选择而言显得有些严格。5 个尺度的全特征分类结果说明，由于特征经过了 P 值排序，随着特征数目的增加，分类正确率会分为两个阶段（图 11-6）：一是由有效的可判别性特征数目的增加所带来的上升期；二是由增加的特征 MID 值下降所带来的分类正确率的下降期。$P<0.05$ 的阈值设置，恰处于上升期。这一结果说明，以 0.05 作为特征选择阈值过于严格，这将导致没有足够的分类特征被选入特征子集，从而降低分类正确率。研究的结果中，正确率的峰值分别出现在特征数目/P 值约为 39/0.162，111/0.119，204/0.115，324/0.096 及 654/0.126 时。所以根据这一结果，研究建议在分类研究时，P 值的设置应在（0.090，0.170）区间，以提高正确率。

最优特征子集的构建是一个复杂的问题，这一问题涉及特征数目、特征选择的方法、特征的有效性等方面[429]。特征数目对分类器性能同样具有重要作用[422,429,430]。从统计学角度，$P < 0.05$ 的阈值设置能够充分保证所筛选的特征具有显著的统计学意义。但是，不得不说，这一设置从机器学习角度而言，显得过于严格，以至于所得到的特征较少，因此研究应考虑更为宽松的阈值设置。

11.4.4　特征冗余性

上述研究表明，大节点规模可以提供更多的判别性有效特征，但仍需注意特征间的冗余性，即特征间的相似程度。由于相似的特征具备相似的分类能力[431]，所以如果特征子集中存在大量冗余特征，在不能提升分类器性能的同时，会影响分类器的效率，即使这些冗余特征是有效特征[432]。对不同节点规模的判别性特征间的冗余性分析发现，大节点规模的冗余性要高于小节点规模（考虑到计算成本，本章只进行了 $P < 0.05$ 的特征子集）。研究猜测，这一现象是由大尺度模板分割中节点间的物理距离接近造成的（图 11-8）。这一问题是无法避免的。

11.4.5　局限性

上述结论表明，大规模节点网络提供了更多的有效特征，从而带来分类正确率的提升。但是，需要注意的是，研究无法忽略构建、分析大规模节点网络所带来的时间消耗。假设节点数量进一步变多，那么需要的时间会更多。除了网络规模外，时间消耗同样受到算法、硬件配置等多种因素的影响。所以，研究需要建立一个分类正确率及可接受的时间消耗之间的平衡。

在本章的研究中，仍存在几处缺陷，第一，研究中，5 个尺度分别只采用了一套分割模板。这意味尽管研究采用了动态调整策略，但研究的结果不能完全排除由种子点设置的随机性所带来的影响。第二，研究只采用了一种分类器进行分类，没有应用多种分类器进行对比，缺乏不同分类器的可对比性。第三，尽管研究评估了特征的冗余性，但是研究中并没有对特征子集做进一步优化。这将是后续研究的重点。第四，分类模型没有进行参数调优。研究发现，参数调优后的分类器会提供更好的表现。

11.5　本　章　小　结

本章分析了网络尺度差异是如何影响分类特征表现、选择策略及分类正确率的。在利用 $P < 0.05$ 为特征选择策略时，研究发现更大的网络规模所带来的分类正确率更高。这与前人的研究结论一致。进一步分析发现，大尺度模板的正确率提升并非仅由特征数的增加引起。在相同的特征数目下，大尺度模板仍然可以带来更好的正确率，其原因在于其可以提供更为有效的特征组合。所以，当需要控制特征数目时，选择大尺度模板定义将带来更好的分类性能。

对全部特征进行分析后，研究发现不同节点规模所得到的特征有效性是相当的。这一结果暗示，尺度的差异并没有影响特征的有效性，即更大尺度的模板定义并不能带来更有效特征。但是，却可以提供更多的有效特征，这将导致分类正确率的提升。同时，脑区间距离越接近，大尺度模板特征间的冗余程度也越强。

传统 P 值的特征选择方法在不同节点尺度下均是可行的，这一假设在本章的研究中得到了验证。值得注意的是，$P < 0.05$ 的阈值设置能够充分保证所筛选的特征具有显著的统计学意义。但是，不得不说，这一设置从机器学习角度而言，显得过于严格，以至于所得到的特征较少。研究应该考虑更为宽松的阈值设置。

第 12 章　展　　望

本书研究中仍然存在以下一些问题。

（1）受到采集费用、设备、被试等诸多条件的约束，研究中所采集的样本仍为小规模样本集。同时，作为探索性分析，网络指标的组间差异分析中，并未做校验。从统计学角度看，所得到的研究结论不具备完全的说服力。在今后的研究中，需要进一步增加样本数量以提升统计学效力。

（2）研究中采用了 AAL 模板作为基础，以进行更大节点规模的模板定义。但我们知道这一选择存在一定的风险。由于 AAL 模板定义中存在有一定数量白质体素，网络中节点数量越大，节点体积越小，节点中白质所占的比例也会逐渐升高，甚至会出现全白质的节点。但是考虑到 AAL 模板使用的广泛性及结果的可比较性，研究并没有对模板中的白质进行处理。所以，我们无法排除由白质所带来的对结果的影响。

（3）对于大多数的研究而言，对脑网络的构建和分析是面向群体数据的，本书也不例外。那么，组内样本的同质性约束就显得尤为重要。目前我们的研究中，仅通过 HAMD 量表评分来确保其同质性，并没有考虑其他因素带来的风险，如其他精神病史等。当然，过分严格的筛选条件会给临床的病例收集带来一定的困难，所以我们需要在二者之间建立平衡。此外，目前的研究面向群体，从而忽略了个体间的差异。对于临床而言，更关心的是患者的特异性及其所针对的治疗方法，而并不是这例患者所患疾病的概率有多大。所以，真正想要在临床有所帮助，则研究必须面向个体病例，针对不同临床症状，探索独特的脑网络拓扑结构。但就目前而言，我们却往往无法做到。

（4）不同的特征选择方法，模型的性能也不尽相同。目前已经证明，基于体素的 BOLD 特征提取方法与基于脑网络的复杂网络指标的特征提取方法相比，非线性分类器表现差别很大。线性还是非线性？O'Toole 等[92] 提出了选择线性分类器还是非线性分类器的两个准则：对于某个问题而言，线性分类器如果能够达到理论上可以接受的水，那么没有必要尝试非线性分类器，无论出于什么原因；如果线性分类器没有达到预期效果，那么选择非线性分类器将是最明智的选择[92]。

（5）在多尺度网络节点定义时，初始种子点的设置将极大地影响到节点划分的结果。研究中采用了动态调整种子点的方法，以尽可能避免初始种子点的设置对网络节点划分所带来的随机化影响。但同时，动态种子点设置自身仍存在一定的风险。例如，不同的融合顺序将导致随机种子点的设置发生变化，从而生成不同的节点模板。所以，动态种子点设置避免了由于初始种子点设置所带来的随机影响，但同时对模板的生成过程提出了更高的要求，并且每个节点规模下，我们只选择了一套模板定义。研究重点关注的是不同节点规模下网络拓扑属性的变化规律，而相同节点定义下不同模板间指标计算的可靠性和鲁棒性并不是研究主要关心的内容。同时，相关研究也已证明，相同节点规模下不同模板间的拓扑变化非常小。

（6）高序网络的研究还存在一定的局限性，一方面，高序功能连接只能反映两条低序功能连接之间的相关性，但实际上两个脑区之间的功能连接可能会受到更多脑区之间功能连接的影响。针对这一问题，可以在构建高序网络之后，对更多的功能连接之间的关联程度进行进一步的计算。另一方面，实验结果只是证明在当前的被试数据下，基于高序功能连接网络和最小生成树高序功能连接网络的静息态磁共振成像分类方法具有较高的正确率，但在其他被试数据或者是在更大规模的被试数据下，该方法是否仍然有较高的正确率，还有待进一步的研究。

附　录

附录 1　被试基本信息统计表

ID	性别	年龄	文化程度	HAMD_17	HAMD_24	基因型	组别
MD_Sub001	男	18	初中	24	34	CC	MD
MD_Sub002	女	45	大专	28	36	TC	MD
MD_Sub003	女	45	大学	25	28	CC	MD
MD_Sub004	男	22	大专	24	32	TC	MD
MD_Sub005	女	28	大学	22	30	CC	MD
MD_Sub006	男	44	大学	31	36	CC	MD
MD_Sub007	女	20	大专	25	35	TC	MD
MD_Sub011	男	17	高中/中专	21	28	TC	MD
MD_Sub012	男	22	大学	23	35	TC	MD
MD_Sub014	女	18	高中/中专	22	36	TT	MD
MD_Sub022	女	30	初中	24	34	TC	MD
MD_Sub023	女	42	初中	23	31	TC	MD
MD_Sub025	女	26	大学	23	36	TC	MD
MD_Sub027	女	37	高中/中专	22	28	N/A	MD
MD_Sub028	女	39	研究生	28	40	N/A	MD
MD_Sub029	女	28	小学	25	31	TC	MD
MD_Sub030	男	43	高中/中专	26	33	CC	MD
MD_Sub032	女	22	大专	15	24	TC	MD
MD_Sub034	女	52	初中	34	42	TC	MD
MD_Sub035	女	23	大专	21	31	TC	MD
MD_Sub037	男	19	高中/中专	22	33	CC	MD
MD_Sub039	女	41	小学	26	34	TC	MD
MD_Sub040	女	22	大专	24	30	TC	MD
MD_Sub042	女	29	研究生	19	32	TC	MD
MD_Sub043	男	36	高中/中专	19	26	CC	MD
MD_Sub044	男	33	初中	17	28	TT	MD
MD_Sub047	女	26	研究生	20	29	TC	MD
MD_Sub051	女	22	大学	19	30	CC	MD

续表

ID	性别	年龄	文化程度	HAMD_17	HAMD_24	基因型	组别
MD_Sub053	男	22	高中/中专	26	33	CC	MD
MD_Sub054	男	19	高中/中专	23	30	CC	MD
MD_Sub055	女	20	大学	16	22	TC	MD
MD_Sub061	女	19	高中/中专	10	15	N/A	MD
MD_Sub063	男	20	高中/中专	23	30	CC	MD
MD_Sub067	男	49	初中	31	39	CC	MD
MD_Sub068	男	24	高中/中专	20	29	TC	MD
MD_Sub069	男	26	大学	22	27	TC	MD
MD_Sub070	男	32	小学	24	30	TC	MD
MD_Sub073	男	41	大学	16	17	TC	MD
Con_Sub001	女	51	高中/中专	—	—	CC	NC
Con_Sub003	男	30	大学	—	—	N/A	NC
Con_Sub004	男	18	高中/中专	—	—	N/A	NC
Con_Sub005	女	17	高中/中专	—	—	TT	NC
Con_Sub008	男	18	高中/中专	—	—	CC	NC
Con_Sub009	女	19	高中/中专	—	—	TC	NC
Con_Sub010	女	21	大专	—	—	TC	NC
Con_Sub012	男	46	大专	—	—	TC	NC
Con_Sub013	男	25	大专	—	—	N/A	NC
Con_Sub016	女	24	研究生	—	—	TC	NC
Con_Sub017	男	22	大学	—	—	CC	NC
Con_Sub018	女	18	高中/中专	—	—	CC	NC
Con_Sub020	女	24	大学	—	—	TT	NC
Con_Sub021	女	36	大学	—	—	CC	NC
Con_Sub022	男	20	大学	—	—	TC	NC
Con_Sub024	男	20	大学	—	—	TT	NC
Con_Sub029	女	33	研究生	—	—	N/A	NC
Con_Sub031	女	44	大专	—	—	CC	NC
Con_Sub032	男	17	高中/中专	—	—	TT	NC
Con_Sub033	女	21	大学	—	—	N/A	NC
Con_Sub034	男	25	大学	—	—	TC	NC
Con_Sub035	女	42	高中/中专	—	—	CC	NC
Con_Sub037	男	20	高中/中专	—	—	TC	NC
Con_Sub044	女	34	大专	—	—	N/A	NC
Con_Sub045	男	23	大学	—	—	CC	NC
Con_Sub046	男	27	大学	—	—	TC	NC
Con_Sub048	女	27	研究生	—	—	CC	NC
Con_Sub050	女	24	研究生	—	—	CC	NC

注：表中基因型检测为 GSK3β 基因，其中 N/A 表示未检测该被试的基因型；HAMD-17 表示汉密尔顿抑郁量表 17 项得分；HAMD-24 表示汉密尔顿抑郁量表 24 项得分；正常组无汉密尔顿抑郁量表测试；组别中 MD 表示抑郁组，NC 表示正常组。

附录 2　AAL 模板脑区定义名称及缩写

节点编号	英文全称	英文缩写	中文全称
1,2	precentral gyrus	PreCG	中央前回
3,4	superior frontal gyrus,dorsolateral	SFGdor	背外侧额上回
5,6	superior frontal gyrus,orbital part	ORBsup	眶部额上回
7,8	middle frontal gyrus	MFG	额中回
9,10	middle frontal gyrus,orbital part	ORBmid	眶部额中回
11,12	inferior frontal gyrus,opercular part	IFGoperc	岛盖部额下回
13,14	inferior frontal gyrus,triangular part	IFGtriang	三角部额下回
15,16	inferior frontal gyrus,orbital part	ORBinf	眶部额下回
17,18	rolandic operculum	ROL	中央沟盖
19,20	supplementary motor area	SMA	补充运动区
21,22	olfactory cortex	OLF	嗅皮质
23,24	superior frontal gyrus,medial	SFGmed	内侧额上回
25,26	superior frontal gyrus,medial orbital	ORBsupmed	眶内额上回
27,28	gyrus rectus/straight gyrus	REC	回直肌
29,30	insula	INS	脑岛
31,32	anterior cingulate and paracingulate gyri	ACG	前扣带和旁扣带脑回
33,34	median cingulate and paracingulate gyri	MCG	内侧和旁扣带脑回
35,36	posterior cingulate gyrus	PCG	后扣带回
37,38	hippocampus	HIP	海马
39,40	parahippocampal gyrus	PHG	海马旁回
41,42	amygdala	AMYG	杏仁核
43,44	calcarine fissure and surrounding cortex	CAL	距状裂周围皮层
45,46	cuneus	CUN	楔叶
47,48	lingual gyrus	LING	舌回
49,50	superior occipital gyrus	SOG	枕上回
51,52	middle occipital gyrus	MOG	枕中回
53,54	inferior occipital gyrus	IOG	枕下回
55,56	fusiform gyrus	FFG	梭状回
57,58	postcentral gyrus	PoCG	中央后回
59,60	superior parietal gyrus	SPG	顶上回
61,62	inferior parietal,but supramarginal and angular gyri	IPL	顶下缘角回
63,64	supramarginal gyrus	SM	缘上回
65,66	angular gyrus	ANG	角回

续表

节点编号	英文全称	英文缩写	中文全称
67,68	precuneus	PCUN	楔前叶
69,70	paracentral lobule	PCL	中央旁小叶
71,72	caudate nucleus	CAU	尾状核
73,74	lenticular nucleus,putamen	PUT	豆状壳核
75,76	lenticular nucleus,pallidum	PAL	豆状苍白球
77,78	thalamus	THA	丘脑
79,80	heschl gyrus	HES	颞横回
81,82	superior temporal gyrus	STG	颞上回
83,84	temporal pole:superior temporal gyrus	TPOsup	颞极:颞上回
85,86	middle temporal gyrus	MTG	颞中回
87,88	temporal pole:middle temporal gyrus	TPOmid	颞极:颞中回
89,90	inferior temporal gyrus	ITG	颞下回

注：脑区编号中，单数表示左侧，双数表示右侧。

附录 3　局部节点指标的统计显著性及其特征重要性

脑区编号	中文全称	英文简称	度		中间中心度		节点效率	
			特征重要性	P 值	特征重要性	P 值	特征重要性	P 值
1	中央前回	PreCG	0.001	0.376	0.002	0.419	0.003	0.384
2	中央前回	PreCG	0.002	0.206	0.001	0.661	0.002	0.343
3	背外侧额上回	SFGdor	0.000	0.469	0.002	0.142	0.001	0.576
4	背外侧额上回	SFGdor	0.001	0.548	0.006	0.614	0.001	0.214
5	眶部额上回	ORBsup	0.001	0.624	0.001	0.473	0.001	0.652
6	眶部额上回	ORBsup	0.002	0.178	0.002	0.289	0.000	0.226
7	额中回	MFG	0.002	0.567	0.023	0.007	0.001	0.376
8	额中回	MFG	0.002	0.279	0.004	0.492	0.004	0.274
9	眶部额中回	ORBmid	0.000	0.239	0.002	0.260	0.002	0.132
10	眶部额中回	ORBmid	0.006	0.050	0.001	0.558	0.015	0.026
11	岛盖部额下回	IFGoperc	0.003	0.051	0.005	0.296	0.005	0.142
12	岛盖部额下回	IFGoperc	0.002	0.064	0.005	0.048	0.002	0.178
13	三角部额下回	IFGtriang	0.003	0.415	0.002	0.473	0.002	0.538
14	三角部额下回	IFGtriang	0.001	0.492	0.003	0.195	0.002	0.538
15	眶部额下回	ORBinf	0.005	0.018	0.001	0.179	0.002	0.034
16	眶部额下回	ORBinf	0.000	0.553	0.000	0.201	0.005	0.162
17	额盖区	ROL	0.000	0.274	0.009	0.167	0.001	0.384
18	额盖区	ROL	0.001	0.096	0.004	0.110	0.004	0.101

续表

脑区编号	中文全称	英文简称	度		中间中心度		节点效率	
			特征重要性	P 值	特征重要性	P 值	特征重要性	P 值
19	补充运动区	SMA	0.001	0.610	0.005	0.376	0.000	0.605
20	补充运动区	SMA	0.001	0.519	0.002	0.050	0.004	0.586
21	嗅皮质	OLF	0.005	0.162	0.002	0.548	0.001	0.274
22	嗅皮质	OLF	0.006	0.152	0.003	0.267	0.002	0.260
23	内侧额上回	SFGmed	0.004	0.053	0.008	0.132	0.002	0.147
24	内侧额上回	SFGmed	0.008	0.035	0.001	0.496	0.007	0.152
25	眶内额上回	ORBsupmed	0.008	0.178	0.001	0.652	0.000	0.119
26	眶内额上回	ORBsupmed	0.006	0.082	0.009	0.848	0.006	0.044
27	直回	REC	0.004	0.194	0.000	0.267	0.008	0.080
28	直回	REC	0.001	0.415	0.003	0.035	0.001	0.226
29	脑岛	INS	0.003	0.605	0.009	0.359	0.001	0.510
30	脑岛	INS	0.002	0.212	0.005	0.335	0.002	0.335
31	前扣带和旁扣带脑回	ACG	0.001	0.478	0.003	0.707	0.010	0.402
32	前扣带和旁扣带脑回	ACG	0.005	0.311	0.003	0.538	0.001	0.510
33	内侧和旁扣带脑回	DCG	0.003	0.074	0.008	0.632	0.003	0.048
34	内侧和旁扣带脑回	DCG	0.005	0.071	0.003	0.482	0.007	0.015
35	后扣带回	PCG	0.003	0.657	0.010	0.102	0.001	0.437
36	后扣带回	PCG	0.008	0.009	0.004	0.167	0.008	0.007
37	海马	HIP	0.000	0.633	0.007	0.027	0.002	0.267
38	海马	HIP	0.003	0.002	0.080	0.006	0.006	0.003
39	海马旁回	PHG	0.003	0.730	0.006	0.473	0.001	0.642
40	海马旁回	PHG	0.001	0.373	0.009	0.110	0.001	0.368

续表

脑区编号	中文全称	英文简称	度		中间中心度		节点效率	
			特征重要性	P值	特征重要性	P值	特征重要性	P值
41	杏仁核	AMYG	0.000	0.576	0.003	0.062	0.000	0.304
42	杏仁核	AMYG	0.001	0.562	0.009	0.110	0.004	0.624
43	距状裂周围皮层	CAL	0.003	0.059	0.001	0.548	0.005	0.046
44	距状裂周围皮层	CAL	0.005	0.501	0.000	0.128	0.002	0.567
45	楔叶	CUN	0.002	0.032	0.000	0.246	0.003	0.008
46	楔叶	CUN	0.002	0.026	0.003	0.001	0.010	0.094
47	舌回	LING	0.001	0.189	0.002	0.576	0.001	0.226
48	舌回	LING	0.001	0.510	0.008	0.319	0.001	0.368
49	枕上回	SOG	0.004	0.332	0.001	0.557	0.010	0.428
50	枕上回	SOG	0.003	0.128	0.009	0.901	0.001	0.464
51	枕中回	MOG	0.000	0.543	0.003	0.027	0.003	0.492
52	枕中回	MOG	0.005	0.022	0.001	0.444	0.005	0.027
53	枕下回	IOG	0.001	0.799	0.005	0.106	0.002	0.652
54	枕下回	IOG	0.001	0.332	0.012	0.189	0.001	0.246
55	梭状回	FFG	0.005	0.017	0.004	0.152	0.003	0.048
56	梭状回	FFG	0.001	0.368	0.005	0.119	0.005	0.274
57	中央后回	PoCG	0.006	0.152	0.003	0.058	0.002	0.220
58	中央后回	PoCG	0.002	0.251	0.010	0.016	0.002	0.162
59	顶上回	SPG	0.001	0.428	0.014	0.087	0.001	0.162
60	顶上回	SPG	0.001	0.415	0.003	0.529	0.001	0.538
61	顶下缘角回	IPL	0.001	0.095	0.002	0.519	0.001	0.220
62	顶下缘角回	IPL	0.001	0.591	0.001	0.058	0.002	0.605

续表

脑区编号	中文全称	英文简称	度		中间中心度		节点效率	
			特征重要性	P值	特征重要性	P值	特征重要性	P值
63	缘上回	SMG	0.001	0.515	0.004	0.167	0.000	0.595
64	缘上回	SMG	0.003	0.304	0.008	0.045	0.001	0.384
65	角回	ANG	0.010	0.008	0.000	0.284	0.008	0.012
66	角回	ANG	0.004	0.428	0.002	0.173	0.003	0.384
67	楔前叶	PCUN	0.006	0.233	0.007	0.239	0.008	0.195
68	楔前叶	PCUN	0.004	0.267	0.008	0.201	0.002	0.267
69	中央旁小叶	PCL	0.001	0.327	0.005	0.226	0.001	0.327
70	中央旁小叶	PCL	0.004	0.142	0.004	0.335	0.009	0.184
71	尾状核	CAU	0.002	0.167	0.006	0.410	0.002	0.083
72	尾状核	CAU	0.003	0.319	0.002	0.267	0.003	0.289
73	豆状壳核	PUT	0.002	0.260	0.010	0.049	0.002	0.274
74	豆状壳核	PUT	0.008	0.015	0.005	0.214	0.002	0.024
75	豆状苍白球	PAL	0.004	0.274	0.010	0.056	0.001	0.239
76	豆状苍白球	PAL	0.005	0.446	0.003	0.393	0.005	0.482
77	丘脑	THA	0.001	0.289	0.002	0.595	0.003	0.260
78	丘脑	THA	0.000	0.009	0.010	0.004	0.003	0.009
79	颞横回	HES	0.001	0.212	0.001	0.548	0.001	0.267
80	颞横回	HES	0.001	0.398	0.003	0.614	0.009	0.157
81	颞上回	STG	0.003	0.267	0.001	0.368	0.001	0.428
82	颞上回	STG	0.002	0.398	0.002	0.492	0.002	0.246
83	颞极:颞上回	TPOsup	0.003	0.207	0.003	0.510	0.006	0.246
84	颞极:颞上回	TPOsup	0.001	0.239	0.000	0.335	0.001	0.760

续表

脑区编号	中文全称	英文简称	度		中间中心度			节点效率	
			特征重要性	P 值	特征重要性	P 值	特征重要性	P 值	P 值
85	颞中回	MTG	0.002	0.586	0.029	0.012	0.001	0.557	
86	颞中回	MTG	0.004	0.157	0.010	0.368	0.003	0.410	
87	颞极：颞中回	TPOmid	0.001	0.201	0.001	0.147	0.000	0.110	
88	颞极：颞中回	TPOmid	0.004	0.251	0.002	0.557	0.000	0.482	
89	颞下回	ITG	0.000	0.265	0.001	0.376	0.001	0.178	
90	颞下回	ITG	0.002	0.289	0.003	0.529	0.000	0.142	

注：脑区编号中，单数表示左侧，双数表示右侧。特征重要性为神经网络算法下计算而得。

附录4　分类算法主要参数设置

支持向量机：

kernel function＝RBF/linear；stoping criteria＝1×10^{-3}；regression precision＝0.1；RBFγ＝0.1；γ＝1；bias＝0；degree＝3。

人工神经网络（前馈）：

number of hidden layers＝2；layer 1＝20；layer 2＝15；persistence＝200；α＝0.9；initial η＝0.3；η decay＝30；high η＝0.1；low η＝0.01。

决策树（C4.5）：

maximim depth＝7；pruning severity＝75；minimum percentage of records in a node＝0.05；minimum percentage of records for a split＝0.10。

逻辑回归：

singularity tolerance＝1×10^{-8}；scale＝1；maximum iterations＝100；log-likelihood convergence＝0；parameter convergence＝1×10^{-6}；σ＝0。

线性判别式：

prior probailites ＝ all groups equal；covariance matrix ＝ within-groups；estimation ＝ maximum-likelihood estimators；tolerance to singularity＝1×10^{-4}。

附录 5　特征重要性

通过计算目标属性在每个特征中的方差变化，可进行敏感性分析，以得到其特征重要性指标。该方法可以在下面的模型中使用：神经网络、决策树、回归、判别式、SVM、贝叶斯网络等。

除非特别提到，所有公式中均基于 $Y=f(X_1,X_2,\cdots,X_k)$。其中，X_j 为特征，$j=1,2,\cdots,k$，k 为特征数目，Y 为基于特征 $X_1 \sim X_k$ 的模型。

特征的排名可以通过敏感性分析进行。其公式如下：

$$S_i = \frac{V_i}{V(Y)} = \frac{V[E(Y|X_i)]}{V(Y)} \tag{1}$$

式中，$V(Y)$ 为绝对输出变量。在分子中，数学期望 E 要求 $X-i$ 的积分，即除 X_i 外的所有元素。同时，方差 V 表示 X_i 的 Further 积分。

特征重要性则通过标准化敏感性来计算。其公式如下：

$$I_i = \frac{S_i}{\sum_{j=1}^{k} S_j} \tag{2}$$

Saltelli[158] 提出了敏感性的计算方法，并根据其重要性对特征的任意交互和非正交组合进行排名。重要性指标 S_i 是一阶敏感性计算。如果输入变量 $(X_1,X_2,\cdots,X_k)$ 是正交的或独立（特征的一个属性）的，则其重要性指标 S_i 是非常精确的。同时，其模型是递增的，即模型本身不包含输入变量的交互（模型的一个属性）。对于任意的交互和非正交特征组合，Saltelli 等[433] 指出，S_i 仍然是适合对输入变量进行重要性排名的指标，但同时其存在风险。

附录6　抑郁组及正常组模块划分及指标分析结果

脑区编号	中文全称	英文简称	所属核团	正常组				抑郁组			
				所属模块	模块内度(Z_i)	参与系数(P_i)	节点角色	所属模块	模块内度(Z_i)	参与系数(P_i)	节点角色
1	中央前回	PreCG	1	C1	0.380	0.500	Connector-NonHub	M1	1.420	0.278	Provincial-Hub
2	中央前回	PreCG	1	C1	-1.139	0.444	Connector-NonHub	M1	-0.609	0.000	Provincial-NonHub
3	背外侧额上回	SFGdor	9	C2	-0.810	0.480	Connector-NonHub	M4	-1.162	0.750	Connector-NonHub
4	背外侧额上回	SFGdor	9	C2	1.504	0.531	Connector-Hub	M4	0.775	0.667	Connector-NonHub
5	眶部额上回	ORBsup	2	C2	-0.810	0.375	Provincial-NonHub	M2	1.408	0.278	Provincial-Hub
6	眶部额上回	ORBsup	2	C2	0.347	0.320	Provincial-NonHub	M2	0.325	0.320	Provincial-NonHub
7	额中回	MFG	1	C1	0.380	0.571	Connector-NonHub	M1	-0.609	0.612	Connector-NonHub
8	额中回	MFG	7	C1	1.899	0.245	Provincial-Hub	M4	1.743	0.500	Connector-Hub
9	眶部额中回	ORBmid	7	C1	-1.139	0.625	Connector-NonHub	M4	-1.162	0.720	Connector-NonHub
10	眶部额中回	ORBmid	7	C1	-0.380	0.560	Connector-NonHub	M4	-0.194	0.625	Connector-NonHub
11	岛盖部额下回	IFGoperc	1	C1	0.380	0.444	Connector-NonHub	M1	1.420	0.278	Provincial-Hub
12	岛盖部额下回	IFGoperc	7	C1	1.139	0.408	Connector-Hub	M4	-0.194	0.640	Connector-NonHub
13	三角部额下回	IFGtriang	1	C1	0.380	0.320	Provincial-NonHub	M1	-0.609	0.611	Connector-NonHub
14	三角部额下回	IFGtriang	7	C1	-0.380	0.375	Provincial-NonHub	M4	-0.194	0.625	Connector-NonHub
15	眶部额下回	ORBinf	3	C3	-1.537	0.653	Connector-NonHub	M3	-1.326	0.720	Connector-NonHub
16	眶部额下回	ORBinf	3	C3	-0.615	0.625	Connector-NonHub	M3	-0.616	0.611	Connector-NonHub
17	额盖区	ROL	1	C1	1.229	0.245	Provincial-Hub	M1	-0.609	0.500	Connector-NonHub
18	额盖区	ROL	1	C1	1.229	0.000	Provincial-Hub	M1	-1.623	0.480	Connector-NonHub

续表

脑区编号	中文全称	英文简称	所属核团	正常组				抑郁组			
				所属模块	模块内度(Z_i)	参与系数(P_i)	节点角色	所属模块	模块内度(Z_i)	参与系数(P_i)	节点角色
19	补充运动区	SMA	1	C1	-1.139	0.720	Connector-NonHub	M1	1.420	0.278	Provincial-Hub
20	补充运动区	SMA	1	C1	-1.139	0.735	Connector-NonHub	M1	0.406	0.500	Connector-NonHub
21	嗅皮质	OLF	2	C2	-0.810	0.560	Connector-NonHub	M2	0.325	0.000	Provincial-NonHub
22	嗅皮质	OLF	2	C2	-1.966	0.500	Connector-NonHub	M2	0.325	0.000	Provincial-NonHub
23	内侧额上回	SFGmed	2	C2	1.504	0.449	Connector-Hub	M2	-0.758	0.653	Connector-NonHub
24	内侧额上回	SFGmed	2	C2	-0.810	0.611	Connector-NonHub	M2	-0.758	0.656	Connector-NonHub
25	眶内额上回	ORBsupmed	2	C2	1.504	0.000	Provincial-Hub	M2	1.408	0.278	Provincial-Hub
26	眶内额上回	ORBsupmed	2	C2	0.347	0.000	Provincial-NonHub	M2	1.408	0.000	Provincial-Hub
27	直回	REC	2	C2	0.347	0.000	Provincial-NonHub	M2	0.325	0.000	Provincial-NonHub
28	直回	REC	2	C2	0.347	0.000	Provincial-NonHub	M2	0.325	0.000	Provincial-NonHub
29	脑岛	INS	3	C3	-1.537	0.560	Connector-NonHub	M3	-0.616	0.375	Provincial-NonHub
30	脑岛	INS	3	C3	1.229	0.375	Provincial-Hub	M3	0.805	0.563	Connector-NonHub
31	前扣带和旁扣带脑回	ACG	2	C2	1.504	0.000	Provincial-Hub	M2	0.325	0.320	Provincial-NonHub
32	前扣带和旁扣带脑回	ACG	2	C2	0.347	0.320	Provincial-NonHub	M2	-0.758	0.667	Connector-NonHub
33	内侧和旁扣带脑回	DCG	8	C2	-0.810	0.560	Connector-NonHub	M6	-1.856	0.625	Connector-NonHub
34	内侧和旁扣带脑回	DCG	8	C2	0.347	0.320	Provincial-NonHub	M6	-1.000	0.667	Connector-NonHub
35	后扣带回	PCG	8	C2	-0.810	0.375	Provincial-NonHub	M6	-1.856	0.625	Connector-NonHub
36	后扣带回	PCG	8	C2	-0.810	0.375	Provincial-NonHub	M6	-1.000	0.000	Provincial-NonHub
37	海马	HIP	5	C5	0.000	0.000	Provincial-NonHub	M5	-0.645	0.375	Provincial-NonHub
38	海马	HIP	5	C5	0.000	0.000	Provincial-NonHub	M5	-0.645	0.375	Provincial-NonHub
39	海马旁回	PHG	5	C5	1.323	0.320	Provincial-Hub	M5	-0.645	0.560	Connector-NonHub

续表

脑区编号	中文全称	英文简称	所属核团	正常组				抑郁组			
				所属模块	模块内度(Z_i)	参与系数(P_i)	节点角色	所属模块	模块内度(Z_i)	参与系数(P_i)	节点角色
40	海马旁回	PHG	5	C5	1.323	0.320	Provincial-Hub	M5	1.291	0.500	Connector-Hub
41	杏仁核	AMYG	5	C6	0.000	0.611	Connector-NonHub	M5	1.291	0.320	Provincial-Hub
42	杏仁核	AMYG	5	C5	0.000	0.375	Provincial-NonHub	M5	-0.645	0.375	Provincial-NonHub
43	距状裂周围皮层	CAL	6	C6	-0.886	0.000	Provincial-NonHub	M6	-1.000	0.000	Provincial-NonHub
44	距状裂周围皮层	CAL	6	C6	-0.886	0.000	Provincial-NonHub	M6	-1.000	0.000	Provincial-NonHub
45	楔叶	CUN	6	C6	-0.886	0.375	Provincial-NonHub	M6	-0.143	0.000	Provincial-NonHub
46	楔叶	CUN	6	C6	-0.886	0.375	Provincial-NonHub	M6	-0.143	0.000	Provincial-NonHub
47	舌回	LING	6	C6	0.253	0.000	Provincial-NonHub	M6	0.714	0.278	Provincial-NonHub
48	舌回	LING	6	C6	0.253	0.000	Provincial-NonHub	M6	0.714	0.000	Provincial-NonHub
49	枕上回	SOG	6	C6	1.392	0.000	Provincial-Hub	M6	0.714	0.000	Provincial-NonHub
50	枕上回	SOG	6	C6	1.392	0.000	Provincial-Hub	M6	0.714	0.000	Provincial-NonHub
51	枕中回	MOG	6	C6	0.253	0.000	Provincial-NonHub	M6	0.714	0.278	Provincial-NonHub
52	枕中回	MOG	6	C6	1.392	0.000	Provincial-Hub	M6	0.714	0.278	Provincial-NonHub
53	枕下回	IOG	6	C6	-0.886	0.000	Provincial-NonHub	M6	0.714	0.000	Provincial-NonHub
54	枕下回	IOG	6	C6	-0.886	0.000	Provincial-NonHub	M6	0.714	0.278	Provincial-NonHub
55	梭状回	FFG	6	C6	1.392	0.278	Provincial-Hub	M6	0.714	0.278	Provincial-NonHub
56	梭状回	FFG	6	C6	1.392	0.278	Provincial-Hub	M6	0.714	0.278	Provincial-NonHub
57	中央后回	PoCG	1	C1	-0.615	0.612	Connector-NonHub	M1	-0.609	0.375	Provincial-NonHub
58	中央后回	PoCG	1	C1	-0.615	0.612	Connector-NonHub	M1	0.406	0.500	Connector-NonHub
59	顶上回	SPG	6	C6	-0.886	0.611	Connector-NonHub	M6	-0.143	0.444	Connector-NonHub
60	顶上回	SPG	6	C6	0.253	0.656	Connector-NonHub	M6	0.714	0.449	Connector-NonHub

续表

脑区编号	中文全称	英文简称	所属核团	正常组				抑郁组			
				所属模块	模块内度(Z_i)	参与系数(P_i)	节点角色	所属模块	模块内度(Z_i)	参与系数(P_i)	节点角色
61	顶下缘角回	IPL	1	C1	1.139	0.531	Connector-Hub	M1	1.420	0.620	Connector-Hub
62	顶下缘角回	IPL	7	C1	1.139	0.449	Connector-Hub	M4	0.775	0.694	Connector-NonHub
63	缘上回	SMG	10	C3	-0.615	0.571	Connector-NonHub	M1	-0.609	0.480	Connector-NonHub
64	缘上回	SMG	3	C3	0.307	0.408	Connector-NonHub	M3	-0.616	0.719	Connector-NonHub
65	角回	ANG	7	C1	-1.139	0.640	Connector-NonHub	M4	-1.162	0.800	Connector-NonHub
66	角回	ANG	7	C1	-0.380	0.688	Connector-NonHub	M4	0.775	0.694	Connector-NonHub
67	楔前叶	PCUN	8	C2	0.347	0.656	Connector-NonHub	M6	1.571	0.494	Connector-Hub
68	楔前叶	PCUN	8	C2	-0.810	0.694	Connector-NonHub	M6	0.714	0.617	Connector-NonHub
69	中央旁小叶	PCL	1	C1	0.218	0.735	Connector-NonHub	M1	-0.609	0.375	Provincial-NonHub
70	中央旁小叶	PCL	1	C1	-0.871	0.778	Connector-NonHub	M1	-0.609	0.480	Connector-NonHub
71	尾状核	CAU	4	C4	1.306	0.320	Provincial-Hub	M2	0.325	0.500	Connector-NonHub
72	尾状核	CAU	4	C4	0.218	0.375	Provincial-NonHub	M2	1.408	0.278	Provincial-Hub
73	豆状壳核	PUT	4	C4	1.306	0.500	Connector-Hub	M2	-0.758	0.375	Provincial-NonHub
74	豆状壳核	PUT	4	C4	1.306	0.500	Connector-Hub	M2	-0.758	0.560	Connector-NonHub
75	豆状苍白球	PAL	4	C4	-0.871	0.625	Connector-NonHub	M2	0.325	0.000	Connector-NonHub
76	豆状苍白球	PAL	4	C4	-0.871	0.000	Provincial-NonHub	M2	-1.841	0.000	Provincial-NonHub
77	丘脑	THA	4	C4	-0.871	0.625	Connector-NonHub	M2	-0.758	0.000	Connector-NonHub
78	丘脑	THA	4	C4	-0.871	0.000	Provincial-NonHub	M2	-1.841	0.000	Provincial-NonHub
79	颞横回	HES	3	C3	-0.615	0.000	Provincial-NonHub	M3	-1.326	0.444	Connector-NonHub
80	颞横回	HES	3	C3	-0.615	0.000	Provincial-NonHub	M3	-0.616	0.375	Provincial-NonHub
81	颞上回	STG	3	C3	2.151	0.000	Provincial-Hub	M3	1.516	0.375	Provincial-Hub

续表

脑区编号	中文全称	英文简称	所属核团	正常组				抑郁组			
				所属模块	模块内度(Z_i)	参与系数(P_i)	节点角色	所属模块	模块内度(Z_i)	参与系数(P_i)	节点角色
82	颞上回	STG	3	C3	0.307	0.000	Provincial-NonHub	M3	0.805	0.278	Provincial-NonHub
83	颞极：颞上回	TPOsup	3	C3	0.307	0.278	Provincial-NonHub	M3	1.516	0.000	Provincial-Hub
84	颞极：颞上回	TPOsup	3	C3	0.307	0.278	Provincial-NonHub	M3	1.516	0.245	Provincial-Hub
85	颞中回	MTG	3	C3	0.307	0.563	Connector-NonHub	M3	0.095	0.612	Connector-NonHub
86	颞中回	MTG	3	C3	-0.615	0.688	Connector-NonHub	M3	0.095	0.667	Connector-NonHub
87	颞极：颞中回	TPOmid	11	C5	-1.323	0.444	Connector-NonHub	M3	-0.616	0.560	Connector-NonHub
88	颞极：颞中回	TPOmid	11	C5	-1.323	0.500	Connector-NonHub	M3	-0.616	0.375	Provincial-NonHub
89	颞下回	ITG	6	C6	-0.886	0.694	Connector-NonHub	M6	-1.856	0.720	Connector-NonHub
90	颞下回	ITG	6	C6	-0.886	0.667	Connector-NonHub	M6	-0.143	0.320	Provincial-NonHub

注：脑区编号中，单数表示左侧，双数表示右侧。Hub判定条件为$Z_i > 1$；Connector判定条件为$P_i > 0.4$。

附录 7　GSK3β 基因型抑郁组及正常组 2×2ANOVA 分析结果

脑区编号	中文名称	英文简称	P 值								
			度			中间中心度			节点效率		
			X_1	X_2	$X_1 \times X_2$	X_1	X_2	$X_1 \times X_2$	X_1	X_2	$X_1 \times X_2$
1	中央前回	PreCG	0.169	0.628	0.023	0.934	0.303	0.801	0.185	0.791	0.049
2	中央前回	PreCG	0.765	0.025	0.763	0.999	0.097	0.248	0.525	0.390	0.544
3	背外侧额上回	SFGdor	0.725	0.020	0.458	0.494	0.055	0.260	0.109	0.179	0.152
4	背外侧额上回	SFGdor	0.148	0.082	0.169	0.181	0.518	0.339	0.550	0.423	0.345
5	眶部额上回	ORBsup	0.046	0.045	0.033	0.673	0.404	0.279	0.069	0.147	0.089
6	眶部额上回	ORBsup	0.080	0.868	0.748	0.691	0.440	0.059	0.319	0.653	0.507
7	额中回	MFG	0.200	0.975	0.383	0.127	0.965	0.201	0.537	0.217	0.154
8	额中回	MFG	0.412	0.531	0.351	0.228	0.804	0.088	0.439	0.933	0.259
9	眶部额中回	ORBmid	0.731	0.829	0.343	0.455	0.643	0.382	0.999	0.225	0.158
10	眶部额中回	ORBmid	0.785	0.540	0.224	0.140	0.889	0.901	0.848	0.811	0.378
11	岛盖部额下回	IFGoperc	0.045	0.582	0.336	0.025	0.112	0.704	0.093	0.093	0.900
12	岛盖部额下回	IFGoperc	0.457	0.336	0.295	0.309	0.434	0.361	0.189	0.893	0.718
13	三角部额下回	IFGtriang	0.762	0.125	0.082	0.802	0.133	0.636	0.935	0.450	0.119
14	三角部额下回	IFGtriang	0.035	0.725	0.135	0.005	0.727	0.092	0.146	0.364	0.474
15	眶部额下回	ORBinf	0.007	0.515	0.692	0.192	0.516	0.618	0.005	0.900	0.606
16	眶部额下回	ORBinf	0.410	0.197	0.981	0.308	0.010	0.355	0.983	0.026	0.544
17	额盖区	ROL	0.148	0.054	0.587	0.411	0.466	0.748	0.507	0.217	0.785

续表

脑区编号	中文名称	英文简称	P 值								
			度			中间中心度			节点效率		
			X_1	X_2	$X_1 \times X_2$	X_1	X_2	$X_1 \times X_2$	X_1	X_2	$X_1 \times X_2$
18	额盖区	ROL	0.733	0.707	0.137	0.831	0.963	0.172	0.890	0.382	0.418
19	补充运动区	SMA	0.776	0.897	0.771	0.382	0.932	0.892	0.363	0.508	0.736
20	补充运动区	SMA	0.893	0.356	0.214	0.974	0.287	0.564	0.629	0.819	0.300
21	嗅皮质	OLF	0.651	0.240	0.629	0.642	0.732	0.346	0.284	0.771	0.771
22	嗅皮质	OLF	0.436	0.256	0.417	0.019	0.525	0.772	0.299	0.795	0.362
23	内侧额上回	SFGmed	0.117	0.163	0.581	0.308	0.675	0.498	0.425	0.662	0.625
24	内侧额上回	SFGmed	0.693	0.172	0.468	0.622	0.776	0.336	0.826	0.649	0.110
25	眶内额上回	ORBsupmed	0.404	0.194	0.646	0.417	0.797	0.463	0.917	0.740	0.919
26	眶内额上回	ORBsupmed	0.713	0.110	0.234	0.726	0.808	0.300	0.575	0.249	0.145
27	直回	REC	0.192	0.076	0.452	0.675	0.223	0.756	0.245	0.399	0.791
28	直回	REC	0.790	0.037	0.464	0.616	0.050	0.868	0.285	0.225	0.743
29	脑岛	INS	0.251	0.926	0.369	0.358	0.864	0.594	0.316	0.584	0.681
30	脑岛	INS	0.606	0.802	0.335	0.989	0.679	0.827	0.933	0.211	0.522
31	前扣带和旁扣带脑回	ACG	0.794	0.813	0.915	0.133	0.957	0.134	0.624	0.589	0.961
32	前扣带和旁扣带脑回	ACG	0.930	0.221	0.588	0.482	0.371	0.463	0.571	0.749	0.914
33	内侧和旁扣带脑回	DCG	0.009	0.262	0.014	0.344	0.797	0.140	0.103	0.906	0.091
34	内侧和旁扣带脑回	DCG	0.170	0.330	0.640	0.164	0.298	0.532	0.717	0.065	0.957
35	后扣带回	PCG	0.629	0.508	0.182	0.956	0.154	0.763	0.910	0.109	0.431
36	后扣带回	PCG	0.138	0.393	0.014	0.256	0.754	0.220	0.521	0.754	0.033
37	海马	HIP	0.453	0.115	0.038	0.837	0.449	0.563	0.925	0.543	0.095
38	海马	HIP	0.554	0.402	0.041	0.630	0.788	0.058	0.866	0.815	0.123

续表

脑区编号	中文名称	英文简称	P 值								
			度			中间中心度			节点效率		
			X_1	X_2	$X_1 \times X_2$	X_1	X_2	$X_1 \times X_2$	X_1	X_2	$X_1 \times X_2$
39	海马旁回	PHG	0.515	0.793	0.211	0.845	0.903	0.491	0.863	0.600	0.399
40	海马旁回	PHG	0.387	0.015	0.088	0.189	0.046	0.396	0.161	0.232	0.381
41	杏仁核	AMYG	0.882	0.149	0.155	0.476	0.037	0.212	0.599	0.768	0.168
42	杏仁核	AMYG	0.014	0.459	0.047	0.160	0.588	0.464	0.113	0.119	0.143
43	距状裂周围皮层	CAL	0.704	0.665	0.841	0.809	0.164	0.531	0.790	0.066	0.386
44	距状裂周围皮层	CAL	0.348	0.249	0.823	0.091	0.802	0.787	0.054	0.885	0.390
45	楔叶	CUN	0.278	0.602	0.705	0.973	0.163	0.465	0.607	0.185	0.871
46	楔叶	CUN	0.504	0.402	0.875	0.937	0.868	0.796	0.931	0.777	0.531
47	舌回	LING	0.466	0.378	0.378	0.478	0.571	0.516	0.129	0.765	0.960
48	舌回	LING	0.301	0.101	0.550	0.608	0.136	0.315	0.418	0.595	0.198
49	枕上回	SOG	0.015	0.758	0.004	0.232	0.255	0.043	0.050	0.877	0.010
50	枕上回	SOG	0.910	0.210	0.328	0.910	0.545	0.867	0.391	0.740	0.508
51	枕中回	MOG	0.211	0.201	0.445	0.533	0.469	0.256	0.471	0.830	0.272
52	枕中回	MOG	0.632	0.213	0.812	0.460	0.964	0.094	0.643	0.894	0.396
53	枕下回	IOG	0.084	0.462	0.419	0.258	0.716	0.587	0.123	0.613	0.626
54	枕下回	IOG	0.011	0.275	0.158	0.631	0.943	0.843	0.102	0.686	0.159
55	梭状回	FFG	0.716	0.570	0.307	0.647	0.295	0.737	0.486	0.425	0.960
56	梭状回	FFG	0.869	0.925	0.278	0.656	0.712	0.184	0.433	0.298	0.559
57	中央后回	PoCG	0.459	0.058	0.154	0.411	0.473	0.492	0.905	0.394	0.459
58	中央后回	PoCG	0.490	0.657	0.208	0.859	0.867	0.095	0.977	0.477	0.032
59	顶上回	SPG	0.588	0.028	0.125	0.591	0.214	0.248	0.964	0.225	0.143

续表

脑区编号	中文名称	英文简称	度			中间中心度			节点效率		
			X_1	X_2	$X_1 \times X_2$	X_1	X_2	$X_1 \times X_2$	X_1	X_2	$X_1 \times X_2$
60	顶上回	SPG	0.698	0.071	0.389	0.185	0.503	0.391	0.832	0.515	0.537
61	顶下缘角回	IPL	0.136	0.664	0.010	0.178	0.545	0.003	0.520	0.265	0.032
62	顶下缘角回	IPL	0.394	0.785	0.731	0.985	0.810	0.347	0.805	0.368	0.447
63	缘上回	SMG	0.700	0.647	0.485	0.507	0.641	0.695	0.988	0.703	0.688
64	缘上回	SMG	0.352	0.750	0.052	0.825	0.198	0.312	0.883	0.244	0.118
65	角回	ANG	0.987	0.420	0.793	0.549	0.919	0.775	0.715	0.968	0.518
66	角回	ANG	0.238	0.666	0.546	0.657	0.666	0.705	0.162	0.928	0.991
67	楔前叶	PCUN	0.428	0.493	0.229	0.992	0.788	0.848	0.344	0.666	0.145
68	楔前叶	PCUN	0.238	0.975	0.626	0.533	0.847	0.678	0.870	0.715	0.776
69	中央旁小叶	PCL	0.310	0.151	0.984	0.405	0.370	0.193	0.983	0.358	0.466
70	中央旁小叶	PCL	0.285	0.151	0.682	0.757	0.489	0.881	0.375	0.601	0.880
71	尾状核	CAU	0.749	0.945	0.785	0.485	0.571	0.343	0.317	0.425	0.817
72	尾状核	CAU	0.442	0.551	0.698	0.221	0.243	0.694	0.092	0.076	0.857
73	豆状壳核	PUT	0.493	0.156	0.022	0.953	0.080	0.243	0.423	0.350	0.022
74	豆状壳核	PUT	0.322	0.436	0.299	0.600	0.025	0.261	0.999	0.043	0.644
75	豆状苍白球	PAL	0.985	0.203	0.116	0.396	0.923	0.654	0.392	0.458	0.357
76	豆状苍白球	PAL	0.614	0.045	0.669	0.903	0.098	0.808	0.825	0.172	0.746
77	丘脑	THA	0.002	0.784	0.000	0.009	0.855	0.007	0.009	0.442	0.009
78	丘脑	THA	0.436	0.277	0.180	0.951	0.590	0.815	0.594	0.612	0.180
79	颞横回	HES	0.310	0.160	0.648	0.936	0.593	0.168	0.472	0.729	0.797
80	颞横回	HES	0.154	0.423	0.612	0.607	0.826	0.934	0.640	0.378	0.909

续表

脑区编号	中文名称	英文简称	P 值								
			度			中间中心度			节点效率		
			X_1	X_2	$X_1×X_2$	X_1	X_2	$X_1×X_2$	X_1	X_2	$X_1×X_2$
81	颞上回	STG	0.226	0.442	0.486	0.285	0.747	0.656	0.664	0.559	0.803
82	颞上回	STG	0.117	0.448	0.332	0.723	0.874	0.517	0.476	0.592	0.257
83	颞极:颞上回	TPOsup	0.494	0.290	0.178	0.499	0.062	0.335	0.674	0.035	0.267
84	颞极:颞上回	TPOsup	0.335	0.237	0.441	0.326	0.717	0.852	0.947	0.864	0.864
85	颞中回	MTG	0.358	0.710	0.029	0.729	0.586	0.078	0.711	0.689	0.102
86	颞中回	MTG	0.753	0.919	0.140	0.255	0.484	0.029	0.801	0.168	0.031
87	颞极:颞中回	TPOmid	0.022	0.073	0.175	0.192	0.429	0.495	0.086	0.147	0.200
88	颞极:颞中回	TPOmid	0.150	0.388	0.832	0.127	0.571	0.690	0.825	0.694	0.556
89	颞下回	ITG	0.870	0.899	0.133	0.053	0.980	0.330	0.243	0.349	0.441
90	颞下回	ITG	0.199	0.068	0.374	0.993	0.528	0.292	0.801	0.619	0.281

注: 脑区编号中，单数表示左侧，双数表示右侧。因素 X_1 表示疾病状态（抑郁组及正常组），因素 X_2 表示基因型分类（TT＋TC 及 CC），$X_1×X_2$ 表示二因素交互作用。

附录 8　ReHo 组间显著差异体素

X	Y	Z	特征重要性	T统计量（绝对值）	BA	AAL	X	Y	Z	特征重要性	T统计量（绝对值）	BA	AAL
−18	−72	27	0.031	4.36	—	Occipital_Sup L	33	−78	−9	0.009	3.64	—	Occipital_Inf R
−36	−21	12	0.029	4.23	13	Insula L	−9	−42	39	0.009	3.64	—	Cingulum_Mid
27	45	6	0.025	4.11	—	Frontal_Mid R	−18	−72	21	0.009	3.64	—	Occipital_Sup L
30	27	51	0.024	4.25	—	Frontal_Sup R	−39	33	−9	0.009	3.63	—	Frontal_Inf_Orb L
−6	−60	36	0.024	4.25	—	Precuneus L	−63	−51	6	0.008	3.62	21	Temporal_Mid R
63	−57	15	0.022	4.09	22	—	−30	−12	69	0.008	3.62	—	Precentral L
15	−75	−48	0.021	4.07	30	Cerebelum_7b R	45	−24	−39	0.008	3.61	—	—
3	−48	18	0.021	4.07	—	Precuneus R	−33	−90	−24	0.008	3.61	—	—
−30	−51	−33	0.020	3.98	—	—	39	−84	36	0.008	3.60	—	Occipital_Mid R
−30	−90	15	0.019	3.94	19	Occipital_Mid L	30	33	12	0.008	3.59	—	—
27	21	24	0.019	3.97	—	—	48	54	3	0.008	3.57	10	Frontal_Mid R
39	−60	−30	0.018	4.05	—	Cerebelum_Crus1 R	39	−57	−36	0.008	3.59	—	Cerebelum_Crus1 R
57	−66	24	0.018	3.99	39	Occipital_Mid R	9	−66	24	0.007	3.57	—	Precuneus R
−3	−75	−6	0.018	3.83	—	Lingual L	−6	−48	45	0.007	3.56	—	Precuneus L
−12	18	21	0.018	3.91	—	—	0	−48	69	0.007	3.56	—	Precuneus R
−36	−69	42	0.018	3.90	19	Angular L	−9	57	42	0.005	3.56	—	—
−30	−36	72	0.017	3.85	—	Postcentral L	54	0	−24	0.005	3.56	—	Temporal_Mid R
39	−24	33	0.017	3.83	—	Postcentral R	−33	−36	72	0.005	3.54	—	Postcentral L

续表

X	Y	Z	特征重要性	T统计量（绝对值）	BA	AAL	X	Y	Z	特征重要性	T统计量（绝对值）	BA	AAL
39	-78	30	0.017	3.61	39	Occipital Mid R	-3	42	-27	0.005	3.54	—	—
3	-78	42	0.016	3.81	7	—	-15	-69	6	0.005	3.55	—	Calcarine L
33	33	51	0.016	3.79	8	—	33	-39	-33	0.005	3.54	—	Cerebelum 6 R
-18	-6	72	0.016	3.81	6	Frontal Sup L	-9	-69	21	0.005	3.52	—	Olfactory L
3	-99	-39	0.015	3.78	—	—	-12	6	-15	0.005	3.51	34	Olfactory L
-39	-21	12	0.014	3.76	13	Heschl L	15	-87	36	0.004	3.53	—	Occipital Sup R
6	45	-33	0.014	3.78	—	—	12	-78	-21	0.004	3.52	—	Occipital Sup L
-39	-24	-33	0.014	3.76	—	—	-21	-72	24	0.004	3.54	—	Occipital Sup L
-24	45	42	0.014	3.76	—	Frontal Sup L	-9	-42	-6	0.003	3.49	—	Lingual L
0	-60	57	0.014	3.75	—	Precuneus L	-3	-54	63	0.003	3.50	7	Precuneus L
-3	-51	48	0.014	4.01	7	Precuneus L	60	-57	27	0.003	3.49	39	Angular R
27	-42	27	0.014	3.74	—	—	-30	-87	39	0.003	3.49	—	—
24	6	24	0.014	3.73	—	—	-12	-66	-39	0.003	3.48	—	Cerebelum 8 L
0	30	-6	0.013	3.73	—	Cingulum Ant L	57	6	-30	0.003	3.48	21	Temporal Mid R
3	-60	24	0.013	3.72	31	Precuneus R	12	69	-6	0.003	3.50	—	Frontal Sup Orb R
3	-63	63	0.013	3.71	—	Precuneus R	-63	-51	18	0.003	3.51	22	Temporal Sup L
-42	-72	42	0.013	3.70	—	Angular L	66	-36	15	0.003	3.48	—	Postcentral L
30	-27	27	0.013	3.70	—	—	0	-45	72	0.002	3.47	—	—
0	15	39	0.012	3.70	—	Cingulum Mid L	-45	-21	48	0.002	3.49	—	Postcentral L
-3	30	66	0.012	3.69	—	—	18	-3	24	0.002	3.46	—	Caudate R

续表

X	Y	Z	特征重要性	T统计量（绝对值）	BA	AAL
-24	3	21	0.011	3.69	—	—
3	-18	21	0.011	3.69	—	—
-36	18	27	0.010	3.69	—	Frontal_Inf_Tri_L
27	-24	27	0.010	3.68	—	—
-63	-45	33	0.010	3.68	—	—
0	6	39	0.010	3.46	—	Cingulum_Mid_L
27	-3	54	0.010	3.68	—	Frontal_Mid_R
-24	-90	6	0.010	3.67	—	Occipital_Mid_L
-54	-54	21	0.010	3.66	—	Temporal_Mid_L
21	42	18	0.010	3.66	—	—
-51	-60	-15	0.010	3.66	37	Temporal_Inf_L
-33	-84	36	0.010	3.66	19	Occipital_Mid_L
57	-66	-21	0.002	3.47	—	—
-51	24	24	0.002	3.47	45	Frontal_Inf_Tri_L
24	-63	-51	0.002	3.48	—	Cerebelum_8_R
-33	-24	48	0.002	3.48	3	Postcentral_L
6	-99	-12	0.002	3.45	18	—
-51	-57	21	0.001	3.46	—	Temporal_Mid_L
-48	-3	30	0.001	3.45	—	Precentral_L
27	51	21	0.001	3.46	10	Frontal_Mid_R
-48	-3	30	0.001	3.45	—	Precentral_L
6	-99	-12	0.001	3.45	18	—
57	-30	-6	0.001	3.45	2	Parietal_Inf_L
-57	-27	48	0.000	3.13	2	Parietal_Inf_L

注：表中列举了特征重要性排名前100的体素。X、Y、Z表示MNI坐标空间；BA（Brodmann area，布罗德曼分区）；AAL。

附录 9　英文缩写对照表

英文简称	英文全称	中文全称
AAL	automated anatomical labeling	自动解剖标签
ANIMAL	automatic nonlinear imaging matching and anatomical labeling	自动非线性图像配对和解剖标签
AUC	area under the curve	曲线下面积
BDNF	brain-derived neurotrophic factor	脑源性神经营养因子
BOLD	blood oxygenation level dependent	血氧水平依赖
CGI-S	clinical global impression of severity	临床总体印象量表
DCM	dynamic causal models	动态因果模型
DTI	diffusion tensor imaging	扩散张量成像
EEG	electroencephalogram	脑电图
EPI	echo planer imaging	平面回波序列
FLD	Fisher linear discriminant	费希尔线性判别式
fMRI	functional magnetic resonance imaging	功能磁共振影像
FOV	field of view	成像视野
GCA	Granger causality analysis	格兰杰因果分析
GLM-De	general linear model with deconvolution	反卷积一般线型模型
HRSD	Hamilton rating scale for depression	汉密尔顿抑郁量表
ICA	independent component analysis	独立成分分析
KCC	Kendall coefficient of concordance	肯德尔和谐系数
LCSPT	limbic-cortical-striatal-pallidal-thalamic	边缘系统-皮层-纹状体-苍白球-丘脑神经环路
LDA	linear discriminant analysis	线性判别式
MDD	major depressive disorder	抑郁症
MEG	magnetoencephalography	脑磁图
MNI	Montreal Neurological Institute	蒙特利尔神经学研究所
mTLE	mesial temporal lobe epilepsy	颞叶内侧癫痫
PET	Positron Emission Tomography	正电子发射断层扫描
ReHo	regional homogeneity	局部一致性
ROI	region of interest	感兴趣区域
SNP	single nucleotide polymorphism	单核苷酸多态性

续表

英文简称	英文全称	中文全称
SPM	statistical parametric mapping	统计参数图
SSRI	selective serotonin reuptake inhibitor	选择性 5-羟色胺再摄取抑制剂
SVM	support vector machine	支持向量机
TE	echo time	回波时间
TR	repeatation time	射频重复时间

注：表中术语按照英文首字母顺序排列。

附录 10　基于 Kruskal 算法最小生成树构建

Kruskal 算法[254] 是一种最小生成树算法，它能在所有连接森林中两棵不同树的边中找到权重最小的边。在图论中，它是一种贪婪算法，因为它在每一步都以增加成本为代价为一个连通加权图找到一个最小生成树[254,258]。这意味着它找到了构成树的所有顶点的一个子集，其中树中所有边的总权值是最小的[258]。

算法描述如下。

（1）创建一个森林 F（一组树）（注：F 不为最小生成树），图中的每个顶点都是一个单独的树。

（2）创建一个包含图中所有边的集合 S（注：S 不为空）。

（3）①从 S 中选出一条权值最小的边删除；②如果删除的边连接了两棵不属于连通分量的树，那么将它添加到森林 F 中，将两棵树组合成一棵树。

（4）在算法终止时，森林形成图的最小生成森林。如果图是连通的，森林有一个唯一的连通分量，并形成一个最小生成树。

附录 11　gSpan 算法

gSpan[269,434] 在图之间建立了一个新的字典序，并将每个图映射为唯一的最小 DFS 编码作为其规范标记。基于这一词典序，gSpan 采用深度优先搜索策略有效地挖掘频繁连通子图。

gSpan 是第一个在频繁子图挖掘中探索 DFS 的算法。DFS 字典序和最小 DFS 编码新规范标注系统均支持 DFS 搜索[269]。gSpan 使用稀疏邻接列表表示来存储图并且发现所有频繁子图，而无须生成候选项。它将频繁子图的增长和检查结合到一个过程中，从而加速了挖掘过程[434]。

算法描述如上。

D 表示图数据集，S 表示挖掘结果。

（1）通过其频度排序 D 中的标签；

（2）移除不频繁的顶点和边；

（3）重新分配标签剩下的顶点和边；

（4）$S_1 \leftarrow D$ 中边为 1 的频数；

（5）利用 DFS 字典顺序排序 S_1；

（6）$S \leftarrow S_1$；

（7）针对每条边 $e \in S_1$ 执行

用 e 初始化 S，用包含 e 的图表设置 s；

挖掘子图(D, S, s)；

$D \leftarrow D - e$；

如果 $|D| < \text{minSup}$；

跳出；

子图挖掘(D, S, s)；

（1）如果 $s \neq \min(s)$

返回；

（2）$S \leftarrow S \cup \{s\}$；

（3）在 D 中的每个图中枚举 s 并计算其子项；

（4）对每个子项 c，执行

如果 $\text{support}(c) \geqslant \text{minSup}$；

$s \leftarrow c$；

子图挖掘(Ds, S, s)；

附录 12　HSIC 算法

研究采用了基于 HSIC[270,435] 的子网络评价准则。基本上，HSIC 有两个重要的优势。首先，它是核空间中两个变量之间的依赖关系度量。其次，HSIC 有一个简单的经验估计量，稍后会进行介绍。正如 Kong 等[435] 所研究的，HSIC 的最终形式如下：

$$HSIC\_Score(g_i) = f_i^T HLH f_i$$

其中，$f_i = [f_i^1, f_i^2, \cdots, f_i^n] \in \{0,1\}^n$，$n$ 为网络数。当且仅当第 i 个子网络属于第 j 个网络，即 $g_i \in G_j (j = 1, 2, \cdots, n)$ 时，$f_i^j = 1$，否则 $f_i^j = 0$。$H = [H_{ij}]_{n*n}$，$H_{ij} = \delta_{ij} - 1/n$，$\delta_{ij}$ 为示性函数。如果 $i = j$，δ_{ij} 取 1；如果 $i \neq j$，δ_{ij} 取 0。$L = [L_{ij}]_{n*n}$，如果 G_i，G_j 属于同一个类别（抑郁组和正常组），$L_{ij} = 1$，否则，$L_{ij} = 0$。

利用该公式可以计算出每个子网络的判别能力，HSIC 分数越高，判别能力越强。因此，剩下的工作就是分别从抑郁组和正常组的大脑网络中提取频繁子网络 HSIC 分数最高的前 k 个子网络。

附录 13 Weisfeiler-Lehman 图核

研究中使用了 Weisfeiler-lehman[271] 子树内核。其已被证明可以有效地从网络捕获拓扑信息，以实现更好的性能。对于一对网络 G_i 和 G_j，Weisfeiler-lehman 子树内核的基本过程如下：由于脑网络的节点是标注的，所以节点的标注在开始时就是它们原来的 ROI 标签。然后，在每个迭代步骤中，根据每个节点的先前标签和其相邻节点的标签同时更新每个节点的标签。具体而言，对于每个节点，通过其先前的标签和其邻居的排序标签来增强其标签[271]，然后将增强标签压缩为较短的标签作为节点的新标签。迭代该过程直到达到预定义的最大迭代时间 h。然后列出 G_i 和 G_j 的所有节点标签，并用下面的等式计算出现次数：

$$\phi(G_i) = \{t(G_i,l_{0,1}),t(G_i,l_{0,2}),\cdots,t(G_i,l_{0,|L_0|}),\cdots,t(G_i,l_{h,1}),t(G_i,l_{h,2}),\cdots,t(G_i,l_{h,|L_h|})\}$$

$$\phi(G_j) = \{t(G_j,l_{0,1}),t(G_j,l_{0,2}),\cdots,t(G_j,l_{0,|L_0|}),\cdots,t(G_j,l_{h,1}),t(G_j,l_{h,2}),\cdots,t(G_j,l_{h,|L_h|})\}$$

$$(1)$$

式中，$l_{j,k}$ 表示迭代 j 中第 k 个节点的标签，第 0 次迭代意味着开始状态；$|L_h|$ 是迭代 j 中的标签数量；$t(G_i,l_{j,k})$ 表示 G_i 中 $l_{j,k}$ 的出现时间。G_i 和 G_j 的最终核值可以通过公式（2）计算。

$$k(G_i,G_j) = \langle \phi(G_i),\phi(G_j) \rangle \qquad (2)$$

最后，可以计算核矩阵 $\boldsymbol{K} = [K_{i,j}]_{n*n}$，其中 $K_{i,j}$ 表示 G_i 和 G_j 之间的核值；n 为网络的数量。

附录 14 最大相关最小冗余

在最大相关最小冗余[423]中，两个离散变量 x、y 的互信息 I 是由它们的边缘概率 $p(x)$、$p(y)$ 及联合分布概率 $p(x,y)$ 表示的，公式如下：

$$I(x,y) = \iint p(x,y) \log \frac{p(x,y)}{p(x)p(y)} \mathrm{d}x\,\mathrm{d}y \tag{1}$$

这种互信息测度被用来评价离散变量之间的"相似性"水平。最小冗余的目标是最优地选择那些显示特征之间相似性最小的变量，从而使所选择的集合更具有代表性或提供整个集合的信息。

设 S 为待选变量的子集。最小冗余准则可以描述为

$$\max R_i = \frac{1}{|S|^2} \sum_{i,j \in S} I(i,j) \tag{2}$$

式中，$I(i,j)$ 表示输入两个离散变量 i、j 之间的互信息；$|S|$ 表示 S 中选定变量的数量。

为了测量变量与设定前目标的相关性，在目标 h（未来的序列值）和输入的历史变量 $I(h,i)$ 之间再次使用相互信息 $I(h,I)$，$I(h,I)$ 表示 I 与目标 h 之间的强度。因此，通过最大化 S 中所有变量之间的整体相关性，得到最大相关准则：

$$\max D_I = \frac{1}{|S|} \sum_{i \in S} I(h,i) \tag{3}$$

通过式(2) 和式(3) 优化得到最大相关最小冗余变量集。这反过来又要求它们结合成一个单一的标准。两个最简单的组合方案表示如下：

$$\max(D_I - R_I) \tag{4}$$

$$\max \frac{D_I}{R_Y} \tag{5}$$

本书使用式(4) 实现最大相关最小冗余，并将其记录为互信息差异（MID）。

参 考 文 献

[1] SPIJKER J,GRAAF R,BIJL R V,et al. Functional disability and depression in the general population. Results from the Netherlands Mental Health Survey and Incidence Study (NEMESIS)[J]. Acta psychiatr scand,2004, 110(3):208-214.

[2] USTUN T B,AYUSO-MATEOS J L,CHATTERJI S,et al. Global burden of depressive disorders in the year 2000[J]. The British journal of psychiatry,2004,184:386-392.

[3] MURRAY C J,LOPEZ A D. Evidence-based health policy-lessons from the Global Burden of Disease Study [J]. Science,1996,274(5288):740-743.

[4] MURRAY C J,LOPEZ A D. The global burden of disease:a comprehensive assessment of mortality and disability from diseases injuries and risk factors in 1990 and projected to 2020. Summary[M]. Cambridge,Massachusetts,Harvard School of Public Health,1996,3(9):1308-1314.

[5] SPORNS O,TONONI G,KÖTTER R. The human connectome:a structural description of the human brain[J]. PLoS computational biology,2005,1(4):e42.

[6] LICHTMAN J W,SANES J R. Ome sweet ome:what can the genome tell us about the connectome? [J]. Current opinion in neurobiology,2008,18(3):346-353.

[7] LICHTMAN J W,LIVET J,SANES J R. A technicolour approach to the connectome[J]. Nature reviews neuroscience,2008,9(6):417-422.

[8] VARELA F,LACHAUX J-P,RODRIGUEZ E,et al. The brainweb:phase synchronization and large-scale integration[J]. Nature reviews neuroscience,2001,2(4):229-239.

[9] LEHRER J. Neuroscience:Making connections[J]. Nature,2009,457(7229):524-527.

[10] ERDÖS P,RÉNYI A. On random graphs I[J]. Publicationes mathematicae,1959,4:3286-3291.

[11] ALBERT R,BARABÁSI A L. Statistical mechanics of complex networks[J]. Reviews of modern physics,2002, 74(1):47-97.

[12] MECHELLI A,FRISTON K J,FRACKOWIAK R S,et al. Structural covariance in the human cortex[J]. The journal of neuroscience,2005,25(36):8303-8310.

[13] LERCH J P,WORSLEY K,SHAWW P,et al. Mapping anatomical correlations across cerebral cortex (MACACC) using cortical thickness from MRI[J]. Neuroimage,2006,31(3):993-1003.

[14] THOMPSON P M,CANNON T D,NARR K L,et al. Genetic influences on brain structure[J]. Nature neuroscience,2001,4(12):1253-1258.

[15] MECHELLI A,CRINION J T,NOPPENEY U,et al. Neurolinguistics:structural plasticity in the bilingual brain[J]. Nature,2004,431(7010):757.

[16] MA N,LI L,SHUN,et al. White matter abnormalities in first-episode,treatment-naive young adults with major depressive disorder[J]. American journal of psychiatry,2007,164(5):823-826.

[17] CHEN Z J,HE Y,ROSA-NETOP,et al. Revealing modular architecture of human brain structural networks by using cortical thickness from MRI[J]. Cerebral cortex,2008,18(10):2374-2381.

[18] SALVADOR R,SUCKLING J,COLEMAN M R,et al. Neurophysiological architecture of functional magnetic resonance images of human brain[J]. Cerebral cortex,2005,15(9):1332-1342.

[19] ACHARD S,SALVADOR R,WHITCHER B,et al. A resilient,low-frequency,small-world human brain functional network with highly connected association cortical hubs[J]. The journal of neuroscience,2006,26(1):63-72.

[20] ACHARDS,BULLMORE E. Efficiency and cost of economical brain functional networks[J]. PLoS computational biology,2007,3(2):e17.

[21] MEUNIER D,ACHARD S,MORCOM A,et al. Age-related changes in modular organization of human brain functional networks[J]. Neuroimage,2009,44(3):715-723.

[22] LIU Y,LIANG M,ZHOU Y,et al. Disrupted small-world networks in schizophrenia[J]. Brain,2008,131(4):

945-961.

[23] LYNALL M-E,BASSETT D S,KERWIN R,et al. Functional connectivity and brain networks in schizophrenia [J]. The journal of neuroscience,2010,30(28): 9477-9487.

[24] MICHELOYANNIS S,PACHOU E,STAM C J,et al. Small-world networks and disturbed functional connectivity in schizophrenia[J]. Schizophrenia research,2006,87(1): 60-66.

[25] RUBINOV M,KNOCK S A,STAM C J,et al. Small-world properties of nonlinear brain activity in schizophrenia [J]. Human brain mapping,2009,30(2): 403-416.

[26] HE Y,CHEN Z,EVANS A. Structural insights into aberrant topological patterns of large-scale cortical networks in Alzheimer's disease[J]. The journal of neuroscience,2008,28(18): 4756-4766.

[27] STAM C. Use of magnetoencephalography (MEG) to study functional brain networks in neurodegenerative disorders[J]. Journal of the neurological sciences,2010,289(1): 128-134.

[28] SUPEKAR K,MENON V,RUBIN D,et al. Network analysis of intrinsic functional brain connectivity in Alzheimer's disease[J]. PLoS computational biology,2008,4(6): e1000100.

[29] HORSTMANN M-T,BIALONSKI S,NOENNIG N,et al. State dependent properties of epileptic brain networks: comparative graph-theoretical analyses of simultaneously recorded EEG and MEG[J]. Clinical neurophysiology,2010,121(2): 172-185.

[30] RAJ A,MUELLER S,YOUNG K,et al. Network-level analysis of cortical thickness of the epileptic brain [J]. Neuroimage,2010,52(4): 1302-1313.

[31] DELLEN E V,DOUW L,BAAYEN J C,et al. Longterm effects of temporal lobe epilepsy on local neural networks: a graph theoretical analysis of corticography recordings[J]. PLoS one,2009,4(11): e8081.

[32] WANG L,ZHU C,HE Y,et al. Altered small-world brain functional networks in children with attention-deficit/hyperactivity disorder[J]. Human brain mapping,2009,30(2): 638-649.

[33] DE VICO FALLANI F,ASTOLFI L,CINCOTTI F,et al. Evaluation of the brain network organization from EEG signals: a preliminary evidence in stroke patient[J]. The anatomical record,2009,292(12): 2023-2031.

[34] WANG J,WANG L,ZANG Y,et al. Parcellation-dependent small-world brain functional networks: a resting-state fMRI study[J]. Human brain mapping,2009,30(5): 1511-1523.

[35] TZOURIO-MAZOYER N,LANDEAU B,PAPATHANASSIOU D,et al. Automated anatomical labeling of activations in SPM using a macroscopic anatomical parcellation of the MNI MRI single-subject brain[J]. Neuroimage,2002,15 (1): 273-289.

[36] HE Y,WANG J,WANG L,et al. Uncovering intrinsic modular organization of spontaneous brain activity in humans[J]. PLoS one,2009,4(4): e5226.

[37] MEUNIER D,LAMBIOTTE R,FORNITO A,et al. Hierarchical modularity in human brain functional networks[J]. Frontiers in neuroinformatics,2009,3: 37.

[38] FERRARINI L,VEER I M,BAERENDS E,et al. Hierarchical functional modularity in the resting-state human brain[J]. Human brain mapping,2009,30(7): 2220-2231.

[39] VAN DEN HEUVEL M P,STAM C J,BOERSMA M,et al. Small-world and scale-free organization of voxel-based resting-state functional connectivity in the human brain[J]. Neuroimage,2008,43(3): 528-539.

[40] VAN DEN HEUVEL M P,MANDL R,POL H H. Normalized cut group clustering of resting-state FMRI data [J]. PLoS one,2008,3(4): e2001.

[41] ZUO X N,KELLY C,ADELSTEIN J S,et al. Reliable intrinsic connectivity networks: test-retest evaluation using ICA and dual regression approach[J]. Neuroimage,2010,49(3): 2163-2177.

[42] STAM C,JONES B,NOLTE G,et al. Small-world networks and functional connectivity in Alzheimer's disease [J]. Cerebral cortex,2007,17(1): 92-99.

[43] PACHOU E,VOURKAS M,SIMOS P,et al. Working memory in schizophrenia: an EEG study using power spectrum and coherence analysis to estimate cortical activation and network behavior[J]. Brain topography,

2008,21(2)：128-137.

[44] LIAO W,ZHANG Z,PAN Z,et al. Altered functional connectivity and small-world in mesial temporal lobe epilepsy[J]. PLoS one,2010,5(1)：e8525.

[45] FOX M D AND RAICHLEM E. Spontaneous fluctuations in brain activity observed with functional magnetic resonance imaging[J]. Nature reviews neuroscience,2007,8(9)：700-711.

[46] GREICIUS M D,FLORES B H,MENON V,et al. Resting-state functional connectivity in major depression：abnormally increased contributions from subgenual cingulate cortex and thalamus[J]. Biological psychiatry,2007,62(5)：429-437.

[47] ANAND A,LI Y,WANG Y,et al. Resting state corticolimbic connectivity abnormalities in unmedicated bipolar disorder and unipolar depression[J]. Psychiatry research,2009,171(3)：189-198.

[48] CULLEN K R,GEE D G,KLIMES-DOUGAN B,et al. A preliminary study of functional connectivity in comorbid adolescent depression[J]. Neuroscience letters,2009,460(3)：227-231.

[49] BLUHM R,WILLIAMSON P,LANIUSR,et al. Resting state default-mode network connectivity in early depression using a seed region-of-interest analysis：decreased connectivity with caudate nucleus[J]. Psychiatry and clinical neurosciences,2009,63(6)：754-761.

[50] SHELINE Y I,PRICE J L,YAN Z,et al. Resting-state functional MRI in depression unmasks increased connectivity between networks via the dorsal nexus[J]. Proceedings of the National Academy of Sciences,2010,107(24)：11020-11025.

[51] GUO W B,SUN X L,LIU L,et al. Disrupted regional homogeneity in treatment-resistant depression：a resting-state fMRI study[J]. Progress in neuro-psychopharmacology and biological psychiatry,2011,35(5)：1297-1302.

[52] LIU Z,XU C,XU Y,et al. Decreased regional homogeneity in insula and cerebellum：a resting-state fMRI study in patients with major depression and subjects at high risk for major depression[J]. Psychiatry research：neuroimaging,2010,182(3)：211-215.

[53] WU Q Z,LI D M,KUANG W H,et al. Abnormal regional spontaneous neural activity in treatment-refractory depression revealed by resting-state fMRI[J]. Human brain mapping,2011,32(8)：1290-1299.

[54] YAO Z,WANG L,LU Q,et al. Regional homogeneity in depression and its relationship with separate depressive symptom clusters：a resting-state fMRI study[J]. Journal of affective disorders,2009,115(3)：430-438.

[55] JIN C,GAO C,CHEN C,et al. A preliminary study of the dysregulation of the resting networks in first-episode medication-naive adolescent depression[J]. Neuroscience letters,2011,503(2)：105-109.

[56] TAO H,GUO S,GE T,et al. Depression uncouples brain hate circuit[J]. Molecular psychiatry,2011,18(1)：101-111.

[57] SPORNS O. Networks of the brain[M]. Massachusetts：MIT Press ,2011.

[58] ALEXANDER-BLOCH A F,VÉRTES P E,STIDD R,et al. The anatomical distance of functional connections predicts brain network topology in health and schizophrenia[J]. Cerebral cortex,2013,23(1)：127-138.

[59] ALEXANDER-BLOCH A,RAZNAHAN A,BULLMORE E,et al. The convergence of maturational change and structural covariance in human cortical networks[J]. The journal of neuroscience,2013,33(7)：2889-2899.

[60] ERCSEY-RAVASZ M,MARKOV N T,LAMY C,et al. A predictive network model of cerebral cortical connectivity based on a distance rule[J]. Neuron,2013,80(1)：184-197.

[61] FRIEDMAN E J,LANDSBERG A S,OWEN J P,et al. Stochastic geometric network models for groups of functional and structural connectomes[J]. Neuroimage,2014,101：473-484.

[62] AN J,WANG L,LI K,et al. Differential effects of antidepressant treatment on long-range and short-range functional connectivity strength in patients with major depressive disorder[J]. Scientific reports,2017,7(1)：10214.

[63] WANG S,WANG L,JING P,et al. Aberrant patterns of brain cerebral blood flow in Chinese han first-episode drug-naïve depressive patients with and without a family history of depression[J]. Oncotarget,2017,8(45)：79906-79913.

［64］ YOSHIDA K,SHIMIZU Y,YOSHIMOTO J,et al. Prediction of clinical depression scores and detection of changes in whole-brain using resting-state functional MRI data with partial least squares regression[J]. PLoS one,2017,12(7)：e0179638.

［65］ SUK H I,WEE C Y,SHEN D. Discriminative group sparse representation for mild cognitive impairment classi-fication[C]// Machine Learning in Medical Imaging. New York：Springer International Publishing,2013：131-138.

［66］ DAMARAJU E,ALLEN E A,BELGER A,et al. Dynamic functional connectivity analysis reveals transient states of dysconnectivity in schizophrenia[J]. Neuroimage clinical,2014,5：298-308.

［67］ CHANG C,LIU Z,CHEN M C,et al. EEG correlates of time-varying BOLD functional connectivity[J]. Neuroimage,2013,72(10)：227-236.

［68］ TOMASI D,WANG R,WANG G J,et al. Functional connectivity and brain activation：a synergistic approach [J]. Cerebral cortex,2014,24(10)：2619-2629.

［69］ LEONARDI N,RICHIARDI J,GSCHWIND M,et al. Principal components of functional connectivity：a new approach to study dynamic brain connectivity during rest[J]. Neuroimage,2013,83(4)：937-950.

［70］ ALLEN E A,DAMARAJU E,PLIS S M,et al. Tracking whole-brain connectivity dynamics in the resting state [J]. Cerebral cortex,2014,24(3)：663-676.

［71］ HUTCHISON R M,WOMELSDORF T,ALLEN E A,et al. Dynamic functional connectivity：promise,issues, and interpretations[J]. Neuroimage,2013,80(1)：360-378.

［72］ WEE C Y,YANG S,YAP P T,et al. Sparse temporally dynamic resting-state functional connectivity networks for early MCI identification[J]. Brain imaging and behavior,2016,10(2)：342-356.

［73］ CHEN X,ZHANG H,GAO Y,et al. High-order resting-state functional connectivity network for MCI classifi-cation[J]. Human brain mapping,2016,37(9)：3282-3296.

［74］ JIE B,ZHANG D,GAO W,et al. Integration of network topological and connectivity properties for neuroimag-ing classification[J]. IEEE transactions on bio-medical engineering,2014,61(2)：576-589.

［75］ COLE M W,YANG G J,MURRAY J D,et al. Functional connectivity change as shared signal dynamics[J]. Journal of neuroscience methods,2016,259：22-39.

［76］ GARGOURI F,FATHI K,DELPHINE S,et al. The influence of preprocessing steps on graph theory measures derived from resting state fMRI[M]. Switzerland：Frontiers Computational Neuroscience,2018.

［77］ HUANG S,LI J,SUN L,et al. Learning brain connectivity of Alzheimer's disease by sparse inverse covariance estimation[J]. Neuroimage,2010. 50(3)：935-949.

［78］ WEE C Y,YAP P T,ZHANG D,et al. Group-constrained sparse fMRI connectivity modeling for mild cognitive impairment identification[J]. Brain structure and function,2014,219(2)：641.

［79］ MENDOLA J D,LAM J,ROSENSTEIN M,et al. Partial correlation analysis reveals abnormal retinotopically organized functional connectivity of visual areas in amblyopia[J]. NeuroImage：clinical,2018,18：192-201.

［80］ SAKAKIBARA E,HOMAE F,KAWASAKI S,et al. Detection of resting state functional connectivity using partial correlation analysis：a study using multi-distance and whole-head probe near-infrared spectroscopy [J]. NeuroImage,2016,142：590-601.

［81］ WANG Y,KANG J,KEMMER P B,et al. An efficient and reliable statistical method for estimating functional connectivity in large scale brain networks using partial correlation[J]. Frontiers in neuroscience,2016,10：123.

［82］ EAVANI H,SATTERTHWAITE T D,FILIPOVYCH R,et al. Identifying sparse connectivity patterns in the brain using resting-state fMRI[J]. NeuroImage,2015,105：286-299.

［83］ ZHOU L,WANG L,OGUNBONA P. Discriminative sparse inverse covariance matrix：application in brain functional network classification[C]// Conference on Computer Vision and Pattern Recognition. Columbus：IEEE,2014：3097-3104.

［84］ FU Z,HAN S,TAN A,et al. L 0-regularized time-varying sparse inverse covariance estimation for tracking dynamic fMRI brain networks[C]// Engineering in Medicine and Biology Society. Milan: Conf Proc IEEE Eng Med Biol Soc,2015: 1496-1499.

[85] SMITH S M,MILLER K L,SALIMIKHORSHIDI G,et al. Network modelling methods for FMRI[J]. Neuroimage,2011, 54(2): 875-891.

[86] LIAO X,VASILAKOS A V,HE Y. Small-world human brain networks: Perspectives and challenges[J]. Neuroscience and biobehavioral reviews,2017,77: 286-300.

[87] JIE B,WEE C Y,SHEN D,et al. Hyper-connectivity of functional networks for brain disease diagnosis[J]. Medical image analysis,2016,32: 84.

[88] MONTANI F,INCE R A A,SENATORE R,et al. The impact of high-order interactions on the rate of synchronous discharge and information transmission in somatosensory cortex[J]. Philosophical transactions of the royal society a mathematical physical and engineering sciences,2009,367(1901): 3297-3310.

[89] OHIORHENUAN I E,MECHLER F,PURPURA K P,et al. Sparse coding and high-order correlations in fine-scale cortical networks[J]. Nature,2010,466(7306): 617-621.

[90] YU S,YANG H,NAKAHARA H,et al. Higher-order interactions characterized in cortical activity[J]. Journal of Neuroscience,2011,31(31): 17514-17526.

[91] ZOU H,TREVOR H. Regularization and variable selection via the elastic net[J]. Journal of the royal statistical society,2005,67(2): 301-320.

[92] O'TOOLE A J,JIANG F,ABDI H,et al. Theoretical,statistical,and practical perspectives on pattern-based classification approaches to the analysis of functional neuroimaging data[J]. Journal of cognitive neuroscience, 2007,19(11): 1735-1752.

[93] MITCHELL T M,HUTCHINSON R,NICULESCU R S,et al. Learning to decode cognitive states from brain images[J]. Machine learning,2004,57(1-2): 145-175.

[94] HAYNES J D,REES G. Predicting the orientation of invisible stimuli from activity in human primary visual cortex[J]. Nature neuroscience,2005,8(5): 686-691.

[95] MOURÃO-MIRANDA J,BOKDE A L,BORN C,et al. Classifying brain states and determining the discriminating activation patterns: support vector machine on functional MRI data[J]. Neuroimage,2005,28(4): 980-995.

[96] DAVATZIKOS C,RUPAREL K,FAN Y,et al. Classifying spatial patterns of brain activity with machine learning methods: application to lie detection[J]. Neuroimage,2005,28(3): 663-668.

[97] COSTAFREDA S G,CHU C,ASHBURNER J,et al. Prognostic and diagnostic potential of the structural neuroanatomy of depression[J]. PLoS one,2009,4(7): e6353.

[98] FU C H,MOURAO-MIRANDA J,COSTAFREDA S G,et al. Pattern classification of sad facial processing: toward the development of neurobiological markers in depression[J]. Biological psychiatry,2008,63(7): 656-662.

[99] GONG Q,WU Q,SCARPAZZA C,et al. Prognostic prediction of therapeutic response in depression using high-field MR imaging[J]. Neuroimage,2011,55(4): 1497-1503.

[100] FIRST M B AND GIBBON M. User's guide for the structured clinical interview for DSM-IV axis I disorders: SCID-1 clinician version[M]. Washington:American Psychiatric Pub,1997.

[101] WILLIAMS J B. A structured interview guide for the Hamilton Depression Rating Scale[J]. Archives of general psychiatry,1988,45(8): 742-747.

[102] GUY W. ECDEU assessment manual for psychopharmacology[M]. Washington: US Department of Health, and Welfare,1976.

[103] FRISTON K J,ASHBURNER J T,KIEBEL S J,et al. Statistical parametric mapping: the analysis of functional brain images: the analysis of functional brain images[M]. New York: Academic Press,2011.

[104] BUTTS C T. Social network analysis: A methodological introduction[J]. Asian journal of social psychology, 2008,11(1): 13-41.

[105] BUTTS C T. Revisiting the foundations of network analysis[J]. Science,2009,325(5939): 414-416.

[106] RUBINOV M,SPORNS O. Complex network measures of brain connectivity: uses and interpretations [J]. Neuroimage,2010,52(3): 1059-1069.

[107] BASSETT D S,GREENFIELD D L,MEYER-LINDENBERG A,et al. Efficient physical embedding of topologically complex information processing networks in brains and computer circuits[J]. PLoS computational biology,2010,6(4): e1000748.

[108] STAM C J,NOLTE G,DAFFERTSHOFER A. Phase lag index: assessment of functional connectivity from multi channel EEG and MEG with diminished bias from common sources[J]. Human brain mapping,2007,28 (11): 1178-1193.

[109] ZALESKY A,FORNITO A,HARDING I H,et al. Whole-brain anatomical networks: does the choice of nodes matter? [J]. Neuroimage,2010,50(3): 970.

[110] EGUILUZ V M,CHIALVO D R,CECCHI G A,et al. Scale-free brain functional networks[J]. Physical review letters,2005,94(1): 018102.

[111] KAISER M,HILGETAG C. Nonoptimal component placement, but short processing paths, due to long-distance projections in neural systems[J]. PLoS computational biology,2006,2(7):e95.

[112] SPORNS O,CHIALVO D R,KAISER M,et al. Organization,development and function of complex brain networks[J]. Trends in cognitive sciences,2004,8(9): 418-425.

[113] BACCALA L A AND SAMESHIMA K. Partial directed coherence: a new concept in neural structure determination[J]. Biological cybernetics. 2001,84(6): 463-474.

[114] FRISTON K J, HARRISON L, PENNY W. Dynamic causal modelling [J]. Neuroimage, 2003, 19(4): 1273-1302.

[115] BERNASCONI C,KOÈNIG P. On the directionality of cortical interactions studied by structural analysis of electrophysiological recordings[J]. Biological cybernetics,1999. 81(3): 199-210.

[116] BASSETT D S,BULLMORE E T,MEYER-LINDENBERG A,et al. Cognitive fitness of cost-efficient brain functional networks[J]. Proceedings of the national academy of sciences,2009,106(28): 11747-11752.

[117] KITZBICHLER M G,SMITH M L,CHRISTENSEN S R,et al. Broadband criticality of human brain network synchronization[J]. PLoS computational biology,2009,5(3): e1000314.

[118] PALVA J M,MONTO S,KULASHEKHAR S,et al. Neuronal synchrony reveals working memory networks and predicts individual memory capacity[J]. Proceedings of the national academy of sciences,2010,107(16): 7580-7585.

[119] STAM C J. Functional connectivity patterns of human magnetoencephalographic recordings: a'small-world' network? [J]. Neuroscience letters,2004,355(1-2): 25-28.

[120] BULLMORE E,FADILI J,MAXIM V,et al. Wavelets and functional magnetic resonance imaging of the human brain[J]. Neuroimage,2004,23(Suppl 1): S234-S249.

[121] SALVADOR R,SUCKLING J,SCHWARZBAUER C,et al. Undirected graphs of frequency-dependent functional connectivity in whole brain networks[J]. Philosophical transactions of the royal society b: biological sciences,2005,360(1457): 937-946.

[122] BOLLOBÁS B. Random graphs[M]. Cambridge: Cambridge university Press,2001.

[123] BULLMORE E T,BASSETT D S. Brain graphs: graphical models of the human brain connectome[J]. Annual review of clinical psychology,2011,7: 113-140.

[124] ERDOS P RÉNYI A. On the evolution of random graphs[J]. Transactions of the American mathematical society,2011,286(1):257-274.

[125] WATTS D J,STROGATZ S H. Collective dynamics of "small-world"networks[J]. Nature,1998,393(6684): 440-442.

[126] ONNELA J P,SARAMÄKI J,KERTÉSZ J,et al. Intensity and coherence of motifs in weighted complex net-

works[J]. Physical review E,2005,71(6): 065103.

[127] FREEMAN L C. A set of measures of centrality based on betweenness[J]. Sociometry,1977: 35-41.

[128] MASLOV S,SNEPPEN K. Specificity and stability in topology of protein networks[J]. Science,2002,296 (5569): 910-913.

[129] SPORNS O,ZWI J D,The small world of the cerebral cortex[J]. Neuroinformatics,2004,2(2): 145-162.

[130] HUMPHRIES M D,GURNEY K,PRESCOTT T J. The brainstem reticular formation is a small-world,not scale-free,network[J]. Proceedings of the royal society B: biological sciences,2006,273(1585): 503-511.

[131] LATORA V,MARCHIORI M. Efficient behavior of small-world networks[J]. Physical review letters,2001, 87(19): 198701.

[132] LATORA V,MARCHIORI M. Economic small-world behavior in weighted networks[J]. The european physical journal B-condensed matter and complex systems,2003,32(2): 249-263.

[133] BULLMORE E,SPORNS O. Complex brain networks: graph theoretical analysis of structural and functional systems[J]. Nature reviews neuroscience,2009,10(3): 186-198.

[134] HE Y,EVANS A. Graph theoretical modeling of brain connectivity[J]. Current opinion in neurology,2010,23 (4): 341-350.

[135] STAM C,DE HAAN W,DAFFERTSHOFER A,et al. Graph theoretical analysis of magnetoencephalographic functional connectivity in Alzheimer's disease[J]. Brain,2009,132(1): 213-224.

[136] SHELINE Y I. Neuroimaging studies of mood disorder effects on the brain[J]. Biological psychiatry,2003,54 (3): 338-352.

[137] KRONMÜLLER K T,SCHRÖDER J,KÖHLER S,et al. Hippocampal volume in first episode and recurrent depression[J]. Psychiatry research: neuroimaging,2009,174(1): 62-66.

[138] ALEXOPOULOS G S,KELLY R E. Research advances in geriatric depression[J]. World psychiatry,2009,8 (3): 140-149.

[139] ABE O,YAMASUE H,KASAI K,et al. Voxel-based analyses of gray/white matter volume and diffusion tensor data in major depression[J]. Psychiatry research: neuroimaging,2010,181(1): 64-70.

[140] DAVIDSON R J,IRWIN W,ANDERLE M J,et al. The neural substrates of affective processing in depressed patients treated with venlafaxine[J]. American journal of psychiatry,2003,160(1): 64-75.

[141] LUI S,WU Q,QIU L,et al. Resting-state functional connectivity in treatment-resistant depression[J]. American journal of psychiatry,2011,168(6): 642-648.

[142] STEELE J D,CURRIE J,LAWRIE S M,et al. Prefrontal cortical functional abnormality in major depressive disorder: a stereotactic meta-analysis[J]. Journal of affective disorders,2007,101(1-3): 1-11.

[143] LI L,MA N,LI Z,et al. Prefrontal white matter abnormalities in young adult with major depressive disorder: a diffusion tensor imaging study[J]. Brain research,2007,1168: 124-128.

[144] CORYELL W,NOPOULOS P,DREVETS W,et al. Subgenual prefrontal cortex volumes in major depressive disorder and schizophrenia: diagnostic specificity and prognostic implications[J]. American journal of psychiatry,2005,162(9): 1706-1712.

[145] MATSUO K,GLAHN D,PELUSO M,et al. Prefrontal hyperactivation during working memory task in untreated individuals with major depressive disorder[J]. Molecular psychiatry,2006,12(2): 158-166.

[146] LAI TJ,PAYNE M E,BYRUM C E,et al. Reduction of orbital frontal cortex volume in geriatric depression [J]. Biological psychiatry,2000,48(10): 971-975.

[147] LACERDA A L,KESHAVAN M S,HARDAN A Y,et al. Anatomic evaluation of the orbitofrontal cortex in major depressive disorder[J]. Biological psychiatry,2004,55(4): 353-358.

[148] HALDANE M,CUNNINGHAM G,ANDROUTSOS C,et al. Structural brain correlates of response inhibition in bipolar disorder I[J]. Journal of psychopharmacology,2008,22(2): 138-143.

[149] CHENG YQ,XU J,CHAI P,et al. Brain volume alteration and the correlations with the clinical characteristics

in drug-naive first-episode MDD patients: a voxel-based morphometry study[J]. Neuroscience letters,2010, 480(1): 30-34.

[150] MALLER J J,DASKALAKIS Z J,FITZGERALD P B. Hippocampal volumetrics in depression: the importance of the posterior tail[J]. Hippocampus,2007,17(11): 1023-1027.

[151] YOUNG K A,HOLCOMB L A,YAZDANI U,et al. Elevated neuron number in the limbic thalamus in major depression[J]. American journal of psychiatry,2004,161(7): 1270-1277.

[152] PEREIRA F,MITCHELL T,BOTVINICK M. Machine learning classifiers and fMRI: a tutorial overview [J]. Neuroimage,2009,45(1): S199.

[153] COX D D,SAVOY R L. Functional magnetic resonance imaging (fMRI)"brain reading": detecting and classifying distributed patterns of fMRI activity in human visual cortex[J]. Neuroimage,2003,19(2): 261-270.

[154] RAUDYS S J,JAIN A K. Small sample size effects in statistical pattern recognition: recommendations for practitioners[J]. IEEE Transactions on pattern analysis and machine intelligence,1991,13(3): 252-264.

[155] KANAL L,CHANDRASEKARAN B. On dimensionality and sample size in statistical pattern classification [J]. Pattern recognition,1971,3(3): 225-234.

[156] JAIN A K,WALLER W G. On the optimal number of features in the classification of multivariate Gaussian data[J]. Pattern recognition,1978,10(5): 365-374.

[157] HUA J,XIONG Z,LOWEY J,et al. . Optimal number of features as a function of sample size for various classification rules[J]. Bioinformatics,2005,21(8): 1509-1515.

[158] SALTELLI A. Making best use of model evaluations to compute sensitivity indices[J]. Computer physics communications,2002,145(2): 280-297.

[159] LUI S,PARKES L M,HUANG X,et al. Depressive disorders: focally altered cerebral perfusion measured with arterial spin-labeling MR imaging1[J]. Radiology,2009,251(2): 476-484.

[160] SCHEUERECKER J,MEISENZAHL E M,KOUTSOULERIS N,et al. Orbitofrontal volume reductions during emotion recognition in patients with major depression[J]. Journal of psychiatry and neuroscience: JPN, 2010,35(5): 311.

[161] DICHTER G S,FELDER J N,PETTY C,et al. The effects of psychotherapy on neural responses to rewards in major depression[J]. Biological psychiatry,2009,66(9): 886-897.

[162] SURGULADZE S A,EL-HAGE W,DALGLEISH T,et al. Depression is associated with increased sensitivity to signals of disgust: a functional magnetic resonance imaging study[J]. Journal of psychiatric research,2010, 44(14): 894-902.

[163] MURPHY M L,FRODL T. Meta-analysis of diffusion tensor imaging studies shows altered fractional anisotropy occurring in distinct brain areas in association with depression[J]. Biology of mood and anxiety disorders, 2011,1(1): 1-12.

[164] ZHANG J,WANG J,WU Q,et al. Disrupted brain connectivity networks in drug-naive,first-episode major depressive disorder[J]. Biological psychiatry,2011,70(4): 334-342.

[165] GIRVAN M,NEWMAN M E. Community structure in social and biological networks[J]. Proceedings of the national academy of sciences,2002,99(12): 7821-7826.

[166] NEWMAN M E. Modularity and community structure in networks[J]. Proceedings of the national academy of sciences,2006,103(23): 8577-8582.

[167] KERNIGHAN B W,LIN S. An efficient heuristic procedure for partitioning graphs[J]. Bell system technical journal,1970,49: 291-306.

[168] POTHEN A,SIMON H D,LIOU K P. Partitioning sparse matrices with eigenvectors of graphs[J]. SIAM journal on matrix analysis and applications,1990,11(3): 430-452.

[169] NEWMAN M E. Fast algorithm for detecting community structure in networks[J]. Physical review E,2004, 69(6): 066133.

[170] CLAUSET A,NEWMAN M E,MOORE C. Finding community structure in very large networks[J]. Physical review E,2004,70(6)：066111.

[171] BLONDEL V D,GUILLAUME J L,LAMBIOTTE R,et al. Fast unfolding of communities in large networks [J]. Journal of statistical mechanics：theory and experiment,2008,2008(10)：P10008.

[172] LEICHT E A,NEWMAN M E. Community structure in directed networks[J]. Physical review letters,2008, 100(11)：118703.

[173] NEWMAN M E,GIRVAN M,Finding and evaluating community structure in networks[J]. Physical review E, 2004,69(2)：026113.

[174] GUIMERA R,SALES-PARDO M,AMARAL L A. Classes of complex networks defined by role-to-role connectivity profiles[J]. Nature physics,2006,3(1)：63-69.

[175] BERMAN M G,PELTIER S,NEE D E,et al. Depression,rumination and the default network[J]. Social cognitive and affective neuroscience,2011,6(5)：548-555.

[176] TAYLOR J G,TAYLOR N R. Analysis of recurrent cortico-basal ganglia-thalamic loops for working memory [J]. Biological cybernetics,2000,82(5)：415-432.

[177] ZATORRE R J,JONES-GOTMAN M,EVANS A C,et al. Functional localization and lateralization of human olfactory cortex[J]. Nature (London),1992,360(6402)：339-340.

[178] 梁泰川,王学廉,何飞,等. 丘脑底核脑深部电刺激治疗帕金森病抑郁障碍的初步临床研究[J]. 中国神经精神疾病杂志,2006,32(1)：67-68.

[179] CAVANNA A E,TRIMBLE M R,The precuneus：a review of its functional anatomy and behavioural correlates[J]. Brain,2006,129(3)：564-583.

[180] WERNER N S,MEINDL T,MATERNE J,et al. Functional MRI study of memory-related brain regions in patients with depressive disorder[J]. Journal of affective disorders,2009,119(1)：124-131.

[181] WICKER B,KEYSERS C,PLAILLY J,et al. Both of Us Disgusted in< i> My</i> Insula：the common neural basis of seeing and feeling disgust[J]. Neuron,2003,40(3)：655-664.

[182] SQUIRE L R,STARK C E,CLARK R E. The medial temporal lobe * [J]. Annual review of neuroscience, 2004,27：279-306.

[183] MILNER B. Disorders of learning and memory after temporal lobe lesions in man[J]. Clinical neurosurgery, 1971,19：421-446.

[184] MORRIS J S,FRITH C D,PERRETT D I,et al. A differential neural response in the human amygdala to fearful and happy facial expressions[J]. Nature(London),1996,383(6603)：812-815.

[185] MOSER M B,MOSER E I. Functional differentiation in the hippocampus[J]. Hippocampus,1998,8(6)：608-619.

[186] 樊晓燕,郭春彦. 从认知神经科学的角度看熟悉性和回想[J]. 心理科学进展,2005,13(2)：314-319.

[187] MEYER L A. Neural connectivity as an intermediate phenotype：brain networks under genetic control [J]. Human brain mapping,2009,30(7)：1938-1946.

[188] CHIANG MC,MCMAHON K L,DE ZUBICARAY G I,et al. Genetics of white matter development：a DTI study of 705 twins and their siblings aged 12 to 29[J]. Neuroimage,2011,54(3)：2308-2317.

[189] GLAHN D,WINKLER A,KOCHUNOV P,et al. Genetic control over the resting brain[J]. Proceedings of the national academy of sciences,2010,107(3)：1223-1228.

[190] VAN DEN HEUVEL M P,VAN SOELEN I L,STAM C J,et al. Genetic control of functional brain network efficiency in children[J]. European neuropsychopharmacology,2012,23(1)：19-23.

[191] ESSLINGER C,WALTER H,KIRSCH P,et al. Neural mechanisms of a genome-wide supported psychosis variant[J]. Science,2009,324(5927)：605-605.

[192] RASETTI R,SAMBATARO F,CHEN Q,et al. Altered cortical network dynamics：a potential intermediate phenotype for schizophrenia and association with ZNF804A[J]. Archives of general psychiatry,2011,68

(12)：1207.

[193] FILIPPINI N,MACINTOSH B J,HOUGH M G,et al. Distinct patterns of brain activity in young carriers of the APOE-ε4 allele[J]. Proceedings of the national academy of sciences,2009,106(17)：7209-7214.

[194] SHELINE Y I,MORRIS J C,SNYDER A Z,et al. APOE4 allele disrupts resting state fMRI connectivity in the absence of amyloid plaques or decreased CSF Aβ42 [J]. The journal of neuroscience, 2010, 30 (50)：17035-17040.

[195] LIU B,SONG M,LI J,et al. Prefrontal-related functional connectivities within the default network are modulated by COMT val158met in healthy young adults[J]. The journal of neuroscience,2010,30(1)：64-69.

[196] LIU B,LI J,YU C,et al. Haplotypes of catechol-O-methyltransferase modulate intelligence-related brain white matter integrity[J]. Neuroimage,2010,50(1)：243-249.

[197] THOMASON M E,DOUGHERTY R F,COLICH N L,et al. COMT genotype affects prefrontal white matter pathways in children and adolescents[J]. Neuroimage,2010,53(3)：926-934.

[198] SPROOTEN E,SUSSMANN J,MOORHEAD T,et al. Association of white matter integrity with genetic variation in an exonic DISC1 SNP[J]. Molecular psychiatry,2011,16(7)：688-689.

[199] LI Y,LIU B,HOU B,et al. Less efficient information transfer in Cys-allele carriers of DISC1：A brain network study based on diffusion MRI[J]. Cerebral cortex,2013,23(7)：1715-1723.

[200] GOULD T D,MANJI H K. Glycogen synthase kinase-3：a putative molecular target for lithium mimetic drugs [J]. Neuropsychopharmacology,2005,30(7)：1223-1237.

[201] MUYLLAERT D,KREMER A,JAWORSKI T,et al. Glycogen synthase kinase - 3β,or a link between amyloid and tau pathology? [J]. Genes,brain and behavior,2008,7(s1)：57-66.

[202] YANG C,XU Y,SUN N,et al. The combined effects of the< i> BDNF</i> and< i> GSK3B</i> genes modulate the relationship between negative life events and major depressive disorder[J]. Brain research,2010, 1355：1-6.

[203] LI X,ZHU W,ROH M S,et al. In vivo regulation of glycogen synthase kinase-3β (GSK3β) by serotonergic activity in mouse brain[J]. Neuropsychopharmacology：official publication of the American college of neuropsychopharmacology,2004,29(8)：1426.

[204] ROH M S,EOM T Y,ZMIJEWSKA A A,et al. Hypoxia activates glycogen synthase kinase-3 in mouse brain in vivo：protection by mood stabilizers and imipramine[J]. Biological psychiatry,2005,57(3)：278-286.

[205] KLEIN P S,MELTON D A. A molecular mechanism for the effect of lithium on development[J]. Proceedings of the national academy of sciences,1996,93(16)：8455-8459.

[206] STAMBOLIC V,RUEL L,WOODGETT J R. Lithium inhibits glycogen synthase kinase-3 activity and mimics wingless signalling in intact cells[J]. Current biology,1996,6(12)：1664-1669.

[207] LI X,FRIEDMAN A B,ZHU W,et al. Lithium regulates glycogen synthase kinase-3β in human peripheral blood mononuclear cells：implication in the treatment of bipolar disorder[J]. Biological psychiatry,2007,61 (2)：216-222.

[208] TSAI S,LIOU Y,HONG C,et al. Glycogen synthase kinase-3β gene is associated with antidepressant treatment response in Chinese major depressive disorder[J]. The pharmacogenomics journal,2008,8(6)：384-390.

[209] INKSTER B,NICHOLS T E,SAEMANN P G,et al. Association of GSK3β polymorphisms with brain structural changes in major depressive disorder[J]. Archives of General Psychiatry,2009,66(7)：721-728.

[210] KWOK J B,HALLUPP M,LOY C T,et al. GSK3β polymorphisms alter transcription and splicing in Parkinson's disease[J]. Annals of neurology,2005,58(6)：829-839.

[211] RADUA J,PHILLIPS M L,RUSSELL T,et al. Neural response to specific components of fearful faces in healthy and schizophrenic adults[J]. Neuroimage,2010,49(1)：939-946.

[212] YAO H B,SHAW P C,WONG C C,et al. Expression of glycogen synthase kinase-3 isoforms in mouse tissues and their transcription in the brain[J]. Journal of chemical neuroanatomy,2002,23(4)：291-297.

[213] PARK H J,KIM J J,LEE S K,et al. Corpus callosal connection mapping using cortical gray matter parcellation and DT － MRI[J]. Human brain mapping,2008,29(5)：503-516.

[214] GUO W,LIU F,DAI Y,et al. Decreased interhemispheric resting-state functional connectivity in first-episode, drug-naive major depressive disorder[J]. Progress in neuro-psychopharmacology and biological psychiatry, 2012,41(4)：24-29.

[215] LORD A,HORN D,BREAKSPEAR M,et al. Changes in community structure of resting state functional connectivity in unipolar depression[J]. PLoS one,2012,7(8)：e41282.

[216] CAO X,LIU Z,XU C,et al. Disrupted resting-state functional connectivity of the hippocampus in medication-naive patients with major depressive disorder[J]. Journal of affective disorders,2012,141(2)：194-203.

[217] BIGLER E D,MORTENSEN S,NEELEY E S,et al. Superior temporal gyrus,language function,and autism [J]. Developmental neuropsychology,2007,31(2)：217-238.

[218] FITZGERALD P B,LAIRD A R,MALLER J,et al. A meta-analytic study of changes in brain activation in depression[J]. Human brain mapping,2008,29(6)：683-695.

[219] CANLI T,SIVERS H,THOMASON M E,et al. Brain activation to emotional words in depressed vs healthy subjects[J]. Neuroreport,2004,15(17)：2585-2588.

[220] BISWAL B,ZERRIN YETKIN F,HAUGHTON V M,et al. Functional connectivity in the motor cortex of resting human brain using echo-planar mri[J]. Magnetic resonance in medicine,1995,34(4)：537-541.

[221] KIVINIEMI V,KANTOLA J-H,JAUHIAINEN J,et al. Independent component analysis of nondeterministic fMRI signal sources[J]. Neuroimage,2003,19(2)：253-260.

[222] ZANG Y,JIANG T,LU Y,et al. Regional homogeneity approach to fMRI data analysis[J]. Neuroimage,2004, 22(1)：394-400.

[223] 龙森森,倪红艳,冯杰,等.采用 MR 低频振幅图像和低频振幅分数图像观察阿尔茨海默病患者静息态脑功能改变[J].中华放射学杂志,2013,47(001)：44-48.

[224] YU F Z,YONG H,CHAO Z Z,et al. Altered baseline brain activity in children with ADHD revealed by resting-state functional MRI[J]. Brain and development,2007,29(2)：83-91.

[225] CAO Q,ZANG Y,SUN L,et al. Abnormal neural activity in children with attention deficit hyperactivity disorder：a resting-state functional magnetic resonance imaging study[J]. Neuroreport,2006,17(10)：1033-1036.

[226] LIU H,LIU Z,LIANG M,et al. Decreased regional homogeneity in schizophrenia：a resting state functional magnetic resonance imaging study[J]. Neuroreport,2006,17(1)：19-22.

[227] HOPTMAN M J,ZUO X N,BUTLER P D,et al. Amplitude of low-frequency oscillations in schizophrenia：a resting state fMRI study[J]. Schizophrenia research,2010,117(1)：13-20.

[228] HE Y,WANG L,ZANG Y,et al. Regional coherence changes in the early stages of Alzheimer's disease：a combined structural and resting-state functional MRI study[J]. Neuroimage,2007,35(2)：488-500.

[229] LIU Y,WANG K,YU C,et al. Regional homogeneity,functional connectivity and imaging markers of Alzheimer's disease：a review of resting-state fMRI studies[J]. Neuropsychologia,2008,46(6)：1648-1656.

[230] WU T,LONG X,ZANG Y,et al. Regional homogeneity changes in patients with Parkinson's disease [J]. Human brain mapping,2009,30(5)：1502-1510.

[231] Zhang Z,Lu G,Zhong Y,et al. Impaired attention network in temporal lobe epilepsy：a resting FMRI study [J]. Neuroscience letters,2009,458(3)：97-101.

[232] BALLMAIER M,TOGA A W,BLANTON R E,et al. Anterior cingulate,gyrus rectus,and orbitofrontal abnormalities in elderly depressed patients：an MRI-based parcellation of the prefrontal cortex[J]. American journal of psychiatry,2004,161(1)：99-108.

[233] WU F,TANG Y,XU K,et al. Whiter matter abnormalities in medication-naive subjects with a single short-duration episode of major depressive disorder[J]. Psychiatry research：neuroimaging,2011,191(1)：80-83.

[234] ARON A R,FLETCHER P C,BULLMORE T,et al. Stop-signal inhibition disrupted by damage to right infe-

rior frontal gyrus in humans[J]. Nature neuroscience,2003,6(2):115-116.

[235] ETTLIN D A,BRÜGGER M,KELLER T,et al. Interindividual differences in the perception of dental stimulation and related brain activity[J]. European journal of oral sciences,2009,117(1):27-33.

[236] STOECKEL C,GOUGH P M,WATKINS K E,et al. Supramarginal gyrus involvement in visual word recognition[J]. Cortex,2009,45(9):1091-1096.

[237] SANDRINI M,ROSSINI P M,AND MINIUSSI C. The differential involvement of inferior parietal lobule in number comparison: a rTMS study[J]. Neuropsychologia,2004,42(14):1902-1909.

[238] VICKERY T J,AND JIANG Y V. Inferior parietal lobule supports decision making under uncertainty in humans[J]. Cerebral cortex,2009,19(4):916-925.

[239] NAGARATNAM N,PHAN T A,BARNETT C,et al. Angular gyrus syndrome mimicking depressive pseudodementia[J]. Journal of psychiatry and neuroscience,2002,27(5):364.

[240] MAYBERG H S,STARKSTEIN S E,SADZOT B,et al. Selective hypometabolism in the inferior frontal lobe in depressed patients with Parkinson's disease[J]. Annals of neurology,1990,28(1):57-64.

[241] BENCH C,FRACKOWIAK R,DOLAN R,Changes in regional cerebral blood flow on recovery from depression[J]. Psychological Medicine,1995,25(2):247-262.

[242] PÉRICO C A M,SKAF C R,YAMADA A,et al. Relationship between regional cerebral blood flow and separate symptom clusters of major depression: a single photon emission computed tomography study using statistical parametric mapping[J]. Neuroscience letters,2005,384(3):265-270.

[243] CAVANNA A E. The precuneus and consciousness[J]. CNS spectrums,2007,12(07):545-552.

[244] MADDOCK R,GARRETT A,BUONOCORE M,Remembering familiar people: the posterior cingulate cortex and autobiographical memory retrieval[J]. Neuroscience,2001,104(3):667-676.

[245] MADDOCK R J. The retrosplenial cortex and emotion: new insights from functional neuroimaging of the human brain[J]. Trends in neurosciences,1999,22(7):310-316.

[246] MADDOCK R J,GARRETT A S,BUONOCORE M H. Posterior cingulate cortex activation by emotional words: fMRI evidence from a valence decision task[J]. Human brain mapping,2003,18(1):30-41.

[247] CAETANO S C,KAUR S,BRAMBILLA P,et al. Smaller cingulate volumes in unipolar depressed patients [J]. Biological psychiatry,2006,59(8):702-706.

[248] DREVETS W C. Neuroimaging studies of mood disorders[J]. Biological psychiatry,2000,48(8):813-829.

[249] BULLMORE E AND SPORNS O. The economy of brain network organization[J]. Nature Reviews Neuroscience,2012,13(5):336-49.

[250] FORNITO A,ZALESKY A,BREAKSPEAR M. Graph analysis of the human connectome: promise,progress, and pitfalls[J]. Neuroimage,2013,80:426-444.

[251] VAN WIJK B C,STAM C J,DAFFERTSHOFER A. Comparing brain networks of different size and connectivity density using graph theory[J]. PLoS one,2010,5(10):e13701.

[252] JACKSON T S,READ N. Theory of minimum spanning trees. I. Mean-field theory and strongly disordered spin-glass model[J]. Physical review E,2010,81(2 Pt 1):230-239.

[253] JACKSON T S,READ N. Theory of minimum spanning trees. II. Exact graphical methods and perturbation expansion at the percolation threshold[J]. Physical review E,2010,81(2 Pt 1):275-282.

[254] KRUSKAL J B. On the shortest spanning subtree of a graph and the traveling salesman problem[J]. Proceedings of the american mathematical society,1956,7(1):48-50.

[255] PRIM R C. Shortest connection networks and some generalizations[J]. Bell labs technical journal,2010,36(6): 1389-1401.

[256] TEWARIE P,HILLEBRAND A,SCHOONHEIM M M,et al. Functional brain network analysis using minimum spanning trees in multiple sclerosis: an MEG source-space study[J]. NeuroImage,2014,88:308-318.

[257] LEE U,KIM S,JUNG K Y. Classification of epilepsy types through global network analysis of scalp electroen-

cephalograms[J]. Physical review E statistical nonlinear and soft matter physics,2006,73(1)：89-132.

[258]　DEMURU M,FARA F,FRASCHINI M. Brain network analysis of EEG functional connectivity during image-ry hand movements[J]. Journal of integrative neuroscience,2013.12(4)：441-447.

[259]　STAM C J. Modern network science of neurological disorders[J]. Nature reviews neuroscience,2014,15(10)：683-695.

[260]　BOERSMA M,SMIT D J,BOOMSMA D I,et al. Growing trees in child brains：graph theoretical analysis of electroencephalography-derived minimum spanning tree in 5- and 7-year-old children reflects brain maturation [J]. Brain connectivity,2013,3(1)：50-60.

[261]　VAN D E,DOUW L,HILLEBRAND A,et al. Epilepsy surgery outcome and functional network alterations in longitudinal MEG：a minimum spanning tree analysis[J]. NeuroImage,2014,86(1)：354-363.

[262]　OLDE D K,HILLEBRAND A,STOFFERS D,et al. Disrupted brain network topology in Parkinson's disease：longitudinal magnetoencephalography study[J]. Brain,2014,137(1)：197-207.

[263]　ORTEGA G J,SOLA R G,PASTOR J. Complex network analysis of human ECoG data[J]. Neuroscience letters,2008,447(2-3)：129-133.

[264]　TEWARIE P,SCHOONHEIM M M,STAM C J,et al. Cognitive and clinical dysfunction,altered meg resting-state networks and thalamic atrophy in multiple sclerosis[J]. PLoS one,2013,8(7)：670-692.

[265]　ÇIFTÇI K. Minimum spanning tree reflects the alterations of the default mode network during Alzheimer's disease[J]. Annals of biomedical engineering,2011,39(5)：1493-1504.

[266]　RAO C R. The utilization of multiple measurements in problems of biological classification[J]. Journal of the royal statistical society,1948,10(2)：159-203.

[267]　DESHPANDE M,KURAMOCHI M,KARYPIS G. Frequent sub-structure-based approaches for classifying chemical compounds[C]// IEEE International Conference on Data Mining. Florida：IEEE Computer Society,2003：35-42.

[268]　ZOU Z,LI J,GAO H,et al. Mining frequent subgraph patterns from uncertain graph data[J]. Journal of Software,2010,22(9)：1203-1218.

[269]　YAN X,HAN J. gSpan：graph-based substructure pattern mining[C]// IEEE International Conference on Data Mining. Maebashi：IEEE Computer Society,2002：721-724.

[270]　GRETTON A,BOUSQUET O,SMOLA A,et al. Measuring statistical dependence with hilbert-schmidt norms [C]// International Conference on Algorithmic Learning Theory. Singapore：Springer Berlin Heidelberg,2005：63-77.

[271]　SHERVASHIDZE N,SCHWEITZER P,VAN LEEUWEN E J,et al. Weisfeiler-lehman graph kernels[J]. Journal of machine learning research,2011,12(3)：2539-2561.

[272]　DOUGLAS B L. The weisfeiler-lehman method and graph isomorphism testing[J]. Mathematics,2011,27：1-43.

[273]　MAGALHÃES R,MARQUES P,VELOSO T,et al. Construction of functional brain connectivity networks [M]. New York：Springer International Publishing,2015.

[274]　NEWMAN M. Betweenness centrality[J]. Networks,an introduction,2010：142-146.

[275]　JR F J M. The kolmogorov-smirnov test for goodness of fit[J]. Journal of the American statistical association,1951,46(253)：68-78.

[276]　BENJAMINI Y,HOCHBERG Y. Controlling the false discovery rate：a practical and powerful approach to multiple testing[J]. Journal of the royal statistical society,1995,57(57)：289-300.

[277]　GÄRTNER T,FLACH P,WROBEL S. On Graph kernels：hardness results and efficient alternatives[J]. Lecture Notes in computer science,2003：129-143.

[278]　ALVAREZ M A,QI X,YAN C. A shortest-path graph kernel for estimating gene product semantic similarity [J]. Journal of biomedical semantics,2011,2(1)：1-9.

[279] HARCHAOUI Z,BACH F. Image classification with segmentation graph kernels[C]// Conference on Computer Vision and Pattern Recognition. Minneapolis：IEEE,2007：1-8.

[280] BORGWARDT K M,ONG C S,SCHÖNAUER S,et al. Protein function prediction via graph kernels[J]. Oral radiology,2005,6(2)：29-35.

[281] BURGES C J C. A tutorial on support vector machines for pattern recognition[J]. Data mining and knowledge discovery,1998,2(2)：121-167.

[282] ZHANG N,SU R,LEBONVALLET S,et al. Multi-kernel SVM based classification for brain tumor segmentation of MRI multi-sequence［C］// International Conference on Image Processing. Cairo：IEEE, 2009：3337-3340.

[283] ROBNIKŠIKONJA M,KONONENKO I. Theoretical and empirical analysis of ReliefF and RReliefF[J]. Machine learning,2003,53(1)：23-69.

[284] SACCHET M D,PRASAD G,FOLAND-ROSS L C,et al. Support vector machine classification of major depressive disorder using diffusion-weighted neuroimaging and graph theory[J]. Frontiers in psychiatry,2015,6：21.

[285] ERGUZEL T,OZEKES S,BAYRAM A,et al. Classification of major depressive disorder subjects using Pre-rTMS electroencephalography data with support vector machine approach[C]// Science and Information Conference. London ：IEEE,2014：410-414.

[286] GUO H,CAO X,LIU Z,et al. Machine learning classifier using abnormal brain network topological metrics in major depressive disorder[J]. Neuroreport,2012,23(17)：1006-1011.

[287] JIE B,ZHANG D,WEE C Y,et al. Topological graph kernel on multiple thresholded functional connectivity networks for mild cognitive impairment classification[J]. Human brain mapping,2014,35(7)：2876-2897.

[288] FEI F,JIE B,ZHANG D. Frequent and discriminative subnetwork mining for mild cognitive impairment classification[J]. Brain connectivity,2014,4(5)：347-360.

[289] DU J,WANG L,JIE B,et al. Network-based classification of ADHD patients using discriminative subnetwork selection and graph kernel PCA[J]. Computerized medical imaging and graphics,2016,52：82-88.

[290] WANG L,FEI F,JIE B,et al. Combining multiple network features for mild cognitive impairment classification ［C］// International Conference on Data Mining Workshop. Atlantic：IEEE,2014：996-1003.

[291] WEE C Y,YANG S,YAP P T,et al. Temporally dynamic resting-state functional connectivity networks for early MCI identification[C]// International Workshop on Machine Learning in Medical Imaging. New York：Springer-Verlag Inc,2013：139-146.

[292] STAM C J,TEWARIE P,VAN D E,et al. The trees and the forest：characterization of complex brain networks with minimum spanning trees[J]. International journal of Psychophysiology,2014,92(3)：129-138.

[293] BOERSMA M,SMIT D J A,BIE H M A D,et al. Network analysis of resting state EEG in the developing young brain：Structure comes with maturation[J]. Human brain mapping,2011,32(3)：413-425.

[294] SIMON H A. The Architecture of Complexity[J]. Proceedings of the American philosophical society,1962,106 (6)：467-482.

[295] BARTHÉLEMY M. Betweenness centrality in large complex networks[J]. The European physical journal B,2004,38(2)：163-168.

[296] SARAMÄKI J,KIVELÄ M,ONNELA J P,et al. Generalizations of the clustering coefficient to weighted complex networks[J]. Physical review E statistical nonlinear and soft matter physics,2007,75(2)：135-145.

[297] CHEN G,WARD B D,XIE C,et al. Classification of Alzheimer disease,mild cognitive impairment,and normal cognitive status with large-scale network analysis based on resting-state functional MR imaging[J]. International journal of medical radiology,2011,259(1)：213-221.

[298] WEE C Y,YAP P T,DENNY K,et al. Resting-state multi-spectrum functional connectivity networks for identification of MCI patients[J]. PLoS One,2012,7(5)：e37828.

[299] ANAND A,LI Y,WANG Y,et al. Resting state corticolimbic connectivity abnormalities in unmedicated bipo-

lar disorder and unipolar depression[J]. Psychiatry research,2009,171(3)：189-198.

[300] BLUHM R,WILLIAMSON P,LANIUS R,et al. Resting state default-mode network connectivity in early depression using a seed region-of-interest analysis：decreased connectivity with caudate nucleus[J]. Psychiatry and clinical neurosciences,2009,63(6)：754-761.

[301] GRAHAM R L,HELL P. On the history of the minimum spanning tree problem[J]. IEEE annals of the history of computing,1985,7(1)：43-57.

[302] MORET B M E,SHAPIRO H D. An empirical analysis of algorithms for constructing a minimum spanning tree[C]// Algorithms and Data Structures,Workshop Wads '91. Ottawa：IEEE,1991：400-411.

[303] HAGMANN P,CAMMOUN L,GIGANDET X,et al. Mapping the Structural Core of Human Cerebral Cortex [J]. PLoS biology,2008,6(7)：e159.

[304] LI C,WANG H,DE HAAN W,et al. The correlation of metrics in complex networks with applications in functional brain networks[J]. Journal of statistical mechanics theory and experiment,2011,2011(11)：1293-1307.

[305] POWER J D,COHEN A L,NELSON S M,et al. Functional network organization of the human brain [J]. Neuron,2011,72(4)：665-678.

[306] PARK H J,FRISTON K. Structural and functional brain networks：from connections to cognition[J]. Science, 2013,342(6158)：1238411.

[307] ALEXANDER-BLOCH A F,GOGTAY N,MEUNIER D,et al. Disrupted modularity and local connectivity of brain functional networks in childhood-onset schizophrenia [J]. Frontiers in systems neuroscience, 2010, 4：147.

[308] NIXON N L,LIDDLE P F,NIXON E,et al. Biological vulnerability to depression：linked structural and functional brain network findings[J]. British journal of psychiatry the journal of mental science,2013,accepted(4)： 283-289.

[309] TEWARIE P,SCHOONHEIM M M,SCHOUTEN D I,et al. Functional brain networks：linking thalamic atrophy to clinical disability in multiple sclerosis,a multimodal fMRI and MEG Study[J]. Human brain mapping,2014,36(2)：603-618.

[310] BLINOWSKA K J,BRZEZICKA A. Application of directed transfer function and network formalism for the assessment of functional connectivity in working memory task[J]. Philosophical transactions of the royal society a mathematical physical and engineering sciences,2013,371(371)：20110614.

[311] WANG J,ZUO X,HE Y. Graph-based network analysis of resting-state functional MRI[J]. Frontiers in systems neuroscience,2010,4：16.

[312] GONG G,HE Y,CONCHA L,et al. Mapping anatomical connectivity patterns of human cerebral cortex using in vivo diffusion tensor imaging tractography[J]. Cerebral cortex,2009,19(3)：524-36.

[313] RM H,T W,EA A,et al. Dynamic functional connectivity：promise,issues,and interpretations[J]. Neuroimage,2013, 80(1)：360.

[314] ZHANG H,CHEN X,SHI F,et al. Topographical information-based high-order functional connectivity and its application in abnormality detection for mild cognitive impairment[J]. Journal of alzheimers disease jad,2016, 54(3)：1095-1112.

[315] JACKSON T S,READ N. Theory of minimum spanning trees. I. Mean-field theory and strongly disordered spin-glass model[J]. Physical review E statistical nonlinear and soft matter physics,2010,81(1)：021130.

[316] DOBRIN R,DUXBURY P M. Minimum spanning trees on random networks[J]. Physical review letters,2001, 86(22)：5076.

[317] BRAUNSTEIN L A,WU Z,CHEN Y,et al. Optimal path and minimal spanning trees in random weighted networks[J]. International journal of bifurcation and chaos,2006,17(07)：2215-2255.

[318] WU Y,BHAT P R,CLOSE T J,et al. Efficient and accurate construction of genetic linkage maps from the minimum spanning tree of a graph[J]. PLoS genetics,2008,4(10)：198-198.

[319] KING B M,TIDOR B. MIST: maximum information spanning trees for dimension reduction of biological data sets[J]. Bioinformatics,2009,25(9): 1165-1172.

[320] WU Z,BRAUNSTEIN L A,HAVLIN S,et al. Transport in weighted networks: partition into superhighways and roads[J]. Physical review letters,2006,96(14): 148702.

[321] VOURKAS M,KARAKONSTANTAKI E,SIMOS P G,et al. Simple and difficult mathematics in children: a minimum spanning tree EEG network analysis[J]. Neuroscience letters,2014,576: 28-33.

[322] LOHMANN G,MARGULIES D S,HORSTMANN A,et al. Eigenvector centrality mapping for analyzing connectivity patterns in fMRI data of the human brain[J]. PLoS One,2012,5(4): e10232.

[323] MCDIARMID C,JOHNSON T,STONE H S. On finding a minimum spanning tree in a network with random weights[J]. Random structures and algorithms,1997,10(1-2): 187-204.

[324] TEWARIE P,DELLEN E V,HILLEBRAND A,et al. The minimum spanning tree: an unbiased method for brain network analysis[J]. Neuroimage,2015,104: 177-188.

[325] ELFEKI A M,BAHRAWI J. Kolmogorov-smirnov test[J]. International encyclopedia of statistical science, 2014,10(1): 718-720.

[326] STOREY J D. A direct approach to false discovery rates[J]. Department of statistics,2014,64:479-498.

[327] POLAJNAR M,DEMSAR J. Small network completion using frequent subnetworks[J]. Intelligent data analysis,2015,19(1): 89-108.

[328] LIN W,XIAO X,GHINITA G. Large-scale frequent subgraph mining in MapReduce[C]// International Conference on Data Engineering. Chicago: IEEE Computer Society,2014: 844-855.

[329] KURAMOCHI M,KARYPIS G. Frequent Subgraph Discovery[C]// International Conference on Data Mining. Heidelberg: IEEE Computer Society,2001:313-320.

[330] INOKUCHI A,WASHIO T,MOTODA H. An apriori-based algorithm for mining frequent substructures from graph data[J]. Principles of data mining and knowledge discovery,2000,1910(1): 13-23.

[331] KURAMOCHI M,KARYPIS G. An efficient algorithm for discovering frequent subgraphs[J]. IEEE transactions on knowledge and data engineering,2004,16(9): 1038-1051.

[332] KONG X,YU P S,WANG X,et al. Discriminative feature selection for uncertain graph classification[C]// Proceedings of the 2013 SIAM International Conference on Data Mining,Taxes:SIAM Activity Group on Data Mining and Analytics,2013: 82-93.

[333] LANCKRIET G R G,CRISTIANINI N,BARTLETT P,et al. Learning the Kernel Matrix with Semi-Definite Programming[C]// Machine Learning,Proceedings of the Nineteenth International Conference. Sydney: International Machine Learning Society,2002: 323-330.

[334] LI Y,DOU S,WANG E,et al. Evaluation of brain default network fMRI of insomnia with depression patients at resting state[J]. Life Science Journal,2014,11(8):794-801.

[335] VEER I M,BECKMANN C F,VAN TOL M J,et al. Whole brain resting-state analysis reveals decreased functional connectivity in major depression[J]. European neuropsychopharmacology,2009,19(9): 1-10.

[336] ANAND A,LI Y,WANG Y,et al. Activity and connectivity of brain mood regulating circuit in depression: a functional magnetic resonance study[J]. Biological psychiatry,2005,57(57): 1079-1088.

[337] WANG X,REN Y,YANG Y,et al. A weighted discriminative dictionary learning method for depression disorder classification using fMRI data[C]// International Conferences on Big Data and Cloud Computing. Atlanta: IEEE Computer Society,2016: 618-623.

[338] YUE Y,YUAN Y,HOU Z,et al. 2129-Abnormal functional connectivity of amygdala in late onset depression was associated with cognitive deficits,but not with depressive severity[J]. European psychiatry,2013,28: 1-1.

[339] GUO H,CAO X,LIU Z,et al. Abnormal functional brain network metrics for machine learning classifier in depression patients identification[J]. Research journal of applied sciences engineering and technology,2013,5 (10): 3015-3020.

[340] QIAO L,HAN Z,KIM M,et al. Estimating functional brain networks by incorporating a modularity prior [J]. Neuroimage,2016,141：399-407.

[341] WANG M L,DONG C,ANDREEV V,et al. Prediction of susceptibility to major depression by a model of interactions of multiple functional genetic variants and environmental factors[J]. Molecular psychiatry,2012,17 (6)：624-633.

[342] LIU F,GUO W,FOUCHE J P,et al. Multivariate classification of social anxiety disorder using whole brain functional connectivity[J]. Brain structure and function,2015,220(1)：101-115.

[343] KONG L T,CHEN K Y,TANG Y Q,et al. Functional connectivity between the amygdala and prefrontal cortex in medication-naive individuals with major depressive disorder[J]. Journal psychiatry neuroscience,2013,38 (6)；417-422.

[344] YE M,YANG T,PENG Q,et al. Changes of functional brain networks in major depressive disorder：a graph theoretical analysis of resting-state fMRI[J]. PLoS One,2015,10(9)：e0133775.

[345] MILNE A M,MACQUEEN G M,HALL G B. Abnormal hippocampal activation in patients with extensive history of major depression：an fMRI study[J]. Journal of psychiatry and neuroscience JPN,2012,37(1)：28-36.

[346] MACQUEEN G,FRODL T. The hippocampus in major depression：evidence for the convergence of the bench and bedside in psychiatric research？[J]. Molecular psychiatry,2011,16(3)：252-264.

[347] LI G,MA X,BIAN H,et al. A pilot fMRI study of the effect of stressful factors on the onset of depression in female patients[J]. Brain imaging and behavior,2016,10(1)：195-202.

[348] ZHU X,WANG X,XIAO J,et al. Evidence of a dissociation pattern in resting-state default mode network connectivity in first-episode,treatment-naive major depression patients[J]. Biological psychiatry,2012,71(7)：611-617.

[349] ONGUR D,DREVETS W C,PRICE J L. Glial reduction in the subgenual prefrontal cortex in mood disorders [J]. Proceedings of the national academy of sciences of the united states of America,1998,95(22)：13290-13295.

[350] WINGEN G A V,EIJNDHOVEN P V,TENDOLKAR I,et al. Neural basis of emotion recognition deficits in first-episode major depression[J]. Psychological medicine,2011,41(7)：1397-1405.

[351] SAMSON A C,MEISENZAHL E,SCHEUERECKER J,et al. Brain activation predicts treatment improvement in patients with major depressive disorder[J]. Journal of psychiatric research,2011,45(9)：1214-1222.

[352] HALARI R,SIMIC M,PARIANTE C M,et al. Reduced activation in lateral prefrontal cortex and anterior cingulate during attention and cognitive control functions in medication-naïve adolescents with depression compared to controls[J]. Journal of child psychology and psychiatry,2009,50(3)：307-316.

[353] GUO W B,LIU F,XUE Z M,et al. Alterations of the amplitude of low-frequency fluctuations in treatment-resistant and treatment-response depression：a resting-state fMRI study[J]. Progress in neuro-psychopharmacology and biological psychiatry,2012,37(1)：153.

[354] NARUMOTO J,OKADA T,SADATO N,et al. Attention to emotion modulates fMRI activity in human right superior temporal sulcus[J]. Cognitive brain research,2001,12(2)：225-231.

[355] CHEN C H,LENNOX B,JACOB R,et al. Explicit and implicit facial affect recognition in manic and depressed states of bipolar disorder：a functional magnetic resonance imaging study[J]. Biological psychiatry,2006,59 (1)：31-39.

[356] GONG Q,WU Q,SCARPAZZA C,et al. Prognostic prediction of therapeutic response in depression using high-field MR imaging[J]. Neuroimage,2011,55(4)：1497.

[357] GUO H,LIU W,LIU Z,et al. Difference index analysis on resting state functional brain network and its application in major depressive disorder classification[J]. Computer applications and software,2014,31(12)：85-88.

[358] ROSA M J,PORTUGAL L,HAHN T,et al. Sparse network-based models for patient classification using fM-

RI[J]. Neuroimage,2015,105：493-506.

[359] MARTINO G D S,NAVARIN N,SPERDUTI A. A tree-based kernel for graphs with continuous attributes [J]. IEEE transactions on neural networks and learning systems,2018,29(7)：3270-3276.

[360] SPORNS O. The human connectome：a complex network[J]. Annals of the New York academy of sciences, 2011,1224(1)：109-125.

[361] BULLMORE E,HORWITZ B,HONEY G,et al. How good is good enough in path analysis of fMRI data? [J]. Neuroimage,2000,11(4)：289-301.

[362] CHEN R,HERSKOVITS E H. Graphical-model-based multivariate analysis of functional magnetic resonance data[J]. Neuroimage,2007,35(2)：635-647.

[363] MARRELEC G,KRAINIK A,DUFFAU H,et al. Partial correlation for functional brain interactivity investigation in functional MRI[J]. Neuroimage,2006,32(1)：228-237.

[364] MARRELEC G,HORWITZ B,KIM J,et al. Using partial correlation to enhance structural equation modeling of functional MRI data[J]. Magnetic resonance imaging,2007,25(8)：1181-1189.

[365] LEE H,LEE D S,KANG H,et al. Sparse brain network recovery under compressed sensing[J]. IEEE Transactions on medical imaging,2011,30(5)：1154-1165.

[366] LI B J,HU D,SHEN H,et al. Identifying major depression using whole-brain functional connectivity：a multivariate pattern analysis[J]. Brain,2012,135(5)：1498-1507.

[367] TEIPEL S J,GROTHE M J,METZGER C D,et al. Robust detection of impaired resting state functional connectivity networks in Alzheimer's disease using elastic net regularized regression[J]. Frontiers in aging neuroscience,2017,1(8)：318.

[368] FURQAN M S,SIYAL M Y. Elastic-net copula granger causality for inference of biological networks[J]. PLoS one,2016,11(10)：e0165612.

[369] DE MOL C,DE VITO E,ROSASCO L. Elastic-net regularization in learning theory[J]. Journal of complexity, 2008,25(2)：201-230.

[370] YU S,YOSHIMOTO J,TOKI S,et al. Toward probabilistic diagnosis and understanding of depression based on functional MRI data analysis with logistic group LASSO[J]. PLoS One,2015,10(5)：e0123524.

[371] FRIEDMAN J,HASTIE T,TIBSHIRANI R. A note on the group lasso and a sparse group lasso[R]. Technical report,Department of Statistics,Stanford University,2010.

[372] SOULY N,SHAH M. Visual saliency detection using group lasso regularization in videos of natural scenes [J]. International journal of computer vision,2016,117(1)：93-110.

[373] MÄKINEN E. How to draw a hypergraph[J]. International journal of computer mathematics,1990,34(3-4)： 177-185.

[374] YU J,TAO D,WANG M. Adaptive hypergraph learning and its application in image classification[J]. IEEE transactions on image processing,2012,21(7)：3262-3272.

[375] GALLAGHER S R,GOLDBERG D S. Clustering Coefficients in protein interaction hypernetworks[C]// International Conference on Bioinformatics,Computational Biology and Biomedical Informatics. Kunming：Gordon Life Science Institute,2013：552.

[376] REN P,ALEKSIĆ T,WILSON R C,et al. A polynomial characterization of hypergraphs using the Ihara zeta function[J]. Pattern recognition,2011,44(9)：1941 1957.

[377] KAUFMANN M,KREVELD M V,SPECKMANN B. Subdivision drawings of hypergraphs[C]// Graph Drawing. Athens：Institute of Communications and Computer Systems,2016：396-407.

[378] BERGE C. Hypergraphs [M]. Paris：Bordas,1989.

[379] LIU J,JI S,Ye J. SLEP：Sparse learning with efficient projections[R/OL]. Arizona state university, 2013. Available：http://parnec. nuaa. edu. cn/jliu/Softwares. htm.

[380] FRIEDMAN J,HASTIE T,TIBSHIRANI R. Regularization paths for generalized linear models via coordinate

descent[J]. Journal of statistical software,2010,33(i01):1-22.

[381] OGUTU J O,SCHULZ-STREECK T,PIEPHO H P. Genomic selection using regularized linear regression models:ridge regression,lasso,elastic net and their extensions [J]. BMC proceedings,2012,6 Suppl 2 (2):S10.

[382] YUAN M,LIN Y. Model selection and estimation in regression with grouped variables[J]. Journal of the royal statistical society,2006,68(1):49-67.

[383] MEIER L,SARA V D G,BÜHLMANN P. The group lasso for logistic regression[J]. Journal of the royal statistical society,2008,70(1):53-71.

[384] PARK H S,JUN C H. A simple and fast algorithm for K-medoids clustering[J]. Expert systems with applications,2009,36(2):3336-3341.

[385] ARTHUR D,VASSILVITSKII S. K-means++:the advantages of careful seeding[C]// Eighteenth Acm-Siam Symposium on Discrete Algorithms. New Orleans:ACM Special Interest Group on Algorithms and Computation Theory and SIAM Activity Group on Discrete Mathematics,2007:1027-1035.

[386] FASANO G,FRANCESCHINI A. A multidimensional version of the kolmogorov-smirnov test[J]. Monthly notices of the royal astronomical society,1987,50(1):9-20.

[387] Hsu C W,Chang C C,Lin C J. A practical guide to support vector classification[R/Ol]. 2003. http://www. csie. ntu. edu. tw/~cjlin/papers/guide/guide. pdf. Google Scholar.

[388] VELEZ D R,WHITE B C,MOTSINGER A A,et al. A balanced accuracy function for epistasis modeling in imbalanced datasets using multifactor dimensionality reduction [J]. Genetic epidemiology,2007,31(4):306-315.

[389] KIRA K,RENDELL L A. The feature selection problem:traditional methods and a new algorithm[C]// Tenth National Conference on Artificial Intelligence. California:the Association for the Advancement of Artificial Intelligence,1992:129-134.

[390] ZHU J Y,SHEN X Y,QIN J L,et al. Altered anatomical modular organization of brain networks in patients with major depressive disorder[J]. Studies,2016,2:3.

[391] LIU F,HU M,WANG S,et al. Abnormal regional spontaneous neural activity in first-episode,treatment-naive patients with late-life depression:a resting-state fMRI study[J]. Progress in neuro-psychopharmacology and biological psychiatry,2012,39(2):326-331.

[392] QIU L,HUANG X,ZHANG J,et al. Characterization of major depressive disorder using a multiparametric classification approach based on high resolution structural images[J]. Journal of psychiatry and neuroscience JPN,2014,39(2):78-86.

[393] GONG Y,HAO L,ZHANG X,et al. Case-control resting-state fMRI study of brain functioning among adolescents with first-episode major depressive disorder[J]. Shanghai archives of psychiatry,2014,26(4):207-215.

[394] COLLINS D L,HOLMES C J,PETERS T M,et al. Automatic 3-D model-based neuroanatomical segmentation [J]. Human brain mapping,1995,3(3):190-208.

[395] SALVADOR R,MARTINEZ A,POMAROL-CLOTET E,et al. A simple view of the brain through a frequency-specific functional connectivity measure[J]. Neuroimage,2008,39(1):279-289.

[396] HAGMANN P,KURANT M,GIGANDET X,et al. Mapping human whole-brain structural networks with diffusion MRI[J]. PLoS One,2007,2(7):e597.

[397] HONEY C,SPORNS O,CAMMOUN L,et al. Predicting human resting-state functional connectivity from structural connectivity[J]. Proceedings of the national academy of sciences,2009,106(6):2035-2040.

[398] SIMON O,KHERIF F,FLANDIN G,et al. Automatized clustering and functional geometry of human parieto-frontal networks for language,space,and number[J]. Neuroimage,2004,23(3):1192-1202.

[399] GRILL-SPECTOR K,KNOUF N,KANWISHER N. The fusiform face area subserves face perception,not generic within-category identification[J]. Nature neuroscience,2004,7(5):555-562.

［400］ PENNY W,FRISTON K. Mixtures of general linear models for functional neuroimaging[J]. IEEE transactions on medical imaging,2003,22(4): 504-514.

［401］ HAYASAKA S,LAURIENTI P J. Comparison of characteristics between region-and voxel-based network analyses in resting-state fMRI data[J]. Neuroimage,2010,50(2): 499-508.

［402］ HE Y,DAGHER A,CHEN Z,et al. Impaired small-world efficiency in structural cortical networks in multiple sclerosis associated with white matter lesion load[J]. Brain,2009,132(12): 3366-3379.

［403］ FORNITO A,ZALESKY A,BULLMORE E T. Network scaling effects in graph analytic studies of human resting-state FMRI data[J]. Frontiers in systems neuroscience,2010,4: 22.

［404］ HAHN T,MARQUAND A F,EHLIS A C,et al. Integrating neurobiological markers of depression[J]. Archives of general psychiatry,2011,68(4): 361-368.

［405］ MULDERS P C,VAN EIJNDHOVEN P F,SCHENE A H,et al. Resting-state functional connectivity in major depressive disorder: a review[J]. Neuroscience and biobehavioral reviews,2015,56: 330-344.

［406］ BALL G,PAZDEROVA L,CHEW A,et al. Thalamocortical connectivity predicts cognition in children born preterm[J]. Cerebral cortex,2015,25(11): 4310-4318.

［407］ HAN K. Disrupted modular organization of resting-state cortical functional connectivity in U. S. military personnel following concussive 'mild' blast-related traumatic brain injury[J]. Neuroimage,2014,84: 76-96.

［408］ RUDIE J D,BROWN J A,BECK-PANCER D,et al. Altered functional and structural brain network organization in autism[J]. Neuroimage clinical,2013,2(2): 79-94.

［409］ ROBERTS G,LORD A,FRANKLAND A,et al. Functional dysconnection of the inferior frontal gyrus in young people with bipolar disorder or at genetic high risk[J]. Biological psychiatry,2017,81(8): 718-727.

［410］ BROWN C J,HAMARNEH G. Machine learning on human connectome data from MRI[J]. arXiv preprint arXiv:1611.08699,2016.

［411］ SACCHET M D,PRASAD G,FOLAND-ROSS L C,et al. Elucidating brain connectivity networks in major depressive disorder using classification-based scoring[C]// International Symposium on Biomedical Imaging. Beijing: IEEE Singal Processing Society, 2014: 246-249.

［412］ CAO L, GUO S, XUE Z, et al. Aberrant functional connectivity for diagnosis of major depressive disorder: a discriminant analysis [J]. Psychiatry and clinical neurosciences, 2014, 68 (2): 110-119.

［413］ CHENG C, CHEN J, CAO X, et al. Comparison of local information indices applied in resting state functional brain network connectivity prediction [J]. Frontiers in neuroscience, 2016, 10: 585-589.

［414］ JING B, LONG Z, LIU H, et al. Identifying current and remitted major depressive disorder with the Hurst exponent: a comparative study on two automated anatomical labeling atlases [J]. Oncotarget, 2017, 8 (52): 90452-90464.

［415］ OTA K, OISHI N, ITO K, et al. Effects of imaging modalities, brain atlases and feature selection on prediction of Alzheimer's disease [J]. Journal of neuroscience methods, 2015, 256: 168-183.

［416］ MESROB L, MAGNIN B, COLLIOT O, et al. Identification of atrophy patterns in alzheimer's disease based on svm feature selection and anatomical parcellation [J]. Medical imaging and augmented reality, 2008: 124-132.

［417］ MASSEY E J. The Kolmogorov-Smirnov Test of Goodness of Fit [J]. Journal of the American Statistical Association, 1951. 46 (253): 68-78.

［418］ BROWN C J, MILLER S P, BOOTH B G, et al. Prediction of motor function in very preterm infants using connectome features and local synthetic instances [M]. Berlin : Springer International Publishing, 2015.

［419］ CUINGNET R, ROSSO C, CHUPIN M, et al. Spatial regularization of SVM for the detection of diffusion alterations associated with stroke outcome [J]. Medical image analysis, 2011, 15 (5): 729-737.

［420］ OU J, XIE L, LI X, et al. Atomic connectomics signatures for characterization and differentiation of mild cognitive impairment [J]. Brain imaging and behavior, 2015, 9 (4): 663-677.

［421］ ZIV E，TYMOFIYEVA O，FERRIERO D M，et al. A machine learning approach to automated structural network analysis：application to neonatal encephalopathy ［J］. PLoS One，2013，8 （11）：e78824.

［422］ BEHESHTI I，DEMIREL H，Feature-ranking-based Alzheimer's disease classification from structural MRI ［J］. Magnetic Resonance Imaging，2016，34 （3）：252-263.

［423］ PENG H，LONG F，DING C. Feature selection based on mutual information：criteria of max-dependency，max-relevance，and min-redundancy ［M］. California：IEEE Computer Society，2005.

［424］ GUO H，LI Y，XU Y，et al. Resting-state brain functional hyper-network construction based on elastic net and group lasso methods ［J］. Frontiers in neuroinformatics，2018，12 （25）.

［425］ PARK BY，SEO J，YI J，et al. Structural and functional brain connectivity of people with obesity and prediction of body mass index using connectivity ［J］. PLoS one，2015，10 （11）：e0141376.

［426］ GUO H，ZHANG F，CHEN J，et al. Machine learning classification combining multiple features of a hyper-network of fMRI data in Alzheimer's disease ［J］. Frontiers in neuroscience，2017，11：615.

［427］ OTA K，OISHI N，ITO K，et al. A comparison of three brain atlases for MCI prediction ［J］. Journal of neuroscience methods，2014，221：139-150.

［428］ MIN R，WU G，CHENG J，et al. Multi-atlas based representations for Alzheimer's disease diagnosis ［J］. Human brain mapping，2014，35 （10）：5052-5070.

［429］ BAIG M Z，ASLAM N，SHUM H P H，et al. Differential evolution algorithm as a tool for optimal feature subset selection in motor imagery EEG ［J］. Expert systems with applications，2017，90：184-195.

［430］ JIE N F，ZHU M H，MA X Y，et al. Discriminating bipolar disorder from major depression based on SVM-FoBa：efficient feature selection with multimodal brain imaging data ［J］. IEEE transactions on autonomous mental development，2015，7 （4）：320-331.

［431］ MUNDRA P A，RAJAPAKSE J C. SVM-RFE with MRMR filter for gene selection ［J］. IEEE Transactions on nanobioscience，2010，9 （1）：31-37.

［432］ ASIM Y，RAZA B，MALIK A K，et al. A multi-modal，multi-atlas-based approach for Alzheimer detection via machine learning ［J］. International journal of imaging systems and technology，2018，28 （2）：113-123.

［433］ SALTELLI A，TARANTOLA S，CAMPOLONGO F，et al. Sensitivity analysis in practice：a guide to assessing scientific models ［M］. Hoboken：John Wiley & Sons，2004.

［434］ PRIYADARSHINI S，MISHRA D. An approach to graph mining using gSpan algorithm ［C］ // International Conference on Computer and Communication Technology，Cairo：IEEE，2010：425-430.

［435］ KONG X，YU P S. gMLC：a multi-label feature selection framework for graph classification ［J］. Knowledge and information systems，2012，31 （2）：281-305.